U0337362

备急千金要方

附:千金翼方

[唐] 孙思邈 撰

【第二册】

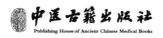

中医古籍出版社
Publishing House of Ancient Chinese Medical Books

分目录

第二册

卷之四十　心脏方

心脏脉论第一

论曰:心主神。神者,五脏专精之本也,为帝王,监领四方,夏王七十二日,位在南方,离宫火也。有生之来谓之精,两精相抟谓之神,所以任物谓之心。神者,心之藏也。舌者,心之官,故心气通于舌,舌和则能审五味矣。心在窍为耳。夫心者火也,肾者水也,水火相济。心气通于舌,舌非窍也,其通于窍者,寄见于耳,左耳丙,右耳丁,循环炎宫,上出唇,口知味,荣华于耳,外主血,内主五音。心重十二两,中有三毛七孔,盛精汁三合,神名呴呴,主藏神,号五神居,随节应会,故云心藏脉,脉舍神。在气为吞,在液为汗。心气虚则悲不已,实则笑不休。心气虚则梦救火阳物,得其时则梦燔灼;心气盛则梦喜笑及恐畏;厥气客于心,则梦丘山烟火。凡心脏象火,与小肠合为腑,其经手少阴,与太阳为表里。其脉洪,相于春,王于夏。夏时万物洪盛,垂枝布叶,皆下垂如曲,故名曰钩。心脉洪大而长,洪则卫气实,实则气无从出,大则荣气萌,萌洪相薄,可以发汗,故名曰长。长洪相得,即引水浆,溉灌经络,津液皮肤。太阳洪大,皆是母躯,幸得戊己,用牢根株。阳气上出,汗见于头,五内干枯,胞中空虚,医反下之,此为重虚。脉浮,有表无里,阳无所使,不但危身,并中其母。

夏脉如钩。夏脉,心也,南方火也,万物之所以盛长也。故其气来盛去衰,故曰钩。反此者病。何如而反?其气来盛去亦盛,此谓太过,病在外;其来不盛去反盛,此谓不及,病在内。太过则令人身热而肤痛,为浸淫;不及则令人烦心,上见咳唾,下为气泄。

心脉来累累如连珠,如循琅玕,曰平。夏以胃气为本。心脉来喘喘连属,其中微曲,曰心病;心脉来前曲后居,如操带钩,曰心死。真心脉至,坚而搏,如循薏苡子累累然,色赤黑不泽,毛折乃死。夏胃微钩曰平,钩多胃少曰心病,但钩无胃曰死,胃而有石曰冬病,石甚曰今病。

心藏脉,脉舍神。怵惕思虑则伤神,神伤则恐惧自失,破䐃脱肉,毛悴色夭,死于冬。

手少阴气绝则脉不通。少阴者,心脉也。心者,脉之合也。脉不通则血不流,血不流则发不泽,面黑如漆叶者,血先死,壬笃癸死,水胜火也。

心死藏,浮之实如豆麻击手,按之益躁疾者,死。夏心火王,其脉浮大而散—作弦,曰平。反得弦细而长者,是肝之乘心,母之归子,为虚邪,虽病易治;反得大而缓者,是脾之乘心,子之乘母,为实邪,虽病自愈;反得沉濡而滑者,是肾之乘心,水之克火,为贼邪,大逆,十死不治;反得微涩而短者,是肺之乘心,金之陵火,为微邪,虽病即瘥。肾乘心,必癃。

左手关前寸口阴绝者,无心脉也,苦心下热痛,掌中热,时时善呕,口中伤烂,刺手少阳治阳;左手关前寸口阴实者,心实也,是心下有水气,忧恚发之,刺手心主治阴。

心脉来累累如贯珠滑利,再至曰平,三至曰离经病,四至脱精,五至死,六至命尽,手少阴脉也。

心脉急甚为瘛疭,微急为心痛引背,食不下;缓甚为狂笑,微缓为伏梁在心下,上下行,有时唾血;大甚为喉介,微大为心痹引背,善泪出;小甚为善哕,微小为消瘅;滑甚为善渴,微滑为心疝引脐,小腹鸣;涩甚为瘖,微涩为血溢维厥,耳鸣癫疾。

心脉搏坚而长,当病舌卷不能言。其濡而散者,当病消渴自已 _{渴一作环}。

赤脉之至也,喘而坚,诊曰有积气在中,时害于食,名心痹,得之外疾思虑而心虚,故邪从之。扁鹊曰:心有病,则口生疮腐烂。

心在声为笑,在变动为忧,在志为喜。喜伤心,精气并于心则喜。心虚则悲,悲则忧,实则笑,笑则喜。

时主夏病者,时间时甚,知其源,取其腧,观其应,审其害。

病先发于心者,心痛。一日之肺,喘咳;三日之肝,胁痛支满;五日之脾,闭塞不通,身痛体重。三日不已,死,冬夜半,夏日中。

病在心,日中慧,夜半甚,平旦静。

假令心病,北行若食豚鱼得之,不者当以冬时发,得病以壬癸日也。

凡心病之状,胸内痛。胁支满,两胁下痛,膺背肩甲间痛,两臂内痛。虚则胸腹大,胁下与腰背相引而痛,取其经手少阴、太阳舌下血者;其变病,刺郄中血者。

心脉沉之小而紧,浮之不喘,苦心聚气而痛,食不下,喜咽唾,时手足热,烦满,时忘不乐,喜太息,得之忧思。

心病,其色赤,心痛短气,手掌烦热,或啼笑骂詈,悲思愁虑,面赤身热,其脉实大而数,此为可治,宜服阙_{宜服者药}。春当刺中冲,夏刺劳宫,季夏刺太陵,皆补之;秋刺间使,冬刺曲泽,皆泻之_{皆是手心中胞胳经}。又当灸巨阙五十壮,背第五椎百壮。

邪在心,则病心痛善悲,时眩仆,视有余不足而调其腧。

愁忧思虑则伤心,心伤则苦惊、喜忘、善怒。

心中风者,翕翕发热,不能起,心中饥而饮食,食则呕。

心中寒者,其人病心如啖蒜齑状,剧者心痛彻背,背痛彻心,如蛊注。其脉浮者,自吐乃愈。

心伤,其人劳倦,头面赤而下重,心中痛彻背,自烦发热,当脐跳手,其脉弦,此为心脏伤所致也。

邪哭使魂魄不安者,血气少也。血气少者,属于心。心气虚者,其人即畏,合目欲眠,梦远行而精神离散,魂魄妄行。阴气衰者即为癫,阳气衰者即为狂。五脏者,魂魄之宅舍,精神之所依托也。魂魄飞扬者,其五脏空虚也,即邪神居之,神灵所使鬼而下之。脉短而微,其脏不足,则魂魄不安。魂属于肝,魄属于肺。肺主津液,即为涕泣出。肺气衰者即泣出,肝气衰者魂不安。肝主善怒,其声呼。

心水者,其人身体肿—作重而少气,不得卧,烦而躁,其阴大肿。

真心痛,手足清至节,心痛甚者,旦发夕死,夕发旦死。

心腹痛,懊㦪发作,肿聚往来上下行,痛有休作,心腹中热,善渴涎出者,是蛔咬也。以手聚而坚持之,无令得移,以大针刺之,久持之,虫不动乃出针。肠中有虫蛔咬,皆不可取以小针。

心胀者,烦心短气,卧不安。

凡心脉急,名曰心疝。小腹当有形,其以心为牡藏,小肠为之使,故小腹当有形。

诊得心积,沉而芤,时上下无常处,病胸满悸,腹中热,面赤咽干,心烦,掌中热,甚则唾血,身瘛疭,主血厥,夏瘥冬剧,色赤也。

心之积名曰伏梁,起于脐上,上至心,大如臂,久久不愈,病烦心心痛。以秋庚辛日得之,何也?肾病传心,心当传肺,肺适以秋王,王者不受邪,心复欲还肾,肾不肯受,因留结为积,故知伏梁以秋得之。

心病烦闷,少气大热,热上汤心,呕咳吐逆,狂语,汗出如珠,身体厥冷,其脉当浮,今反沉濡而滑,其色当赤而反黑者,此是水之克火,为大逆,十死不治。

徵音人者,主心声也。心声笑,其音竽,其志喜,其经手少阴。厥逆太阳则荣卫不通,阴阳反错,阳气外击,阴气内伤,伤则寒,寒则虚,虚则惊掣心悸,定心汤主之方见别卷。语声前宽后急,后声不续,前混后浊,口喎冒昧,好自笑,此为厉风入心,荆沥汤主之方见别卷。心虚风寒,半身不遂,骨节离解,缓弱不收,便利无度,口面喎邪,姜附汤主之方见别卷。此病不盈旬日,宜急治之。又笑而呻,呻而反忧,此为水克火,阴击阳,阴起而阳伏,伏则实,实则伤热,热则狂,闷乱冒昧,言多谬误,不可采听,此心已伤,若其人口唇正赤可疗,青黄白黑不可疗也。

心病为疟者,令人心烦甚,欲得清水,反寒多,不甚热方见别卷。若其人本来心性和雅而忽弊急,反于常,白术酒主之方见别卷。或言未竟便住,以手剔脚爪,此人必死。祸虽未及,名曰行尸。此心病声之候也,虚则补之,实则泻之,不可治者,明以察之。

赤为心,心合脉。赤如鸡冠者吉。心主舌,舌是心之余。其人火形相,比于上徵,赤色广䐃,兑面小头,好肩背髀腹,小手足,行安地,疾行摇肩背,肉满,有气轻财,少信多虑,见事明了,好颜急心,不寿暴死,耐春夏,不耐秋冬。秋冬感而生病,主手少阴窈窈然。髑骭长短倾正,则心应之,正赤色。小理者则心小,小则邪弗能伤,易伤以忧;粗理者则心大,大则虚,虚则寒,寒则忧不能伤,易伤于邪。无髑骭者则心高,高则实,实则热,热则满于肺中,闷而善忘,难开以言;髑骭小短举者则心下,下则藏外,易伤于寒,易恐以言;髑骭长者则心坚,坚则藏安守固;髑骭弱以薄者则心脆,脆则善病消瘅热中;髑骭直下不举者则心端正,端正则和利难伤;髑骭向一方者则心偏倾,偏倾则操持不一,无守司也。下云:若髑骭小短薄弱而下则心下,下则虚,虚则伤寒,病忧恚内损,心暴痛而好唾清涎,口臭虫齿,痛侵唇齿;若髑骭高起则心高,高则实,实则热,热则满于心,闷而善忘恐悸,喉燥口痛,牙痛舌伤,小儿则便秘,口重舌鹅口,声嘶,方在头面篇中。

凡人部分陷起者,必有病生。小肠太阳为心之部,其处陷起,即病生矣。藏含内外,沉浊属内,浮清居外。若外病内入,小腹满起;内病里出,所部陷没。外入内,前治阳,后补阴;内出外,前补阴,后泻阳。阳则实热,阴则虚寒。在阳主外,在阴主内。

凡人死生休咎,则藏神前变形于外。人心前病,则口为之开张;若心前死,则枯黑,语声不转。若天中等分,墓色应之,即死不治。看应增损,斟酌赊促,赊则不出四百日内,促则不延旬月之间。心病少愈而卒死。何以知之?曰:赤黑色黯点如博棋,见颜度年上,此必卒死。心绝一日死,何以知之?两目回回直视,肩息,立死。凡面赤目白,忧恚思虑,心气内索,面色反好,急求棺椁,不过十日死。又面黄目赤不死,赤不死,赤如衃血死。吉凶之色,若在于分部䐃䐃而见,赤黑入口,此必死,不出其年,名曰行尸。若年上无应,三年之中病必死矣。

夏火心脉色赤,主手太阳也。夏取盛经分腠。夏者火始治,心气始长,脉瘦气弱,阳气留溢,热熏分腠,内至于经,故取盛经分腠,绝肤而病去者,邪居浅也。所谓盛经者,阳脉也。其脉本在外踝之后,应在命门之上三寸,命门者,在心上一寸也,脉根在少泽,少泽在手小指端。

其筋起于小指之上,结于腕上,循臂内廉,结肘内兑骨之后,弹之应小指之上,入结腋下。其支者,后走腋后廉,上绕肩甲,循颈出足太阳之筋前,结于耳后完骨。其支者,入耳中,直出耳上,下结于颔,上属目外眦。

其脉起于小指之端,循手外侧上腕,出踝中直上,循臂骨下廉,出肘内侧两骨之间,上循臑外后廉,出肩解,绕肩甲,交肩上,入缺盆,向腋络心,循咽下膈,抵胃,属小肠。其支者,从缺盆循颈上颊,至目兑眦,却入耳中。其支者,别颊,上顿抵鼻,至目内眦,斜络于颧。合手少阴为表里。少阴本在兑骨之端,应在背后,同会于手太阴。

其手太阳之别,名曰支正,上腕五寸,内注少阴。其别者,上走肘,络肩髃。主心生病,病实则小肠热,热则节弛,弛则阳病,阳脉大,反逆于寸口再倍,病则嗌痛颔肿,耳聋目黄,卧不能言,闷则急坐;虚则小肠寒,寒则生肬,肬则阴病,阴脉反小于寸口过于一倍,病则短气,百节痛,筋急颈痛,转顾不能。此尽是手太阳小肠经筋脉支别为病,今取心主胞胳、少阴心经附于后。

手心主之别,名曰内关,去腕五寸《甲乙》作二寸,出于两筋间,循经以上,系于心包,络心系。气实则心痛,虚则为烦心,取之两筋间。

手心主之脉,起于胸中,出属心包,下膈,历络三焦。其支者,循胸出胁,下腋三寸,上抵腋,下循臑内,行太阴少阴之间,入肘中,下臂,行两筋之间,入掌中,循中指出其端。其支者,别掌中,循小指出其端。是动则病手心热,肘臂挛急,腋肿,甚则胸胁支满,心中澹澹大动,面赤目黄,善笑不休。是主脉所生病者,烦心心痛,掌中热。为此诸病,盛则泻之,虚则补之,热则疾之,寒则留之,陷下则灸之,不盛不虚,以经取之。盛者则寸口大一倍于人迎,虚者则寸口反小于人迎。

手少阴之别,名曰通理,在腕后一寸别而上行,循经入咽中,系舌本,属目系。其实则大膈,虚则不能言。取之掌后一寸,别走太阳。

手少阴之脉,起于心中,出属心系,下膈,络小肠。其支者,从心系上侠咽,系目系。系目系一作循胸而出胁。其直者,复从心系却上肺,出腋下,下循臑内后廉,行太阴心主之后,下肘内廉,循臂内后廉,抵掌后兑骨之端,入掌后内廉,循小指之内出其端。是动则病嗌干心痛,渴而欲饮,是为臂厥。是主心所生病者,目黄,胁满痛,臑臂内后廉痛,厥,掌中热痛。为此诸病,盛则泻之,虚则补之。盛者则寸口大再倍于人迎,虚者则寸口反小于人迎。

手少阴之脉独无腧何也?曰:少阴者,心脉也。心者,五脏六腑之大主也,为帝王,精神之所舍。其藏坚固,邪不能容,容之则伤心,心伤则神去,神去则身死矣。故诸邪在于心者,皆在心之包络。包络者,心主之脉也,故少阴无腧也。少阴无腧,心不病乎?曰:其外经腑病,脏不病,故独取其经于掌后兑骨之端也。

夏三月,主心小肠赤脉攒病也,其源从少阴太阳之气相搏而停,则荣卫不通,皮肉痛起。太阳动发少阴,淫邪之气因而作,则脏腑随时受夏疫病也,其病相。若腑虚则阴邪气所伤,身战脉掉,捉所不禁;脏实则为阳毒所侵,肉热,口开舌破,咽塞声嘶,故曰赤脉攒病。方见伤寒卷中。

扁鹊云:灸肾肝心三腧,主治丹一作痹毒病。当依源为治,表治阴阳,调和脏腑,疾不生矣。

心虚实第二脉　方　灸法

心实热

左手寸口人迎以前脉阴实者，手少阴经也，病苦闭，大便不利，腹满，四肢重，身热，名曰心实热也。

石膏汤　治心热实，或欲吐，吐而不出，烦闷喘急，头痛方。

石膏一斤　淡竹叶　香豉各一升　小麦　地骨皮五两　茯苓三两　栀子仁三七枚

上七味㕮咀，先以水一斗五升煮小麦竹叶，取八升，澄清，下诸药煮取二升，去滓，分三服《外台》名泻心汤。

泻心汤　治老小下利，水谷不消，肠中雷鸣，心下痞满，干呕不安方。

人参　黄芩　甘草各一两　干姜一两半　黄连　半夏　大枣十二枚

上七味㕮咀，以水八升煮取二升半，分三服。并治霍乱。若寒，加附子一枚；渴，加栝楼根二两；呕，加橘皮一两；痛，加当归一两；客热，以生姜代干姜。

心小肠俱实

左手寸口人迎以前脉阴阳俱实者，手少阴与巨阳经俱实也，病苦头痛身热，大便难，心腹烦满，不得卧，以胃气不转，水谷实也，名曰心小肠俱实。

竹沥汤　治心实热，惊梦，喜笑恐畏，悸惧不安方。

淡竹沥　生地黄汁各一升　石膏八两　芍药　白术　人参　栀子仁各三两　赤石脂　紫菀　知母　茯神各二两

上十一味㕮咀,以水九升煮十味,取二升七合,去滓,下竹沥更煎,取三升,若须利,入芒硝二两,去芍药,分三服。

茯神散　治心实热,口干烦渴,眠卧不安方。

茯神　麦门冬各三十六铢　通草　升麻各三十铢　紫菀　桂心各十八铢　知母一两　赤石脂四十二铢　大枣二十枚　淡竹茹鸡子大一枚

上十味治下筛,为粗散,以帛裹方寸匕,井花水二升半煮取七合,时动裹子,为一服,日再。

泻心汤　治心气不定,吐血衄血方。

大黄二两　黄连　黄芩各一两

上三味㕮咀,以水三升煮取一升,顿服。亦治霍乱。

安心散　治心热满,烦闷惊恐方。

白芍药　远志　宿姜二两　茯苓　赤石脂　麦门冬　知母　紫菀　石膏各四十铢　人参二十四铢　桂心　麻黄　黄芩各三十铢　萎蕤三十六铢　甘草十二铢

上十五味治下筛,为粗饭,先以水五升、淡竹叶一升煮取三升,去滓,煮散一方寸匕,半以绢裹,煮,时动之,煎取八合,为一服,日再。

治不能食,胸中满,膈上逆气,闷热方。

灸心腧二七壮。小儿减之。

心虚寒

左手寸口人迎以前脉阴虚者,手少阴经也,病苦悸恐不乐,心腹痛,难以言,心如寒恍惚,名曰心虚寒也。

茯苓补心汤　治心气不足,善悲愁恚怒,衄血,面黄烦闷,五心热,或独语不觉,咽喉痛,舌本强,冷涎出一作汗出,善忘恐,走不定,妇人崩中,面色赤方。

茯苓四两　桂心　甘草各二两　紫石英　人参各一两　大枣二十枚　麦门冬三两　赤小豆二十四枚

上八味㕮咀,以水七升煮取二升,分三服。

半夏补心汤　治心虚寒,心中胀满悲忧,或梦山丘平泽者方。

半夏六两　宿姜五两　茯苓　桂心　枳实　橘皮各三两　白术四两　防风　远志各二两

上九味㕮咀,以水一斗煮取三升,分三服。

牛髓丸　通治百病虚瘠羸乏等方。

牛髓　羊髓　枣膏　白蜜　酥各一升　麦门冬　芎䓖　桂心　当归　茯苓一云茯神　甘草　羌活各三十铢　干地黄　干姜三十六铢　五味子　人参　防风各一两　细辛十八铢　白术四十二铢

上十九味切捣,十四味再筛,别研枣膏和,次与诸髓、蜜和,搅令相得,内铜钵中,于釜沸汤中煎之,取堪为丸,如梧子大。酒服三十丸,稍加至四十丸,日再服。

心小肠俱虚

左手寸口人迎以前脉阴阳俱虚者,手少阴与巨阳经俱病也,病苦洞泄,若寒少气,四肢厥,肠澼,名曰心小肠俱虚。

大补心汤　治虚损不足,心气弱悸,或时妄语,四肢损,变气力,颜色不荣方。

黄芩　附子各一两　甘草　茯苓　麦门冬　干地黄　桂心

阿胶各三两　半夏　远志　石膏各四两　生姜六两　粘糖一斤　大枣二十枚

上十四味取十三味㕮咀,以水一斗五升煮取五升,汤成下糖,分四服。

补心丸　治脏虚,善恐怖如魇状,及女人产后余疾,月经不调方。

当归　防风　芎䓖　附子　芍药　甘草　蜀椒　干姜　细辛　桂心　半夏　厚朴　大黄　猪苓各一两　茯苓一方用茯神　远志各二两

上十六味为末,蜜丸如梧子,酒服五丸,日三。不知,加至十丸。冷极,加热药。

心劳第三论一首　方一首

论曰:心劳病者,补脾气以益之,脾王则感于心矣。人逆夏气,则手太阳不长,而心气内洞。顺之则生,逆之则死;顺之则治,逆之则乱。反顺为逆,是谓关格,病则生矣。

大黄泄热汤　治心劳热,口为生疮,大便苦难,闭涩不通,心满痛,小肠热方。

大黄　泽泻　黄芩　芒硝各三两　栀子仁三两　桂心　通草二两　石膏八两　甘草一两　大枣二十枚

上十味㕮咀,用水九升,先以水一升别渍大黄一宿,以余八升水煮诸药,取二升五合,去滓,下大黄煮两沸,去滓,下芒硝令烊,分三服。

卷之四十一　心脏方

脉极第四论　方　灸法

论曰：凡脉极者，主心也。心应脉，脉与心合，心有病，从脉起。又曰：以夏遇病为脉痹，脉痹不已，复感于邪，内舍于心，则食饮不为肌肤，咳，脱血，色白不泽，其脉空虚，口唇见赤色。凡脉气衰，血焦发堕，以夏丙丁日，得之于伤风损脉，为心风。心风之状，多汗恶风，若脉气实则热，热则伤心，使人好怒，口唇色赤，甚则言语不快，血脱色，干燥不泽，食饮不为肌肤；若脉气虚则寒，寒则咳，咳则心痛，喉中介介如哽，甚则咽肿喉痹，故曰心风，虚实候也。若阳经脉病，治阴络；阴络脉病，治阳经。定其血气，各守其乡，脉实宜泻，气虚宜补。善治病者，定其虚实，治之取瘥。病在皮毛肌肤筋脉，则全治之。若至六腑五脏，则半死矣。

扁鹊云：脉绝不治，三日死。何以知之？脉气空虚，则颜焦发落。脉应手少阴，手少阴气绝，则脉不通，血先死矣。

生地黄煎　治脉热极则血气脱，色白，干燥不泽，食饮不为肌肤，消热止极强胃气方。

生地黄汁　生麦门冬　赤蜜各一升　蕈心一升，一作豉　远志二升　甘草二两　人参　茯苓　干地黄　芍药　白术各三两　石膏六两　生姜蕤四两

上十三味十一味咬咀，以水一斗二升煮，取二升七合，去滓，下

地黄汁及蜜,更煎取三升五合,分四服。

灸法

胸中痛引腰背,心下呕逆,面无滋润灸上门,随年壮。穴在侠巨阙两边相去各半寸。一云一寸。

颜色焦枯,劳气失精,肩背痛,不得上头,灸肩髃百壮。穴在肩外头近后,以手按之有解宛宛中。

脉虚实第五论一首　方二首　针灸法二首

论曰:凡脉虚者,好惊跳不定,脉实者洪满。凡脉虚实之应,主于心小肠。若其腑脏有病,从热生则应脏,寒则应腑也。

防风圆　补虚调中,治脉虚惊跳不定,乍来乍去,主小肠腑寒方。

防风　桂心　通草　茯神　远志　麦门冬　甘草　人参　白石英各三两

上九味为末,白蜜和,丸如梧子大,酒服三十丸,日再,加至四十丸。

升麻汤　治脉实洪满,主心热病方。

升麻　子芩　泽泻　栀子仁　淡竹叶　芒硝各三两　生地黄切,一升

上七味㕮咀,以水九升煮取三升,去滓,下芒硝,分三服。

麻黄汤　调心泄热,治心脉厥大寸口,小肠热,齿龋嗌痛方。

麻黄　生姜各四两　细辛　子芩　茯苓　芍药各三两　白术二两　桂心一两　生地黄切,一升

上九味㕮咀,以水九升煮取三升,去滓,分三服。须利,加芒硝三两甚善。

针灸法

脉不出,针不容。穴在幽门两傍各一寸五分是也。

心闷痛,上气,牵引小肠,灸巨阙二七壮。

心腹痛第六论 方 蒸熨法 灸法

论曰:寒气卒客于五脏六腑,则发卒心痛胸痹。感于寒,微者为咳,甚者为痛、为泄。厥心痛,与背相引,善瘛,如物从后触其心,身伛偻者,肾心痛也;厥心痛,腹胀满,心痛甚者,胃心痛也;厥心痛,如以针锥刺其心,心痛甚,脾心痛也;厥心痛,色苍苍如死灰状,终日不得太息者,肝心痛也;厥心痛,卧若从心间痛,动作痛益甚,色不变者,肺心痛也。真心痛,手足清至节,心痛甚,旦发夕死,夕发旦死。蛔心痛,心腹中痛,发作肿聚,往来上下行,痛有休止,腹中热,善涎出,是蛔咬也。以手按而坚持之,勿令得移,以大针刺之,复久持之,虫不动乃出针。心下不可刺,中有成聚,不可取于腧。肠中有虫蛔咬,皆不可取以小针。

治寒热气卒客于五脏六腑中则发心痛方。

大黄 芍药 柴胡各四两 升麻 黄芩 桔梗 朱砂各三两
鬼箭羽 鬼臼 桂心 朴硝各二两

上十一味㕮咀,以水九升煮取二升七合,分三服。先分朱砂作二分,每服内一分,搅令匀服之,得快利。痛不止,宜服后方。

赤芍药六两 桔梗 杏仁各五两

上三味㕮咀,以水六升煮取三升,分三服。

九痛丸 治九种心痛,并疗冷冲上气,落马堕车,血疾等方一虫心痛,二注心痛,三风心痛,四悸心痛,五食心痛,六饮心痛,七冷心痛,八热心痛,九去来心痛,此之谓九痛。

附子　干姜各二两　吴茱萸　人参　巴豆各一两　生狼毒四两

上六味为末,蜜和丸,如梧子大,空腹服一丸。卒中恶,腹胀痛,口不能言者,二丸,日一服;连年积冷,流注心胸者,亦服之,好好将息,神验。

治九种心痛方。

取当太岁上新生槐枝一握,去两头,㕮咀,以水三升煮取一升,顿服。

桂心三物汤　治心中痞,诸逆悬痛方。

桂心　生姜各二两　胶饴半斤

上三味取二味㕮咀,以水六升煮取三升,去滓内饴,分三服仲景用枳实五枚,不用胶饴。《肘后》用枳实五枚,白术二两,为五味。

乌头丸　治心痛彻背,背痛彻心方。

乌头六铢　附子半两　蜀椒半两　干姜　赤石脂各一两

上五味为末,蜜丸,如麻子大,先食服三丸,日三。不知,稍增之范汪不用附子,服如梧子三丸。崔氏用桂心半两,为六味。

治心痛方。

桃白皮煮汁,空腹以意服之崔氏用疗疰心痛。

治暴心痛,或如中恶,口中涎出,不可禁止,回回欲吐方。

苦参十斤

上一味㕮咀,以水一石煮取二斗,去滓,下苦酒二斗更煎,取五升,加大黄末,熬和汁中,煎令可丸,并手丸之如梧子大,每服以酒一升进三四十丸,日一,当倒腹吐。不吐下利,更酒渍苦参二斤浸久,弥佳。非止腹痛、心暴痛、肝痛等痛,凡是腹中之疾,皆悉主之,又治冷血宿结阴癖,频用有效,大良。

治卒中恶心痛方。

苦参三两

上一味㕮咀,以好醋一升半煮取八合,强者顿服,老小分二服。

又方

桂心一两

上一味㕮咀,以水四升煮取一升半,分作三服。

治虫心痛方。

鹤虱为末,蜜丸如梧子大,服四十丸,蜜汤下,日一服。可加至五十丸,慎酒肉。

又方　鹤虱一两为末,以温醋一盏和空腹服之,虫当吐出之。

又方　服漆一合,方见养生服饵篇中。凡虫心痛,皆用漆主之。

五卒汤　治心腹疼痛方。

细辛　蜀椒　桂心　干姜　吴茱萸　芍药　防风　苦参　甘草　干地黄　当归各二两　栀子　乌梅　大枣各十二枚

上十四味㕮咀,以水九升煮取三升,分四服。

犀角丸　治心腹久痛,积年不定,不过一时间还发,甚则数日不能食,又便出干血,穷天下方不能瘥,甄立言处此方,数日即愈。

犀角　麝香　雄黄　桔梗　莽草　鬼臼　桂心　芫花各半两　甘遂一两半　光明砂　附子各六铢　贝齿五枚　巴豆二十枚　赤足蜈蚣二枚

上十四味为末,蜜丸如梧子,饮服一丸,日二,渐加至三丸,以微利为度《古今集验》无雄黄。

高良姜汤　治心腹绞痛如刺,两胁支满,烦闷不可忍方。

高良姜五两　厚朴二两　当归　桂心各三两

上四味㕮咀,以水八升煮取一升八合,分二服,日二。若一服痛止便停,不须更服。强者为二服,劣者分三服。

当归汤　治心腹绞痛,诸虚冷气满痛方。

当归　芍药　厚朴　半夏各二两　桂心　甘草　黄芪　人参各三两　干姜四两　蜀椒一两

上十味㕮咀,以水一斗煮取二升二合,分四服,羸劣人分六服《小品方》云:大冷,加附子一枚,良。

又方　治虚冷腹痛,不下饮食,食复不消,膨肪胀者方。

当归　茯苓各五分　黄芪　紫菀各四分　高良姜　干姜各六分　鹿茸　桂心　昆布　肉苁蓉　橘皮各三分　甘草二两　乌头一两　大枣四十枚　桃仁一百枚　地骨皮　法曲　大麦蘖各一升

上十八味㕮咀,以水一斗五升煮取四升二合,分为五服。下利,加赤石脂龙骨各三分;渴,加麦门冬一升。

又方　治寒冷腹中痛方《小品》名吴茱萸汤。

当归二两　桂心　甘草　人参各一两　生姜五两　半夏　小麦各一升　吴茱萸二升

上八味㕮咀,以水一斗五升煮取三升,分三服,日三。亦治产后虚冷。

又方　治冷气胁下往来冲胸膈,痛引胁背,闷者方。

当归　桂心　人参　甘草　吴茱萸　芍药　大黄各二两　茯苓　枳实各一两　干姜三两

上十味㕮咀,以水八升煮取二升半,分三服,日三。治尸疰亦佳。《外台》仲景方无茯苓、枳实。

又方　治久寒疾,胸腹中痛,时下利方。

当归三两　甘草　柑皮各二两　附子一两　干姜四两

上五味咬咀,以水八升煮取二升,分三服,日三。

又方　治久寒宿疾,胸腹中痛,短气,时滞下利方。

当归　桂心各三两　干姜四两　附子一两

上四味咬咀,以水八升煮取二升,分三服,日三范汪无附子,用甘草二两,云:虚冷激痛甚者,加黄芪、芍药各二两。

温中当归汤　治心腹中痛,发作肿聚,往来上下,痛有休止,多热,喜涎出,是蛔虫咬也。服二三剂后,若不效有异,宜改方增损之。

当归　人参　干姜　茯苓　厚朴　木香　桂心　桔梗　芍药　甘草各二两

上十味咬咀,以水八升煮取三升,分温五服,日三。不耐木香者,以犀角一两代之。

羊肉当归汤　治腹冷绞痛方。

羊肉半斤　当归四分　干姜　橘皮　黄芪　芍药　芎䓖　桂心　独活　防风各三分　吴茱萸　人参　甘草　干地黄　茯苓各一分　生姜六分　大枣三十枚

上十七味咬咀,以水一斗半先煮肉,取一斗二升,出肉,次内诸药煮取三升,分三服,日三,覆取温暖。

温脾汤　治腹痛,脐下绞结。绕脐不止方。

甘草　附子　人参　芒硝各一两　当归　干姜各三两　大黄五两

上七味咬咀,以水七升煮取三升,分服,日三。

生姜汤　治胸腹中卒痛方。

生姜一斤,取汁　食蜜八两　醍醐四两

上三味微火上耗令相得,适寒温,服三合,日三。

熨蒸法　凡心腹冷痛者。

熬盐一斗,熨。熬蚕沙,烧砖石蒸熨,取其里温暖止。蒸土亦大佳。

针灸法

凡邪在心,则病心痛,善悲,时眩仆,视有余不足而调其腧。

肾心痛,先取京骨、昆仑,发针不已,取然谷。

胃心痛,取大都、太白。

脾心痛,取然谷、太溪。

肝心痛,取行间、太冲。

肺心痛,取鱼际、太渊。

心痛引腰脊,欲呕,刺足少阴。

心痛引背,不得息,刺足少阴,不已,取手少阴。

心痛腹胀,涩涩然大便不利,取足太阴。

心痛,小腹满上下无常处,溲便难,刺足厥阴。

心痛,短气不足以息,刺手太阴。

心痛,不可按,烦心,巨阙主之。

心痛,有三虫,多涎,不得反侧,上脘主之。

心痛身寒,难以俯仰,心疝冲冒,死不知人,中脘主之。

心痛如针锥刺,然谷及太溪主之。

心腹中卒痛,石门主之。

心疝暴痛,取足太阴。

心懊憹,微痛烦逆,灸心腧百壮。

心痛如锥刀刺,气结,灸膈腧七壮。

心痛,冷气上,灸龙颔百壮。在鸠尾头上行一寸半,不可刺之。

心痛,恶气上,胁急痛,灸通谷五十壮。在乳下二寸。

心痛暴绞,急绝欲死,灸神府百壮。在鸠尾正心,有忌。

心痛,暴恶风,灸巨阙百壮。

心痛,坚烦气结,灸太仓百壮。

心痛,灸臂腕横文三七壮,又灸两虎口白肉际七壮。

胸痹第七论　方　灸法

论曰:胸痹之病,令人心中坚,满痞急痛,肌中苦痹,绞急如刺,不得俯仰,其胸前皮皆痛,手不得犯,胸中愊愊而满,短气,咳唾引痛,咽塞不利,习习如痒,喉中干燥,时欲呕吐,烦闷,白汗出,或彻引背痛,不治之,数日杀人。

论曰:夫脉当取太过与不及,阳微阴弦,即胸痹而痛。所以然者,责甚极虚故也。今阳虚,知在上焦,所以胸痹心痛者,以其人脉阴弦故也。平人无寒热,短气不足以息者,实也。

枳实薤白桂枝汤　治胸痹,心中痞气,结在胸,胸满,胁下逆抢心方。

枳实四枚　薤白一斤　桂枝一两　厚朴三两　栝蒌实一枚

上五味㕮咀,以水七升煮取二升半,分再服《仲景方》厚朴用四两,薤白半斤,水五升煮取二升半服之。

栝蒌汤　治胸痹病,喘息咳唾,胸背痛,短气,寸脉沉而迟,关上小紧数方。

栝蒌实一枚　半夏半斤　薤白一斤　枳实二两　生姜四两

上五味㕮咀,以白蔹浆一斗煮取四升,服一升,日三仲景,《肘后》不用生姜、枳实、半夏。

治胸痹候,胸中愊愊如满,噎塞,习习如痒,喉中涩燥,唾沫,宜此方。

橘皮一斤　生姜半斤　枳实五枚

上三味㕮咀,以水五升煮取二升,去滓,分再服。

治中汤　治胸痹方。

茯苓汤　治胸中气塞短气方。

茯苓三两　甘草一两　杏仁五十枚

上三味㕮咀,以水一斗三升煮取六升,去滓,为六服,日三。未瘥,再合服。

通气汤　治胸满,短气噎方。

半夏八两　生姜六两　橘皮三两　吴茱萸四十枚

上四味㕮咀,以水八升煮取三升,分三服一方用桂二两,无橘皮。

细辛散　治胸痹达背痛,短气方。

细辛　甘草各二两　枳实　生姜　栝蒌实　干地黄　白术各三两　桂心　茯苓各五两

上九味治下筛,酒服方寸匕,日三。

蜀椒散　治胸痹达背方。

蜀椒　食茱萸各一两　桂心　桔梗各三两　乌头半两　豉六两

上六味治下筛,食后酒服方寸匕,日三。

前胡汤　治胸中逆气,心痛彻背,少气不食方。

前胡　甘草　半夏　芍药各二两　黄芩　当归　人参　桂心各一两　生姜三两　大枣三十枚　竹叶一升

上十一味㕮咀，以水九升煮取三升，分为四服。

又方 前胡 人参 生姜 半夏 麦门冬 甘草 芍药 茯苓饧各三两 桂心 黄芩 当归各一两 大枣三十枚

上十三味㕮咀，以水一斗四升煮取三升，去滓，分三服。

熨背散 治胸背疼痛而闷方。

乌头 细辛 附子 羌活 蜀椒 桂心各五两 芎䓖一两六铢

上七味治下筛，帛裹，微火炙令暖，以熨背上，取瘥乃止。慎生冷如常法。

下气汤 治胸腹背闭满，上气喘息方。

杏仁四七枚 大腹槟榔二七枚

上二味㕮咀，以童子小便三升煎取一升半，分再服。曾患气发，辄合服之。

槟榔汤 主破胸背恶气，声音塞闭方。

槟榔极大者四枚，小者八枚

上一味二品㕮咀，以小儿尿二升半煮减一升，去滓，分三服，频与五剂，永定。

灸法

胸痹，引背时寒，间使主之。

胸痹心痛，天井主之。

胸痹心痛，不得息，痛无常处，临泣主之。

胸痹心痛，灸膻中百壮。穴在鸠尾上一寸。忌针。

胸胁满，心痛，灸期门，随年壮。穴在第二肋端乳直下一寸半。

卷之四十二　心脏方

头面风第八_方 拔白法

芎䓖酒 治脑风头重,颈项强,眼眵眵泪出,善欠,目欲眠睡,憎风,剧者耳鸣,满眉眼疼闷,吐逆眩倒不自禁,诸风乘虚经五脏六腑,皆为癫狂,诸邪病悉主之方。

芎䓖　辛夷　天雄　人参　天门冬　柏子仁　磁石　石膏　茵芋　山茱萸　白头翁　桂心　秦艽各三两　松萝　羚羊角　细辛　薯蓣　菖蒲　甘草各二两　云母一两,烧令赤,末为粉　防风四两

上二十一味㕮咀,以酒二斗渍七日,初服二合,渐加至五合,日三。有女人少时患风眩,发则倒地,为妇积年无儿,服此酒,并将紫石门冬丸服之,眩瘥,生儿,平复。紫石门冬丸方出妇人方中。

治头眩屋转,眼不开方《翼》名人参汤。

人参　当归　防风　黄芪　麦门冬　芍药各一两　独活　白术　桂心各三两

上九味㕮咀,以水一斗煮取三升,分三服。

防风汤 治风眩呕逆,水浆不下,食辄呕,起即眩倒,发有时,手足厥冷方。

防风　防己　附子　干姜　甘草各一两　蜀椒　桂心各二两

上七味㕮咀,以水四升煮取二升,分三服,日三《古今录验》用白术一两。

又方 治头风眩欲倒,眼旋屋转,脑痛方。

防风 枳实 杏仁 芎䓖各三两 茯神 麻黄 前胡 生姜 半夏各四两 细辛二两 竹沥三升

上十一味㕮咀,以水六升合竹沥,煎取二升七合,分三服,频服三两剂,佳。

茵芋汤 治风虚眩,眼暗方。

茵芋一分 人参 甘草 苁蓉 黄芪 茯苓 秦艽 厚朴 乌喙各二两 防风六两 山茱萸 松实各三两

上十二味㕮咀,以水一斗煮取二升半,分五服,强者一日夜尽,赢劣分五服,二日尽。

鸱头酒 治头风眩转,面上游风方。

飞鸱头五枚 茯神一方无 防风 芎䓖 薯蓣各四两 葛根 桂心 细辛 人参 天雄 干姜 枳实 贯众 蜀椒各三两 独活二两 山茱萸一升 麦门冬一作天门冬 石南一作石膏,各五两

上十八味㕮咀,绢囊盛,清酒四斗渍六宿,初服二合,日再服,稍加,以知为度。

大三五七散 治头风眩,口㖞目斜,耳聋方。

天雄 细辛各三两 山茱萸 干姜各五两 薯蓣 防风各七两

上六味治下筛,清酒服五分匕,日再。不知,稍加《千金翼》云:亦治面骨痛疼。

小三五七散 治头风,目眩耳聋方。

天雄三两 薯蓣七两 山茱萸五两

上三味治下筛,以清酒服五分匕,日再。不知,稍增,以知为度。

茯神汤 治风眩倒屋转,吐逆,恶闻人声方。

茯神　独活各四两　黄芪　远志　防风各五两　生姜三两　甘
草　人参　当归　牡蛎　白术　苁蓉　附子各二两

上十三味㕮咀,以劳水一斗二升煮取三升,服五合,一日夜尽。

防风散　治头面风在眉间,得热如虫行,或头眩,目中泪出方。

防风五两　桂心　天雄　细辛　朱砂　干姜　人参　乌头
附子各二两　莽草　茯苓　当归各一两

上十二味治下筛,酒服方寸匕,日三。

又方　治风头眩,恶风,吐冷水,心闷方。

防风二两　泽泻一作泽兰　天雄《翼》作人参　细辛　附子　薯
蓣　茯苓各一两　白术二两半　桂心一两半　干姜半两

上十味治下筛,酒服方寸匕,常令酒气相接,则脱巾帽,解发梳
头百过,复投一升酒,便洗手足,须臾自热,解发以粉粉之,快然便
熟眠,愈。亦可洗头面汁出《翼》云:如服寒食散法。

治风眩翻倒无定方

独活六两　石膏　蒴藋各四两　枳实三两,一方用楮实

上四味㕮咀,以清酒八升煮取四升,顿服之。以药滓熨头,覆
眠取汗。觉冷,又内铛中炒令热,熨之。

治患头眩运,经久得瘥后,四体渐羸,食无味,好食黄土方。

曲二斤　白术三斤

上二味为末,酒和,并手丸如梧桐子,曝干,饮服三十丸,日三,
断食土为效。

治头中五十种病方

巴戟　菊花　芎䓖　干姜　栝楼根　防风　石南　白术　乌
头　山茱萸　附子　细辛　薯蓣　蜀椒　干地黄　人参　桔梗

秦艽　泽泻　甘草　天雄　羌活各等分

上二十二味治下筛,以酒服方寸匕,日三。

摩头散　治同前。

蔄茹　半夏　蜀椒各六分　乌头八分　桂心七分　莽草四分
附子　细辛各一两

上八味治下筛,以大醋和,摩头,记日数,三日头肤痛,四五日后一着药如前,十日以醋浆洗头,复摩药,即愈。若生息肉,并咽喉中息肉大如枣欲塞,以药摩之,即愈。耳鼻齿有疾,并用之,良。

入顶散　治面头胀满,脑癃偏枯,发作有时,状如刀刺,失声,阴阴然疼,面目变青方。

山茱萸　芎䓖　防风　独活各一两半　细辛　莽草　白术
薯蓣　牛膝　石南　甘草各一两　乌头　通草　菖蒲　附子　麻
黄　天雄　蜀椒　桔梗各一两六铢

上十九味治下筛,酒服方寸匕,日三。

杏仁膏　治上气,头面风,头痛,胸中气满,贲豚气,上下往来,心下烦热,产妇金疮百病方。

杏仁二升,去皮尖,双人者不在用

上一味捣研,以水一斗滤取汁令尽,以铜器熸火上从旦煮至日入,当熟如脂膏,下之,空腹酒服一方寸匕,日三。不饮酒者,以饮服之,慎猪鱼蒜醋。

大豆酒　治头风方。

大豆二升,炒令无声

上一味,先以一斗二升瓶盛清酒九升,乘豆热即倾着酒中,密泥头七日,温服之。

治中风,头痛发热,耳颊急方

麻黄　葛根　石膏　桂心各三两　附子　芍药　甘草　秦艽
防风各二两　生姜五两

上十味㕮咀,以水一斗煮取三升,分三服,覆取汗。

薯蓣散　治头目有风,牵引目睛疼痛,偏视不明方。

薯蓣三两　细辛一两半　秦艽　天雄各二两　独活　桂心　山
茱萸各二两半

上七味治下筛,酒服方寸匕,日三。

治头中痛,身热风热方。

竹沥三升　升麻　生姜　杏仁各三两　芍药　柴胡各四两　石
膏　生葛根各八两

上八味㕮咀,以水六升合竹沥煮取二升七合,分三服。

菊花散　治头面游风方。

菊花一两　细辛　附子　桂心　干姜　巴戟　人参　石南
天雄　茯苓　秦艽　防己各三两　防风　白术　山茱萸　薯蓣各三
两　蜀椒五合

上十七味治下筛,酒服方寸匕,日三。

治头面上风方

松脂　石盐　杏仁　蜜蜡各一两　薰陆香二两　萆麻仁三两

上六味熟捣作饼,净剃百会上发,贴膏,膏上安纸,三日一易。
若痒刺药上,不久风定。

头风散方

附子一枚中形者　盐如附子大

上二味治下筛,沐头竟,以方寸匕摩顶上,日三。

治头风方　服荆沥，不限多少，取瘥止。

又方　捣蒴藋根一升，酒二升渍，服，汗出止。

又方　蔓荆子一升为末，绢袋盛以酒一斗，浸七宿，温服三合，日三。

又方　腊月乌鸡屎一升炒令黄，为末，绢袋盛，以酒三升浸，温服任性，常令醺酣。

又方　七月七日麻勃三斗，麻子一石，末，相和蒸之，沸汤一石五斗三遍淋之，煮取一石，渍神曲二十斤令发，酿黍米两石五斗，熟，封三七日，服清一升，百日身中涩皮八风胸膈五脏骨髓伏风百病悉去。

治卒中恶风，头痛方。

捣生乌头，以大醋和，涂故布上，薄痛处，须臾痛止，日夜五六薄，逐痛处薄之。捣乌头须去皮。

又方　盐一升为末，以麻油二升，煎一宿令消尽，涂头。石盐尤良。

又方　芥子为末，醋和，傅头一周时。

沐头汤　治肺劳热，不问冬夏老少，头生白屑，搔痒不堪，然肺为五脏之盖，其劳损伤肺，气冲头顶，致使头痒，多生白屑，搔之随手起，人多患此，皆从肺来，世呼为头风也。

大麻子　秦椒各三升　皂荚屑五合，肘后无

上三味熟研，内泔中一宿渍，去滓，木匕搅百遍取劳，乃用沐头发际，更别作皂荚汤濯之，然后傅膏。

又方　菊花　独活　茵芋　防风　细辛　蜀椒　皂荚　杜蘅　莽草　桂心

上十味各等分可作汤,沐及熨之。

又方　猪椒根三两　麻黄根　防风各二两　细辛　茵芋各一两

上五味㕮咀,以水三斗煮取一斗,去滓,温以沐头。

又方　葶苈子煮汤以沐,不过三四度,愈。

又方　蜀椒二升,以水煮取汁,沐发,良。

又方　以桑灰汁沐头,去白屑神良。

治头项强,不得顾视方　蒸好大豆一斗令变色,内囊中,枕之。

又方　常以九月九日取菊花作枕袋,枕卧,良。

又方　八月后取荆芥铺床,又作枕枕头,立春日去之。

又方　穿地作小坑,烧令赤,以水沃之令小冷,内生桃叶满,其上布席就卧,令项当药上,以衣着项两边,令气蒸病上,汗出良久,愈。若病大者,作地坑亦大。

犀角汤　治风毒热,头面肿方。

犀角　生姜各二两　苦参　栝楼根　防风各一两　石膏六两
黄芩　青木香　升麻各三两　防己一两半　竹叶二握

上十一味㕮咀,以水七升煮取二升,分三服,相去十里久,内消不利。

防风散　治头面遍身风肿方。

防风二两　白芷一两　白术三两

上三味治下筛,酒服方寸匕,日三服。

治卒中风头面肿方。

捣杏仁如膏,以鸡子黄合捣令相得,傅帛上,厚裹之,自干,不过八九傅,瘥。

令白发还黑方　乌麻九蒸九曝,为末,以枣膏丸之,久服之。

又方　旋覆花一升　桂心一尺　秦椒一升　陇西白芷一升

上四味治下筛，以井花水服方寸匕，日三服，三十日白发还黑。禁房室。

石灰酒　治头发落不止方。

石灰三升细筛，水拌令湿，极熟蒸之，炒令至焦，以木札投中火即着为候，停冷，取三升绢袋贮之，以酒三斗渍三宿，初服半合，日三四，夜二，稍加至一合，神验。

沐头汤　治脉极虚寒，须发堕落，令发润泽方。

桑根白皮切三升，以水五升淹渍，煮五六沸，去滓，洗沐发，数数为之，自不复落。

又方　麻子三升，碎　白桐叶切，一把

上二味，以米泔汁二斗煮五六沸，去滓，以洗沐，则发不落而长，甚有验。

治发鬓堕落，令生长方。

生柏叶切，一升　猪膏三升　附子四枚

上三味为末，以膏和，为三十丸，用布裹一丸，内泔汁中，煎沐发，长不落。其药密收贮，勿令泄气。

又方　麻叶　桑叶

上二味以泔煮，去滓，沐发七遍，长六尺。

又方　羊粪灰淋汁，洗之，日三一洗，不过十洗，大生。

又方　附子　蔓荆子　柏子人各二分

上三味，以乌鸡膏和，捣三千杵，贮新瓷器中，封百日出，以马鬐膏和，以傅头，讫，巾裹之，勿令见风，日三，傅即生。《肘后》不用柏子仁，以酒渍泽沐。

摩膏 治头中二十种病,头眩,发秃落,面中风者方。

蜀椒 莽草_{各二两} 桂心 蔺茹 附子 细辛_{各一两半} 半夏 干姜_{各一两}

上八味㕮咀,以生猪肪二十两合捣,令肪消尽,药成,先沐头令净,然后以药摩囟上,日一,即愈。如非十二月合,则用生乌麻油和,涂头皮,沐头令净,乃用之,一顿生发如昔《必效方》无蜀椒、莽草、半夏、干姜。

生发膏 治头中风痒白屑方。

蔓荆子 附子 细辛 续断 零陵香 皂荚 泽兰 防风 杏仁 藿香 白芷_{各二两} 松叶 石南_{各三两} 莽草_{一两} 马鬐膏 猪脂 松膏_{各二升} 熊脂_{三升}

上十八味㕮咀,以清酒醋三升渍药一宿,明旦以马鬐膏等微火煎,三上三下,以白芷色黄膏成,用以泽发。

又方 乌喙_{三两} 莽草 石南 细辛 续断 皂荚 泽兰 白术 辛夷 防风 白芷_{各二两} 竹叶 松叶 柏叶_{各半升} 猪脂_{四升}

上十五味㕮咀,以清醋三升渍一宿,明旦微火以脂煎,三上三下,白芷色黄膏成,去滓滤,取于沐发后涂之。一方用生油三大升《千金翼》无石南,用杏仁,不用白芷,灰汁洗头,去白屑,神良。

又方

甘松香 丁香 白芷 泽兰 桑白皮 桑寄生 大麻 苜蓿 杏仁 牡荆子 辛夷仁 芎䓖 防风 莽草_{各一两} 零陵香 吴藿香 细辛 蜀椒_{各一两} 竹叶 松叶 柏叶 胡麻油 腊猪膏_{各一升} 乌鸡肪 雁肪_{各一合}

上二十五味㕮咀,以醋渍一宿,内油膏中微火煎,三上三下,白芷色黄膏成,去滓,涂头上,日二夜一,发生。

又方　治发鬓秃落方。

莽草一两　防风　升麻　白芷　荠苨各一两　蜣螂四枚　驴鬐膏　豹膏一作狗膏　马鬐膏　熊膏一作雄鸡膏　猪膏各半升

上十一味,其六味㕮咀,与诸膏合煎诸药,沸则下停冷,复上火,三五沸止,绞去滓,傅头,当泽用之。

又方　治眉落发落生发方。

白芷　附子　防风　芎劳　莽草　辛夷　细辛　黄芩　当归　蜀椒各一两　大黄一两半　蔓荆子一升　马鬐膏五合　猪膏三升

上十四味,其十二味㕮咀,合二膏,微火煎,白芷色黄膏成,先洗头,后用膏傅,如常泽法。勿近面,则面生毛也。

治风头,毛发落不生方。

铁上生衣研,以腊月猪脂和,涂之,日三。亦治眉毛落。

生眉毛方。

铁生衣　墙上青衣

上二味等分,为末,以水和,涂,即生。

又方　七月乌麻花阴干,为末,以生乌麻油渍之,二日一涂。

治眉毛鬓发火烧疮瘢毛不生方　蒲灰,以正月狗脑和,傅,即生。

治发落不生,令长方　麻子一升熬黑,压取油,以傅头,长发妙。

又方　雁肪傅之。

又方　多取乌麻花,瓷瓮盛,密盖,深埋之,百日出,用涂发,令发易长而黑。

治秃顶方

芜菁子为末,以醋和,傅之,日三。

又方　东行枣根长三尺,以中央安甑中心蒸之,以器承两头汁,用涂头,发即生《肘后》作桑根。

又方

麻子三升熬焦,为末,以猪脂和,涂之。

拔白发良日。

正月四日、二月八日、三月十二日、四月十六日、五月二十日、六月二十四日、七月二十八日、八月十九日、九月二十五日—作十五日、十月十日、十一月十日、十二月十日

上并以日午拔之。当日不饮酒食肉五辛。经一拔,黑者更不变。

又方　取除日自拔白,以鳖脂涂之。

又　猪狗胆涂之。

又　狗乳亦涂之。

又方　用白蜜傅发孔,即不复生也。

治染须发方

胡粉三两　石灰六两,绢筛,熬令黄

上二味,如粉以榆皮作汤,和之如粉,先以皂荚汤洗发令极净,不得令有腻气好,曝干,夜卧以药涂发上令匀,讫,取桑叶相缀,着头巾上,遍以裹发一夜至旦,取醋浆热暖三遍,净洗发,又以醋泔热暖洗发,又取生胡麻苗捣,取汁三升,和水煮一二沸,净滤,以濯发,讫,又用油汤濯之,百日黑如漆。

又方　以盐汤洗沐,后以生麻油和蒲苇灰,傅之—作治白秃。

又方　黑椹水渍之,涂发令黑。

又方　生麻油渍乌梅,常用傅头,良方。

治发黄方

腊月猪油和羊屎灰、蒲灰等分,封头,三日一为之。

又方 大豆五升,醋浆水二斗煮取五升,沐之。

治鬓发黄赤方

烧梧桐灰,用乳汁和,涂傅鬓发并皮肉,鬓发即黑。

治鬓黄方

剪爪甲,搔令毛孔少血出,以蜜涂之,即生黑毛。

治秃无发者方。

黑熟椹二升,内罂中,日中曝三七日,化为水,洗疮上,三七日发生,神效。

松沥煎 治头疮及白秃方。

松沥七合 丹砂 雄黄 水银研,各二两 黄连三两 矾石一两,一云峭粉

上六味治下筛,内沥中,搅研令调,以涂之,先以泔清洗发及疮,令无痂,然后傅药,二日一傅,三傅后当更作脓,脓讫更洗,凡经三度脓出讫,以甘草汤洗去药毒,前后洗十数度,即瘥。

治白秃发落,生白痂,终年不瘥方。

五味子 蛇床子 远志各三分 菟丝子五分 苁蓉 松脂各三分 雄黄 白蜜各一分 鸡屎白半分 雌黄一分

上十味治下筛,以猪膏一升二合,先内雄黄,次内雌黄,次内鸡屎白,次内蜜及松脂,又次内诸药煎之,膏成,先以桑灰洗头,燥,服之。

王不留行汤 治白秃及头面久疮,去虫止痛之方。

王不留行 东引茱萸根皮 桃东南枝各五两 蛇床子 牡荆子 苦竹叶 蒺藜子各三升 大麻仁一升

上八味㕮咀,以水二斗半煮取一斗,洗疮,日再。并疗痈疽妒乳月蚀疮烂。

松脂膏　治白秃及痈疽百疮方。

松脂六两　矾石　杜蘅一作牡荆　雄黄　附子　大黄　石南秦艽　珍珠　苦参　水银　木兰各三两

上十二味㕮咀,以醋渍一宿,猪膏一斤半煎之,以附子色黄,去滓,乃内矾石、雄黄、水银,更着火三沸,安湿地待凝,以傅上,日三。

治白秃方。

羊肉湿脯炙令香,及热速搭上,不过三四度,痒勿搔之。牛肉亦得。

又方　新破猪肚去粪,及热速搭上,痒慎勿搔,当缚两手,日中卧,午日去之。

又方　皂荚汤净洗干拭,然后以陈久油滓涂之,日三。

又方　煮桃皮汁,饮之并洗。

又方　曲豆豉两种治下筛,醋和,薄上曲,一作面。

又方　大黑豆炒令焦,为末,和腊月猪脂,热暖时以匙抄,封上遍,即裹着,勿见风。

又方　桃花为末,和猪脂,封上《必效方》与桑椹末同和傅之,良。

治赤秃方

桑灰汁洗头令净,捣桑椹封之,日中曝头睡。

又方　马蹄灰为末,以腊月猪脂和,傅之。

又方　烧牛角灰,和猪脂,傅之。

又方　捣黑椹,取三升服,日三。

令发不生方

蜂灰鳖脂相和新拔毛，即涂毛孔上，永不生也。

治鬼舐头方

烧猫儿屎，以腊月猪脂和，傅上。

又方　猫儿毛烧灰，以膏和，傅之。

又方　砖末，和蒜捣，傅，日一度。

增损当归汤　治心腹蕴蕴然痛方。

当归　升麻各三两　芍药　黄芩　朴硝　桔梗　柴胡各四两

上七味㕮咀，以水八升煮取二升半，分三服。

卷之四十三　小肠腑方

小肠腑脉论第一

论曰：小肠腑者，主心也，舌是候也。心合于小肠。小肠者，受盛之腑也，号监仓吏，重二斤十四两，长二丈四尺，广二寸四分《难经》《甲乙》云：长三丈二尺，大二寸半，径八分分之少半也，后附脊，左回叠积，其注于回肠者，外傅脐上，回运环反十六曲。常留水谷二斗四升，其一斗二升是水，一斗二升是谷，应主二十四气也。《难经》云：十六曲。盛谷二斗四升，水六升三合合之大半。《甲乙》云：受三斗三合合之大半。唇厚，人中长，以候小肠。

小肠病者，小腹痛，腰脊控睾而痛，时窘之后，耳前热。若寒甚，独肩上热，及手小指次指之间热，若脉滑者《脉经》作陷，《甲乙》亦同，此其候也。

小腹控睾，引腰脊，上冲心，邪在小肠者，连睾，系属于脊，贯肝肺，络心系。气盛则厥逆，上冲肠胃，动肝肺，散于肓，结于脐，故取之肓原以散之，刺太阴以与之，取厥阴以下之，取巨虚下廉以去之，按其所过之经以调之。

左手关前寸口阳绝者，无小肠脉也，苦脐痹，小腹中有疝瘕，主月即冷上抢心，刺手心主治阴，心主在掌后横文中入一分；

左手关前寸口阳实者，小肠实也，苦心下急，热痹，小肠内热，小便赤黄，刺手太阳治阳，手太阳在手小指外侧本节陷中。

小肠有寒,其心下重,便脓血,有热必痔。

小肠有宿食,常暮发热,明日复止。

小肠胀者,小腹䐜胀,引腹痛。

心前受病,移于小肠。心咳不已,则气与咳俱出。

厥气客于小肠,梦聚邑街衢。

心应皮。皮厚者脉厚,脉厚者小肠厚;皮薄者脉薄,脉薄者小肠薄;皮缓者脉缓,脉缓者小肠大而长。皮薄而脉冲小者,小肠小而短。诸阳经脉皆多纡屈者,小肠结。

扁鹊云:手少阴与太阳为表里,所以表清里浊,清实浊虚,故食下肠实而胃虚,故腑实而不满。实则伤热,热则口张,口为之生疮;虚则伤寒,寒则便泄脓血,或发里水,其根在小肠,先从腹起,方见治水篇中。

小肠绝不治,六日死,何以知之?发直如干麻,不得屈伸,白汗不止。

手太阳之脉,是动则嗌痛颔肿,不可以顾,肩似拔,臑似折,是主液所生病者,耳聋目黄,颊颔肿,项肩臑肘臂外后廉痛。经脉支别已见心脏部中。

小肠虚实第二脉　方　灸法

小肠实热

左手寸口人迎以前脉阳实者,手太阳经也,病苦身热来去,汗不出,心中烦满,身重,口中生疮,名曰小肠实热也。

柴胡泽泻汤　治小肠热胀，口疮方。

柴胡　泽泻　橘皮一用桔梗　黄芩　旋覆花　枳实　升麻
芒硝各三两　生地黄切，一升

上九味㕮咀，以水一斗煮取三升，去滓，下芒硝，分二服。

大黄丸　治小肠热结满不通方。

大黄　芍药　葶苈各三两　大戟　朴硝各三两　杏仁五十枚
巴豆七枚

上七味为末，蜜和丸，如梧子大饮服，大人七丸，小儿二三丸，
日二。热去，日一服。

灸法

小肠热满　灸阴都，随年壮。穴侠中脘两边相去一寸是也。

小肠泄痢脓血　灸魂舍一百壮，小儿减之。穴在侠脐两边相
去各一寸《翼》云：相去一寸。又灸小肠腧七壮。

小肠虚寒

左手寸口人迎以前脉阳虚者，手太阳经也，病苦颅际偏头痛，
耳颊痛，名曰小肠虚寒也。

治小肠虚寒痛，下赤白，肠滑，肠中懊侬，补之方。

干姜三两　当归　黄柏　地榆各四两　黄连　阿胶各二两　石
榴皮三枚

上七味㕮咀，以水七升煮取二升五合，去滓下胶，煮取胶烊尽，
分三服。

舌论第三

论曰:凡舌者,心主小肠之候也。舌重十两,长七寸,广二寸半,善用机衡,能调五味也。凡有所啖,若多食咸则舌脉凝而变色,多食苦则舌皮槁而外毛焦枯,多食辛则舌筋急而爪枯干,多食酸则舌肉肥而唇揭,多食甘则舌根痛而外发落。又曰:心欲苦,肺欲辛,肝欲酸,脾欲甘,肾欲咸,此五味内合五脏之气也。若脏热,则舌生疮,引唇揭赤;若腑寒,则舌本缩,口噤唇青。寒宜补之,热宜泻之,不寒不热,依脏腑调之。舌缩口噤唇青,升麻煎主之,方见别卷。

风眩第四叙论 方 灸禁法

前卷既有头面风方,风眩不当分出。思邈盖以此是徐嗣伯方,不可以余方相杂,故此特立风眩方条,专出徐氏方焉。

徐嗣伯曰:余少承家业,颇习经方,名医要治,备闻之矣。自谓风眩多途,诸家未能必验。至于此术,鄙意偏所究也,少来用之,百无遗策。今年将衰暮,恐奄忽不追,故显明证论,以贻于后云尔。

夫风眩之病,起于心气不定,胸上蓄实,故有高风面热之所为也。痰热相感而动风,风火相乱则闷瞀,故谓之风眩。大人曰癫,小儿则为痫,其实则一。此方疗治,方无不愈,但恐证候不审,或致差违。大都忌食十二属肉。而贲豚为患,发多气急,气急则死不可救,故此一汤是轻重之宜,勿因此便谓非患所治。风眩汤散丸煎,凡有十方。凡人初发,宜急与续命汤也。困急时但度灸穴,便火针针之,无不瘥者。初得针竟便灸,最良,灸法次列于后。余业之以来三十余年,所救活者数十百人,无不瘥矣。后人能晓此方,幸勿参以余术焉。

续命汤 治风眩发则烦闷无知，口沫出，四体角弓，目反上，口噤不得言方。

竹沥一升五合　生地黄汁一升　龙齿四两　生姜　防风　麻黄各四两　防己三两　附子三分　石膏七两　桂心二两

上十味㕮咀，以水一斗煮取三升，分三服。有气，加附子作一两，紫苏子五合，橘皮半两。已服续命汤，口开，四肢尚未好定，而心中尚不除者，紫石汤主之，方见后，紫石煮散是也。

贲豚汤 治气奔急欲绝方。

吴茱萸一升　石膏　人参　半夏　芎䓖各三分　桂心　芍药　生姜各四分　生葛根　茯苓各十分　当归四两　李根皮一斤

上十二味㕮咀，以水七升、清酒八升煮取三升，分三服。

防己地黄汤 治言语狂错，眼目霍霍，或言见鬼，精神昏乱方。

防己　甘草各二两　桂心　防风各三两　生地黄五斤，别切，勿合药渍，疾小轻用一斤

上五味㕮咀，以水一升渍一宿，绞汁，着一面，取滓着竹簟上，以地黄着药滓上，于五斗米下蒸之，以铜器承取汁，饭熟，以向前药汁合绞取之，分再服。

薯蓣汤 治心中惊悸而四肢缓，头面热，心胸痰满，头目眩冒如欲摇动方。

薯蓣　麦门冬　人参各四两　生地黄　前胡　芍药各八分　枳实　远志　生姜各三分　茯苓　茯神各六分　半夏五分　甘草　黄芩　竹叶各二分　秫米三合

上十六味㕮咀，取江水，高举手扬三百九十下，量取三斗煮米，

减一斗,内半夏,复减九升,去滓,下药煮取四升,分四服。无江水处,以千里东流水代之,按手令上头也。秦中无江水,泾渭水可用,诸葛灌剑,由尚取之。

防风汤 服前汤后,四体尚不凉冷,头目眩转者服之,此汤大胜宜常将服,但药中小小消息,随冷暖耳,仍不除瘥者,依此方。

防风 石膏 人参 赤石脂 生姜 龙骨 寒水石 茯苓各三分 桂心二分 紫石一分

上十一味咬咀,以水八升煮取三升,分三服。凡用井花水者,取清净也。今用江水,无泥,又无砂秽,源泉远涉,顺势归海,不逆上流,用以治头,必归于下故也。

薯蓣煎方

薯蓣二十分 甘草十四分 泽泻 人参 黄芩各四分 当归 白蔹 桂心 防风各三分 麦门冬二分 山茱萸 桔梗 芍药 紫菀 大豆黄卷 干地黄 白术 芎藭 干姜 蜀椒各二分,已上二十味并用捣筛 生地黄十八斤,捣绞取汁,煎令余半 獐鹿杂髓 鹿角胶各八两 大枣八十枚 麻子人研 蜜各三升 桑根皮五升,忌冈上自出土者,术毒,大忌,近篱屋垣墙下沟渎边者,皆不中用也

上二十七味,以清酒二斗四升煮桑白皮、麻子、枣,得一斗,去滓,乃下地黄汁、胶、髓、蜜,煎减半,内前诸末并煎,令可丸如鸡子黄大,饮服一枚,日三,稍加至三丸。

薯蓣丸 治头目眩冒,心中烦郁,惊悸狂癫方。

薯蓣二十八分 甘草二十分 鹿角胶 大豆黄卷 桂心各七分 干地黄 神曲 当归 人参各十分 麦门冬 防风 黄芩 芍药 白术各六分 柴胡 桔梗 茯苓 杏仁 芎藭各五分 白蔹

干姜各三分　大枣一百枚，取膏

上二十二味为末，合白蜜、枣膏，丸如弹丸，先食服一丸，日三。

天雄散　治头目眩运，屋转旋倒方。

天雄　防风　芎䓖　人参　独活　桂心　葛根各三分　莽草四分　白术　远志　薯蓣　茯神　山茱萸各六分

上十三味治下筛，先食以菊花酒服方寸匕，日二，渐加至三匕，以知为度。菊花酒法，九月九日取邓州甘菊花，曝干，作末，以米馈中蒸，作酒。

人参丸　治心中时恍惚不定方。

上党人参　鬼臼　铁精　牛黄　丹砂　雄黄　大黄　菖蒲　防风各一两　蜥蜴　赤足蜈蚣各一枚

上十一味为末，蜜丸如梧子大，用前菊花酒，服七丸，日三夜一，稍加之。合药勿用青纸，忌见妇人青衣。丧孝不具足人，及浊秽六畜鸡犬鼠等。

灸法

其法以绳横度口至两边，既得口度之寸数，便以其绳一头更度鼻，尽其两边两孔间，得鼻度之寸数，中屈之取半，合于口之全度，中屈之，先觅头上回发，灸之。以度度四边左右前后，当绳端而灸，前以面为正，并依年壮多少，一年凡百灸，皆须疮瘥又灸，壮数如前。若连灸，火气引上其数处回发者，则灸具近当鼻也。若回发近额者，亦宜灸。若指面为瘢，则阙其面处，然病重者亦不得计此也，食禁。

虎　兔　龙　蛇　牛　马　猪　羊　鸡　犬　猴　鼠

上十二相属肉物皆不得食及为药。牛黄龙骨齿用不可废。

卷之四十四　小肠腑方

风癫第五_{论　方　针灸法}

论曰:黄帝问曰:人生而病癫疾者,安所得之? 岐伯对曰:此得之在腹中时,其母数有所大惊也,气上而不下,精气并居,故令子发为癫疾。病在诸阳脉,且寒且热,诸分且寒且热,名曰狂,刺之虚脉,视分尽热病已而止。病癫初发,岁一发不治,月一发不治。四五日一发,名曰癫疾,刺诸分,其脉尤寒者,以针补之,病已止。癫疾始生,先不乐,头重直视,举目赤,其作极已而烦心,候之于颜,取手太阳阳明太阴,血变而已。癫疾始发,而反强因而脊痛,候之足太阳、阳明、太阴、手太阳、血变而已,癫疾始作,而引口啼呼_{甲乙作喘悸}者,候之手阳明太阳,右强者攻其左,左强者攻其右,血变而止。治癫疾者,常与之居,察其所当取之处,病至,视之有过者即泻之,置其血于瓠壶之中,至其发时,血独动矣。不动,灸穷骨二十壮。穷骨者,尾骶也。

骨癫疾者,颔齿诸腧分肉皆满而骨倨强直,汗出烦闷,呕多涎沫,气下泄,不疗;

筋癫疾者,身拳挛急,脉大,刺项大经之本杼,呕多涎沫,气下泄,不疗;

脉癫疾者,暴仆,四肢之脉皆胀而从,满脉,尽刺之出血,不满,侠项灸太阳,又灸带脉于腰相去三寸诸分肉本腧,呕多涎沫,气下泄,不疗。

治癫者,病发而狂,面皮厚敦敦者,死不疗;

凡癫发则卧地,吐涎沫,无知,若强掠起如狂,及遗粪者,难疗。

癫疾,脉搏大滑,久自已;脉沉小急实死,不疗;小牢急,亦不可治。脉虚可疗,实则死矣。厥成为癫疾,五脏不平,六腑闭塞之所生也。厥成为癫,故附厥于此条也。阴衰发热厥,阳衰发寒厥。

论曰:黄帝问曰:厥之寒热者何也?岐伯对曰:阳气衰于下,则为寒厥;阴气衰于下,则为热厥。问曰:热厥必起于足下者何也?对曰:阳气起于足五趾之表,集于足下而聚于足心,故阳胜则足下热也。问曰:寒厥必起于五趾而上于膝者何也?对曰:阴气起于五趾之里,集于膝而聚于膝上,故阴气胜则从五趾至膝上寒。其寒也,不从外,皆从内也。厥,或令人腹满,或令人暴不知人,或至半日远至一日乃知人者,何也?阴气盛于上则下虚,下虚则腹满,腹满则下气重上而邪气逆,逆则阳气乱,乱则不知人。巨阳之厥,肿首头重,足不能行,发为眴仆;阳明之厥,癫疾欲走呼,腹满,不得卧,面赤而热,妄见而妄言;少阳之厥,暴聋,颊肿而热,胁痛,髀不可以运;太阴之厥,腹满䐜胀,后不利,不欲食,食则呕,不得卧;少阴之厥,舌干溺赤,腹满心痛;厥阴之厥,小腹肿痛胀,泾溲不利,好卧屈膝,阴缩肿,胻内一作外热。盛则泻之,虚则补之,不盛不虚,以经取之。上寒下热,先刺其项太阳,则留之,已则火熨项与肩甲,令热下冷乃止,所谓推而上之者也;上热下寒,视其虚脉而陷下于经络者取之,气下而止,所谓引而下之者也。刺热厥者,留针反为寒;刺寒厥者,留针反为热。刺热厥者,二阴一阳;刺寒厥者,二阳一阴。所谓二阴者,二刺阴也;所谓二阳者,二刺阳也。

论曰:温病热入肾中,亦为痉。小儿病痫,热盛亦为痉。凡风痓暴尸厥及鬼魇不寤皆相似,宜精察之,故经言久厥则成癫,是以知似也。

论曰:癫病有五:一曰阳癫,发时如死人,遗溺,有顷乃解;二曰阴癫,坐初生小时脐疮未愈,数洗浴,因此得之;三曰风癫,发时眼目相引牵,纵反急强,羊鸣,食顷方解,由执作汗出当风,因以房室过度,醉饮饱满行事,令心气逼迫,短气脉悸得之;四曰湿癫,眉头痛,身重,坐热沐发湿结脑汗未止得之;五曰马癫,发时反目口噤,手足相引,身皆热,坐小时膏气脑热不和得之。

治五癫方

铜青　雄黄　空青　东门土鸡头　水银各一两　茯苓　猪苓　人参　白芷　石长生　白蔹　白薇各二两　卷柏　乌扇各半两　硫黄一两半

上十五味为末,以青牛胆和,着铜器中,于甑中五斗大豆上蒸之,药成丸,如麻子先食服三十丸,日再夜一。

虎睛丸　治湿癫掣疭,口眼张大,口出白沫,或作声,或死不知人方《千金翼》名大镇心丸,主诸痫所不疗者。

虎睛一具,酒浸一宿而炙之　鬼箭羽　露蜂房二分　独活　远志　细辛　贯众　麝香　白蔹一作白薇　升麻　白藓皮各三两　牛黄　防风　秦艽　防葵　龙齿　黄芩　雄黄　山茱萸　防己　茯苓　铁精　鬼臼　干地黄一方干姜　人参　大黄　银屑各四分　茯神　石膏　天雄各五两　寒水石六分　蛇蜕皮一尺

上三十二味为末,蜜和丸,如梧子大酒服十五丸,日再,稍加至二十五丸,神方。

凡癫发之候,其状多端,口边白沫,动无常者治之方。

秦艽　人参　防葵—作防风　茯神—作牡丹　甘草各二两　铅丹—两　贯众—枚

上七味咬咀,以水九升煮取三升半,分三服。

雄雌丸　治风癫失性,颠倒欲死,五癫惊痫方。

雄黄　雌黄　珍珠各一两　铅二两,熬令成屑　丹砂—分　水银八分

上六味为末,以蜜捣三万杵,丸如胡豆,先食服二丸,日二,稍加,以知为度。《古今录验》云:疗五癫,牛癫则牛鸣,马癫则马鸣,狗癫则狗鸣,羊癫则羊鸣,鸡癫则鸡鸣。病五癫狂病者,腑脏相引,盈气起,寒厥不识人,气静言狂吐沫,久而得苏者。

续命风引汤　治中风癫眩,不知人,狂言,舌肿出方。

麻黄　芎䓖　石膏　人参　防风各三两　桂心　甘草　独活各二两　防己　附子　当归各一两　杏仁三十枚　陈姜五两,一本无陈字

上十三味咬咀,以酒三升、水一斗合煎,取四升,分四服,日三夜一。

紫石散　治大人风引,小儿惊痫瘛疭,日数十发,医所不疗者方。

紫石英　滑石　白石脂　凝水石　赤石脂　石膏各六两　甘草　桂心　牡蛎各五两　大黄　龙骨　干姜各四两

上十二味治下筛,为粗散,盛以韦囊,悬于高凉处,欲用取三指撮,以新汲井水三升煮取一升二合,大人顿服,未百日儿服一合,未能者绵沾着口中,热多者日四五服,以意消息。《深师方》只龙骨、干姜、牡蛎、滑石、白石脂五味。

治百二十种风,癫痫惊狂,发即吐沫,不识人者,四月五月宜服之方。

紫石英　芍药　龙骨一本用黄芩　青石脂　白鲜皮　麻黄　当归　甘草　栝楼根　桂心　人参各二两　牡蛎三两　大黄五两

上十三味治下筛,为粗散,分作七颗,每以大枣十枚、水三升煮取二升半,去滓,下一颗大枣汁中,煎取一升,去滓,顿服,相去七日一服,服讫即瘥。

治癫痫厥时发作方。

防葵　代赭　人参　铅丹　白僵蚕　钓藤　茯神　雷丸　虎骨　生猪齿　远志　桂心　防风各六两　卷柏　莨菪子　升麻　附子　牡丹　龙齿　光明砂各一分　牛黄二分　白蔹四分　蚱蝉十四枚　蛇蜕皮　白马眼睛各一具

上二十五味治下筛,酒服方寸匕,日二。亦可为丸,良验。

芎䓖汤　治风癫,引胁牵痛,发作则吐,耳如蝉鸣方。

芎䓖　藁本　菌茹各五两

上三味㕮咀,内酒一斗,煮取三升,顿服之,赢者分再服,取大汗。

治风癫方《经心录》名鸱头丸

葶苈子　铅丹　虎掌　乌头　栝楼根各三分　甘遂　天雄　蜀椒　大戟各三分　白术一分　铁精　菌茹各一两　鸱头一枚

上十三味为末,蜜丸如梧子,汤酒下二丸,日三服。

又方　地黄三十斤　天门冬十斤

上二味捣,取汁作煎,服之,瘥。

又方　莨菪子三升捣筛,酒一斗渍半日,绞去滓,汤中煎令可丸,先食服如小豆二丸,加至如梧子二丸,以知为度,额上手中从文理中赤起是知也，无此候更服。病日发者三日愈，间日发者十日愈，五日发者二十日愈，半岁发者一月愈。

治癫痫瘛疭方。

铅丹一斤　　飞鸥头二枚

上二味为末，蜜丸，先食服三丸，日三，剧者夜一，稍加之。

天门冬酒　通治五脏六腑大风，洞泄虚弱，五劳七伤，癥结滞气，冷热诸风，癫痫恶疾，耳聋头风，四肢拘挛，猥退历节，万病久服延年轻身，齿落更生，发白更黑方。

天门冬与百部相似，天门冬味甘，两头方，百部细长而味苦，令人利。捣绞取汁二斗，清曲二升，曲发，以糯米二斗准家酝法造酒，春夏极冷下饭，秋冬温如人肌，酘之，酒熟，取清服一盏，常令酒气相接，勿至醉吐。慎生冷醋滑鸡猪鱼蒜，特慎鲤鱼，及忌油腻。此是一斗汁法，余一石二石亦准此，以为大率。服药十日，觉身体瘑疹大痒，二十日更大痒，三十日乃渐止，此皆是风气出故也，四十日即觉身心朗然大快，似有所得，五十日更觉大快，当风坐卧，觉风不着人，身中诸风悉尽。

用米法：先净淘米，曝炕令干，临欲用时，更别取天门冬汁渍米，干漉炊之，余汁拌饭。甚宜密封。

取天门冬汁法：净洗天门冬，去心皮，干漉去水，捣去，压取汁，三四遍，令滓干如草乃止。此酒初熟味酸，仍作臭泔腥气，但依式服之，久停则香美，余酒皆不及也。封四七日佳。凡八月九月即少少合，至十月多合，拟到来年五月三十日以来相续服之，春三月亦得合，入四月不得合。服酒时若得散服，得力更倍速。散方如下：

天门冬去心皮，曝干，捣作末，以上件酒服方寸匕，日三，加至三匕,久服长生。凡酒亦得服。

灸法

大人癫,小儿惊痫,灸背第二椎及下穷骨两处。以绳度,中折,绳端一处是脊骨上也,凡三处毕,复断绳作三折,令各等而参合如厶字,以一角挂中央灸,下二角侠脊两边便灸之,凡五处也。故画图挂以丹注所灸五处,各百壮。削竹皮为度,胜绳也。

卒癫,灸阴茎上宛宛中三壮,得小便通,即瘥《千金翼》云:当尿孔上是穴。

又　灸阴茎头三壮。

又　灸足大趾上聚毛中七壮。

又　灸囊下缝二七壮。

又　灸两乳头三壮。

又　灸督脉三十壮,三报。穴在直鼻中上入发际。

又　灸天窗、百会,各渐灸三百壮,炷惟小作。

又　灸耳上发际各五十壮。

论曰:黄帝问曰:有病怒狂者,此病安生？岐伯对曰:生于阳。曰:阳何以使人狂？曰:阳气因暴折如难决,故善怒,名曰阳厥。问曰:何以知之？对曰:阳明常动,太阳少阳不动,而动大疾,此其候也。曰:治之奈何？曰:衰其食即已。夫食入于阴,长气于阳,故夺之食即已。使之服以生铁落,为后饭。夫生铁落者,下气疾。

论曰:凡发狂则欲走,或自高贤,称神圣,皆须备诸火灸,乃得永瘥耳。若或悲泣呻吟者,此为邪,非狂,自依邪方治之。邪入于阳则为狂,邪入于阴则为血痹。邪入于阳,传即为癫狂;邪入于阴,传则为痛瘖。阳入于阴,病静;阴入于阳,病怒。

鼊甲汤　治邪气梦寐,寤时涕泣,不欲闻人声,体中衰削,乍寒乍热,腰脊强痛,腹中拘急不欲饮食,或因疾病之后劳动疲极,或触犯忌讳,众诸不节,妇人产生之后月经不利,时下青赤白,肌体不生,肉虚羸瘦,小便不利,或头身发热,旋复解散,或一度交接,弥日困极,皆主之方。

鼊甲七枚　甘草　白薇一作白芷　贝母　黄芩各三两　麻黄　芍药　白术各一两半　防风三两　凝水石　桂心　茯苓　知母各四两　石膏六两

上十四味㕮咀,以水二斗煮取四升,温服一升,日三夜一。

九物牛黄丸　治男子沾鬼魅欲死,所见惊怖欲走,时有来止,皆邪气所为,不能自绝方。

牛黄土精,一云火精　荆实人精　曾青苍龙精　玉屑白虎精　空青天精　雄黄地精　玄参玄武精　龙骨水精　赤石脂朱雀精

上九味名曰九精,上通九天,下通九地,各一两,治下筛,蜜和丸,如小豆,先食服一丸,日三,稍加,以知为度《千金翼》云:凡邪病,当服五邪汤九精丸,瘥。

十黄散　治五脏六腑血气少,亡魂失魄,五脏觉不安,忽忽喜悲,心中善恐怖,如有鬼物,此皆发于大惊及当风,从高坠下落水所致,悉主之方。

雄黄　人参各五分　黄芩　大黄　黄柏　黄芪　细辛　桂心各三分　黄连　黄香　蒲黄　麻黄各一分　黄环　泽泻　山茱萸各二分

上十五味治下筛,未食温酒服方寸匕,日三。不知,加至二匕。羸劣者更加人参五分,合十分。一方有生黄二分崔氏有蜀椒五分,干

姜四分。

别离散　治男女风邪,男梦见女,女梦见男,悲愁忧恚,怒喜无常,或半年数月一发动方。

桂心　茵芋　天雄　菖蒲　细辛　茜根　附子　干姜各一两
白术　桑上寄生各三两

上十味治下筛,酒服方寸匕,日三。凡修合勿令妇人鸡犬及病者家人知见,令邪气不去,禁之为验。

四物鸢头散　治鬼魅方。

东海鸢头即由跋根　黄牙石一名金牙　莨菪子　防葵各一分

上四味治下筛,酒服方寸匕。欲令病人见鬼,加防葵一分;欲令知鬼主者,复增一分,立有验。防葵莨菪并令人迷惑,恍惚如狂,不可多服。

五邪汤　主邪气啼泣,或歌或哭方。

禹余粮　防风　桂心　芍药　远志　独活　甘草　白术　人
参　石膏　牡蛎　秦艽各二两　防己　菖蒲　茯神　雄黄深师作黄
丹　蛇蜕皮各一两

上十七味㕮咀,以水二斗煮取四升,分四服。亦可如煮散法服之。

茯神汤　治五邪气入人体中,见鬼妄语,有所见闻,心悸跳动,恍惚不定方。

茯神　人参　菖蒲　茯苓各三两　赤小豆四十枚
上五味㕮咀,以水一斗煮取二升半,分三服。

人参汤　治风邪鬼气,往来发作,有时或无时节方。

人参　防风　乌头　干姜　栝楼根《翼》作桔梗　泽泻　狗脊

远志 附子 黄芩 独活各五分 秦艽 牡蛎 五味子 山茱萸 前胡 细辛 石膏 芎劳 蜀椒 牛膝 甘草 石南 桂心 桑根白皮 麻黄 竹皮 白术 橘皮各十八铢 鬼箭《千金翼》作泽兰 茯苓各十二铢 大枣十六枚

上三十二味㕮咀,以水六升、酒六升合煮,取四升,分五服,日三夜二。

虎睛汤 主狂邪发无常,被发大叫唤,欲杀人,不避水火方。

虎睛 露蜂房 鸱头各一具 枫上寄生五分 石长生十分 茯苓 桂心 防风各三两 独活 甘草 人参 天雄各一两

上十二味㕮咀,以水一斗二升煮取三升,分四服,日三夜一。

又方 防葵 人参 贯众各五两 防风 桂心各三两

上五味㕮咀,以水一斗煮取三升,分四服。稍服亦可。

又方 苦参五斤,蜜和,丸如酸枣大,单服十丸,治卒发狂方。

令其患人者,地仰卧,以冷水终日淋其面,良。

治百邪鬼魅方 服头垢小豆大,佳。

治魅方 以水服鹿角末方寸匕,日三。

又方 水服獭肝末,日三。

治狐狸诸色精魅作种种恶怪,令人恐怖,狂癫风邪方。

雄黄六斤 油一斗,二升

上二味,破雄黄如棋子大,铛中以盆合头作灶,微火煎九日九夜,不得少时火绝,亦不得火冷须火热,微微不绝,神验。

治风邪方

商陆根三十斤去皮,细切,以水八斗东向灶煎减半,去滓,更煎令可丸,如梧子大服一丸。合时勿令人见。更有莨菪方。

大豆紫汤,皆可服,汗出佳<small>芪若方出此篇前,紫汤见别卷</small>。

又方　烧虾蟆末,水服方寸匕,日三。

又方　烧人屎灰,酒服。慎生冷醋滑猪鸡鱼蒜等。

又方　以水服伏龙肝方寸匕,日三。

治诸横邪癫狂针灸图诀

论曰:凡诸百邪之病,源起多途,其有种种形相,示表癫邪之端而见其病。或有默默而不声,或复多言而谩说,或歌或哭,或吟或笑。或眠坐沟渠,啖食粪秽,或裸形露体,或昼夜游走,或嗔骂无度,或是蛊精灵,手乱目急。如斯种类癫狂之人,今针灸与方药并主治之。凡占风之家,亦以风为鬼断。

扁鹊曰:百邪所病者,针有十三穴也。凡针之体,先从鬼宫起,次针鬼信,便至鬼垒,又至鬼心,未必须并针,止五六穴即可知矣。若是邪蛊之精,便自言说,论其由来,往验有实,立得精灵,未必须尽其命,求去与之。男从左起针,女从右起针。若数处不言,使遍穴针也。依诀而行,针灸等处,并备主之,仍须依掌诀捻目治之,万不失一。黄帝掌诀,别是术家秘要,缚鬼,禁劫五岳四渎,山精鬼魅并悉禁之。有目在人两手中十指节间。第一针人中,名鬼宫,从左边下针,右边出;第二针手大指爪甲下,名鬼信,入肉三分;第三针足大趾爪甲下,名鬼垒,入肉二分;第四针掌后横文,名鬼心,入半寸<small>即太渊穴也</small>;第五针外踝下白肉际足太阳,名鬼路,火针七锃,锃三下<small>即申脉穴也</small>;第六针大椎上入发际一寸,名鬼枕,火针七锃,锃三下;第七针耳前发际宛宛中,耳垂下五分,名鬼床,火针七锃,锃三下;第八针承浆,名鬼市,从左出右;第九针手横文上三寸两筋间,名鬼路即劳宫穴也；第十针直鼻上入发际一寸，名鬼堂，火针七锃，锃三下即上星穴也；第十一针阴下缝，灸三壮，女人即玉门头，名鬼藏；第十二针尺泽横文外头接白肉际，名鬼臣，火针七锃，锃三下此即曲池穴也；第十三针舌头一寸，当舌中下缝刺，贯出舌上，名鬼封，仍以一板横口吻，安针头，令舌不得动。已前若是手足，皆相对针两穴，若是孤穴，即单针之。

邪鬼妄语　灸悬命十四壮。穴在口唇里中央弦弦者是也一名鬼禄。

又用刚刀决断弦弦者乃佳。

邪病卧瞑瞑，不自知风府主之一名鬼穴。

邪病大唤骂詈，走，灸十指端去爪一分一名鬼城。

邪病大唤骂，走远，三里主之一名鬼邪。

邪病鬼癫，四肢重，囱上主之一名鬼门。

邪病四肢重痛，诸杂候，尺泽主之尺中动脉。一名鬼受。

邪病语不正及诸杂候，人中主之一名鬼客厅。凡人中恶先押鼻下是也。

仓公法

狂痫不识人，癫病眩乱，灸百会九壮。

狂走掣疭，灸玉枕上三寸。一法顶后一寸灸百壮。

狂走癫疾，灸顶后二寸十二壮。

狂邪鬼语，灸天窗九壮。

狂走癫疾，灸大幽百壮。

狂言恍惚，灸天枢百壮。

狂走癫痫，灸季肋端三十壮。

狂痫哭泣,灸手逆注三十壮。穴在左右手腕后六寸。

狂走惊痫,灸河口五十壮。穴在腕后陷中动脉是此与阳明同也。

狂癫风痫,吐舌,灸胃脘百壮,不针。

狂邪发无常,披头大唤,欲杀人,不避水火及狂言妄语,灸间使三十壮。穴在腕后五寸臂上两骨间亦灸惊恐歌哭。

狂走,喜怒悲泣灸臣觉亦作巨搅,随年壮。穴在背上甲内侧,反手所不及者,骨芒穴上捻之痛者是也。

狂邪鬼语,灸伏兔百壮前作天窗九壮。

悲泣鬼语,灸天府五十壮。

悲泣邪语,鬼忙歌哭,灸慈门五十壮。

狂邪惊痫病,灸承命三十壮。穴在内踝后上行三寸动脉上亦灸惊狂走也。

狂癫风惊,厥逆心烦,灸巨阳五十壮。

狂癫鬼语,灸足太阳四十壮。

狂走,惊,恍惚灸足阳明三十壮。

狂,癫痫易疾,灸足少阳,随年壮。

狂走,癫厥如死人灸足大趾三毛中九壮《翼》云:灸大敦。

狂走易骂,灸八会,随年壮。穴在阳明下五分。

狂癫惊走,风恍惚,嗔喜骂笑,歌哭鬼语悉灸脑户、风池、手阳明、太阳、太阴、足阳明、阳跷、少阳、太阴、阴跷、足跟,皆随年壮。

惊怖心忪,少方,灸大横五十壮。

狂风骂詈,挝斫人,名为热阳风灸口两吻边燕口处赤白际各一壮。

又　灸阴囊缝三十壮,令人立,以笔正拄当下已卧核卵上灸之。勿令近前中卵核,恐害阳气也。

狂走刺人,或欲自死,骂詈不息,称神鬼语,灸口吻头赤白际一壮。

又　灸两肘内屈中五壮。

又　灸背胛中间三壮,报灸之。仓公法,神效。

鬼魅　灸入发一寸百壮。

又　灸间使、手心各五十壮。

狐魅　合手大指缚指,灸合间三七壮,当狐鸣,即瘥。

卒狂言鬼语,以甑带急合缚两手大指,便灸左右胁下对屈肋头两处,火俱起,各七壮,须臾鬼自道姓名,乞去,徐徐问之,乃解其手。

卒中邪魅,恍惚振噤,灸鼻下人中及两手足大指爪甲本,令艾丸半在爪上,半在肉上,各七壮。不止,十四壮。炷如雀屎大。

风邪,灸间使,随年壮。

又　灸承浆七壮。

又　灸心腧七壮,及灸三里七壮。

卒狂鬼魇,针其足大拇趾爪甲下入少许,即止。

卷之四十五　小肠腑方

风虚惊悸第六方

远志汤　补心,治心气虚,惊悸善忘,不进食方。

远志　干姜　白术　桂心　黄芪　紫石各三两　防风　当归
人参　茯苓　甘草　芎䓖　茯神　羌活各二两　麦门冬　半夏
各四两　大枣十三枚　五味子二合

上十八味㕮咀,以水一斗三升煮取三升半,分五服,日三夜一。

又方　治中风,心气不足,惊悸,言语谬误,恍惚愦愦,心烦闷,
耳鸣方。

远志　黄芪　茯苓　甘草　芍药　当归　桂心一方无　麦门
冬　人参各二两　独活四两　生姜五两　附子一两

上十二味㕮咀,以水一斗二升煮取四升,每服八合,人羸服五
合,日三夜一。

茯神汤　治风经五脏,大虚惊悸,安神定志方。

茯神　防风各三两　人参　远志　甘草　龙骨　桂心　独活
各二两　白术一两　细辛　干姜各六两　酸枣一升

上十二味㕮咀,以水九升煮取三升,分三服。

又方　治风虚满,颈项强,心气不定,不能食方。

茯神四两　麦门冬四两　人参　羌活　远志　当归　甘草　紫
石　五味子二两　半夏　防风　黄芪各三两　生姜五两　酸枣三升

上十四味㕮咀，以水一斗三升煮酸枣，取一斗，去枣，内余药，煎取三升半，一服七合，日三夜二。

补心汤 治心气不足，其病苦惊悸汗出，心中烦闷，短气，喜怒悲忧，悉不自知，常苦咽喉痛，口唇黑，呕吐血，舌本强，不通水浆方。

紫石英 茯苓 人参 远志 当归 茯神《深师》作桂 甘草 紫菀各二两 麦门冬一升 赤小豆三合 大枣三十枚

上十一味㕮咀，以水一斗二升煮取三升，分三服。

又方 治心气不足，多汗心烦，喜独语，多梦不自觉，咽喉痛，时吐血，舌本强，水浆不通方。

紫石英研 茯苓 人参 桂心各二两 麦门冬三两 紫菀 甘草各一两 大枣七枚 赤小豆二十四枚

上九味㕮咀，以水八升煮取二升半，分三服。春夏服佳。

又方 治奄奄忽忽，朝瘥暮剧，惊悸，心中憧憧，胸满，不下食，阴阳气衰，脾胃不磨，不欲闻人声，定志下气方。

人参 茯苓 远志 甘草 枳实 当归 龙齿 桔梗各二两 半夏 桂心各五两 黄芪四两 生姜六两 茯神二两 大枣二十枚

上十四味㕮咀，以水一斗二升先煮粳米五合令熟，去滓，次内药，煮取四升，一服八合，日三夜二。

又方 治心气不足，心痛惊恐方。

远志 蒲黄一方用菖蒲 人参 茯苓各四两

上四味㕮咀，以水一斗煮取三升半，分三服。

又方 治心气不足，腹背相引痛，不能俯仰方或作伤心汤。

茯神 黄芩 远志 干地黄各三两 麦门冬 石膏各四两 半夏 附子 桂心 生姜各二两 甘草 阿胶 糖各一两 大枣三十枚

上十四味十二味㕮咀，以水一斗煮取三升，去滓，内糖、及胶，更煎取二升二合,分三服此方与前卷心虚实篇大补心汤相重,分两别。

小定心汤　治虚羸,心气惊弱多魇方。

茯苓四两　桂心三两　甘草　芍药　干姜　远志　人参各二两
大枣十五枚

上八味㕮咀,以水八升煮取三升,分四服,日三夜一。

大定心汤　治心气虚悸,恍惚多忘,或梦寤惊魇,志少不足。

人参　茯苓　茯神　远志　赤石脂　龙骨　干姜　当归　甘
草　白术　芍药　桂心　紫菀　防风各二两　大枣三十枚

上十五味㕮咀,以水一斗二升煮取三升半,分五服,日三夜二。

治惊劳失志方。

甘草　桂心各二两　龙骨　防风　麦门冬　牡蛎　远志各一两
茯神五两　大枣二十枚

上九味㕮咀,以水八升煮取三升,分二服,相去如人行九里久
再进。

荆沥汤　治心虚,惊悸不定,羸瘦病方。

荆沥二升　茯神　白鲜皮各三两　人参二两　白银十两,以水一
斗煮取二升

上五味三味㕮咀,以荆沥银汁中煮取一升四合,分三服,相去
如人行十里,更进一服。

又方　荆沥二升,缓火煎,取一升六合,分温每服四合,日三夜一。

镇心汤　治风虚劳冷,心气不足,喜忘恐怖,神志不定方。

防风　当归　大黄　麦门冬各五分,此味又亦云五两　泽泻　大
豆卷　白蔹各四分,此味一云三两　菖蒲　人参　桔梗　桂心　远志
薯蓣　石膏各二分　紫菀　干姜　茯苓各一两,一云各三两　白术
甘草各十分　粳米五合　大枣五两　附子　茯神各二两　秦艽六分

上二十四味咬咀,以水一斗二升先煮粳米令熟,去滓内药,煮取四升,分服八合,日三夜一。《千金翼》不用粳米,蜜丸,梧子大酒服十丸,加至二十丸。

大镇心散 治心虚惊悸,梦寤恐畏方。

紫石英　茯苓　防风　人参　甘草　泽泻各八分　黄芪六分　秦艽　白术　薯蓣　白蔹各六分　麦门冬　当归各五分　桔梗　大豆卷　柏子仁　桂心　远志　大黄　石膏各四分　蜀椒　芍药　干姜　细辛各三分

上二十四味治下筛,酒服二方寸匕,日三。一方无紫石、伏苓、泽泻、干姜,有大枣四分,蜜丸如梧子,酒下十五丸。

又方　治风虚,心气惊弱,恍惚失常,忽嗔恚悲,志意不乐方。

紫石英　白石英　朱砂　龙齿　干地黄一本无　人参　细辛　天雄　附子　远志　干姜　茯苓　白术　桂心　防风各三两

上十五味治下筛,酒服两方寸匕,日三。

小镇心散 治心气不足,虚悸恐畏,悲思恍惚,心神不定,惕惕然惊者方。

人参　远志　白术　附子　干地黄　桂心　黄芪　细辛　干姜　赤小豆　龙齿　防风　菖蒲各二两　茯苓四两

上十四味治下筛,酒服二寸匕,日三。

镇心丸 治男子妇人虚损,梦寤惊悸,或失精神,妇人赤白注漏,或月水不利,风邪鬼疰,寒热往来,腹中积聚,忧恚结气,诸病方。

紫石英　茯苓　菖蒲　苁蓉　麦门冬　远志　大黄　当归　细辛　大豆卷　卷柏　干姜各五分　防风　人参　泽泻　秦艽　丹参各六分　石膏　芍药　柏子仁各三分　乌头　桂心　桔梗　甘草　薯蓣各十分　白蔹　铁精　银屑　前胡　牛黄各二分　白术

半夏各四分　䗪虫十二枚　大枣五十枚　干地黄十二分

上三十五味为末,蜜枣和,捣五千杵,丸如梧子大酒服五丸,日三,加至二十丸。一本无大豆卷、大枣。

大镇心丸　所治与前方大同,凡是心病,皆悉主之方。

干地黄八分　牛黄五分,一用牛膝　羌活　桂心　秦艽　芎藭人参　远志　麦门冬　丹砂　阿胶　甘草　大黄　紫石英　银屑　白蔹　当归　干姜　防风各八分　杏仁　蜀椒各三分　泽泻　黄芪　大豆卷　茯苓　薯蓣　茯神　前胡　柏子仁　铁精各五分大枣四十枚　桑螵蛸十一枚

上三十二味为末,白蜜枣和丸,酒服七丸,日三,加至二十丸。

小镇心丸　治心气少弱,惊虚振悸,胸中逆气,魇梦参错,谬忘恍惚方。

紫石英　朱砂　茯神　银屑　雄黄　菖蒲　人参　桔梗　干姜　远志　甘草　当归　桂心各二分　防风　细辛　铁精　防己各一两

上十七味为末,蜜丸,如大豆状饮服十丸,日三,加至二十丸。一方用茯苓二分,为十八味。

定志小丸　治心气不定,五脏不足,甚者忧愁悲伤不乐,忽忽喜忘,朝差暮剧,暮差朝发,狂眩者方。

菖蒲　远志各二两　茯苓　人参各三两

上四味为末,蜜丸,如梧子大饮服七丸,日三。加茯神为茯神丸。散服之亦佳。

紫石酒　治久风虚冷,心气不足,或时惊怖方。

紫石英一斤　钟乳　防风　远志　桂心各四两　麻黄　茯苓白术　甘草各三两

上九味㕮咀,以酒三斗,春月渍五日,每服四合,日三,亦可至醉,常令有酒气。

好忘第七

枕中方

龟甲　龙骨　远志　菖蒲

上四味等分,治下筛,酒服方寸匕,日三。常服令人大聪《千金方》云:食后水服。

治多忘,令人不忘方。

菖蒲二分　茯苓　茯神　人参各五分　远志七分

上五味治下筛,酒服方寸匕,日二夜一,五日后知,神良。

又方　苁蓉　续断各二分　远志　菖蒲　茯苓各三分

上五味治下筛,酒服方寸匕,日三,至老不忘。

开心散　治好忘方。

远志　人参各一分　菖蒲一两　茯苓二两

上四味治下筛,饮服方寸匕,日三。

菖蒲益智丸　治喜忘恍惚,破积聚,止痛,安神定志,聪明耳目方。

菖蒲　远志　人参　桔梗　牛膝各五分　附子五分　茯苓七分　桂心三分

上八味为末,蜜丸如梧子,一服七丸,加至二十丸,日二夜一。禁如药法。

养命开心益智方

干地黄　人参　茯苓各二两　苁蓉　菟丝子　远志各三两　蛇床子二分

上七味治下筛,服方寸匕,日二。忌兔肉,余无忌。

八味散方

天门冬六分　桂心　茯苓各一两　干地黄四分　五味子　菖蒲
远志　石韦各三分

上八味治下筛,后食或酒或水服方寸匕。三十日力倍,六十日
气力强,志意足。

治健忘方。

天门冬　远志　茯苓　干地黄

上四味各等分为末,蜜丸,如梧子大酒服二十丸,日三,加至三
十丸,常服勿绝。

治好忘,久服聪明益智方。

龙骨　虎骨　远志各等分

上三味治下筛,食后服方寸匕,日二。

又方　七月七日取菖蒲,酒服三方寸匕,饮不至醉。

又方　常以甲子日取石上菖蒲一寸九节者,阴干百日,治合下
筛,服方寸匕,日三,耳目聪明不忘出衢州石桥寺南山。

又方　七月七日麻勃一升,人参二两,为末,蒸令气遍,临夜欲
卧服一刀圭,尽知四方之事。

又方　戊子日取东边桃枝二七枚,缚着卧床中,枕之,不忘。

又方　常以五月五日取东向桃枝,日未出时作三寸木人,着衣
带中,令人不忘。

又方　丁酉日自往市买远志,裹着衣中角头,还,末服之,不
复忘。

治人心昏塞,多忘喜误方。

七月七日取蜘蛛网,着衣领中,勿令人知,不忘。

卷之四十六　脾脏方

脾脏脉论第一

论曰:脾主意。脾脏者,意之舍,意者,存忆之志也,为谏议大夫,并四脏之所受。心有所忆谓之意,意之所存谓之志,因志而存变谓之思,因思而远慕谓之虑,因虑而处物谓之智。意者,脾之脏也,口唇者,脾之官,脾气通于口,口和则能别五谷味矣,故云口为戊,舌唇为己,循环中宫,上出颐颊,次候于唇,下回脾中,荣华于舌,外主肉,内主味。脾重二斤三两,扁广三寸,长五寸,有散膏半斤,主裹血,温五脏,神名俾俾,主藏营—作意,秩禄号为意脏,随节应会,故曰脾脏营,营舍意,在气为噫,在液为涎。脾气虚则四肢不用,五脏不安,实则腹胀,泾溲不利。脾气虚则梦饮食不足,得其时则梦筑垣盖屋,脾气盛则梦歌乐,体重,手足不举。厥气客于脾,则梦丘陵大泽,坏屋风雨。

凡脾脏象土,与胃合为腑,其经足太阴,与阳明为表里。其脉缓,相于夏,王于季夏。脾者土也,敦而福,敦者厚也,万物众色不同,故名曰德福者广也。万物悬根住茎,其叶在巅,蜎蜚蠕动,蚑蟜喘息,皆蒙土恩。德则为缓,恩则为迟,故令太阴缓而迟,尺寸不同。酸咸苦辛,大妙而生,互行其时,而以各行,皆不群行,尽可常服。土寒则温,土热则凉。土有一子,名之曰金,怀挟抱之,不离其身。金乃畏火,恐热来薰,遂弃其母,逃于水中。水为金子,而脏火神,闭门塞户,内外不通,此谓冬时,土失其子,其气衰微,水为洋溢,浸渍其地,走击皮肤,面目浮肿,归于四肢。愚医见水,直往下之,虚脾空胃,水遂居之,肺为喘浮,肝反畏肺,故下沉没,下有荆棘,恐伤其身,避在一边,以为水流。心衰则伏,肝微则沉,故令脉伏而沉。上医远—作来占,因转孔穴,利其溲便,遂通水道,甘液下流,停其阴阳,喘息则微,汗出正流。肝着其根,心气因起,阳行四肢,肺气亭亭,喘息则安。肾为安声,其味为咸,倚坐母败,朽臭如腥。土得其子,即成为山,金得其母,名曰丘矣。

四时之序,逆顺之变异也。然脾脉独何主?脾脉者土也,孤藏以灌四傍者也。其善者不可得见,恶者可见。恶者何如?其来如水之流者,此谓太过,病在外;如鸟之喙者,此谓不及,病在中。太过则令人四肢沉重不举,不及则令人九窍壅塞不通,名曰重强。脾脉来而和柔相离,如鸡践地,曰平。长夏以胃为本。脾脉来实而盈数,如鸡举足,曰脾病;脾脉来坚锐,如鸡之喙鸡作鸟,如鸟之距,如屋之漏,如水之流,曰脾死。

真脾脉至,弱而乍疏乍散—作数,色黄青不泽,毛折乃死。

长夏胃微濡弱曰平,弱多胃少曰脾病,但代无胃曰死,濡弱有石曰冬病,石甚曰今病。

脾脏营,营舍意,愁忧不解则伤意,意伤则闷乱,四肢不举,毛悴色夭,死于春。

足太阴气绝,则脉不营其口唇,口唇者肌肉之本也,脉弗营则肌肉濡,肌肉濡则人中满,人中满则唇反,唇反者肉先死,甲笃乙死,木胜土也。

脾死脏,浮之大缓—作坚,按之中如覆杯,絜絜状如摇者,死。

六月季夏,建未也,坤未之间土之位。脾王之时,其脉大,阿阿而缓,曰平。反得浮大而洪者,是心之乘脾,母之归子,为虚邪,虽病易治;反得微涩而短者,是肺之乘脾,子之乘母,为实邪,虽病自愈;反得弦而长者,是肝之乘脾,木之克土,为贼邪,大逆,十死不治;反得沉濡而滑者,是肾之乘脾,水之陵土,为微邪,虽病即瘥。

右手关上阴绝者,无脾脉也,若少气下利,腹满身重,四肢不欲动,善欧,刺足阳明治阳;

右手关上阴实者,脾实也,若肠中伏伏如坚状,大便难,刺足太阴治阴。

脾脉长长而弱,来疏去概—作数,再至曰平,三至曰离经病,四至脱精,五至死,六至命尽,足太阴脉也。

脾脉急甚为瘛疭,微急为膈中满,食饮入而还出,后沃沫;缓甚为痿厥,微缓为风痿,四肢不用,心慧然若无疾;大甚为击仆,微大为脾疝,气裹大脓血在肠胃之外;小甚为寒热,微小为消瘅;滑甚为癫癃,微滑为虫毒蛔,肠鸣热;涩甚为肠癥,微涩为内溃,多下脓血。

脾脉搏坚而长,其色黄,病少气。其耎而散,色不泽者,当病足骭肿若水状。

黄脉之至也,大而虚,有积气在腹中,有厥气,名曰厥疝,女子同法,得之疾使四肢汗出当风。

扁鹊曰:脾有病则色痿黄,实则舌本强直,虚则多癖善吞,注利其实。若阳气壮,则梦饮食之类。

脾在声为歌,在变动为噫,在志为思。思伤脾,精气并于脾则饥。音在长夏,病变于音者,取之经。恐惧而不解则伤精,精伤则骨酸痿厥,精时自下,则病精。是故五脏主藏精者也,不可伤,伤则守失而阴虚,虚则无气,无气则死。病先发于脾,闭塞不通,身痛体重。一日之胃而腹胀,二日之肾,少腹腰脊痛,胻酸,三日之膀胱,背膂筋痛,小便闭。十日不已,死,冬人定,夏晏食。

病在脾,日昳慧,平旦甚,日中持,下晡静。《素问》作日出甚。王冰云:日中持者缪也。

假令脾病,东行若食雉兔肉及诸木果实得之,不者当以春时发,得病以甲乙日也。

凡脾病之状,必身重善饥,足痿不收《素问》作善肌肉痿,足不收。《甲乙》作苦饥,肌肉痿,足不收,行善瘛,脚下痛,虚则腹满,肠鸣飧泄,食不化,取其经足太阴阳明少阴血者。

脾脉沉之而濡,浮之而虚,苦腹胀烦满,胃中有热,不嗜食,食而不化,大便难,四肢苦痹,时不仁,得之房内,月使不来,来而频并。

脾病,其色黄,饮食不消,腹苦胀满,体重节痛,大便不利,其脉微缓而长,此为可治,宜服平胃丸、泻脾丸、茱萸丸、附子汤。春当刺隐白,冬刺阴陵泉,皆泻之;夏刺大都,季夏刺公孙,秋刺商丘,皆补之。又当灸章门五十壮,背第十一椎百壮。

邪在脾胃,肌肉痛,阳气有余阴气不足则热中善饥,阳气不足阴气有余则寒中,肠鸣腹痛,阴阳俱有余若俱不足,则有寒有热,皆调其三里。

有所击仆,若醉饱入房,汗出当风,则伤脾,脾伤则中气阴阳离别,阳不从阴,故以三分候死生。

脾中风者,翕翕发热,形如醉人,腹中烦重,皮肉𥉲𥉲而短气也。

脾中寒。

脾水者,其人腹大,四肢若重,津液不生,但苦少气,小便难。

脾胀者,善哕,四肢急一作实,体重不能衣一作收。

跌阳脉浮而涩,浮则胃气强,涩则小便数,浮涩相搏,大便则坚,其脾为约。脾约者,其人大便坚,小便利而反不渴。

脾气弱,病利下白肠垢,大便坚,不能更衣,汗出不止,名曰脾气弱,或五液注下青黄赤白黑。

寸口脉弦而滑,弦则为痛,滑则为实,痛即为急,实即为踊,痛踊搏,即胸胁抢急。

跌阳脉浮而涩,浮即胃气微,涩即脾气衰,微衰相搏,即呼吸不得,此为脾家失度。

寸口脉双紧即为入,其气不出,无表有里,心下痞坚。

跌阳脉微而涩,微即无胃气,涩则伤脾,寒在于膈而反下之,寒积不消,胃微脾伤,谷气不行,食已自噫。寒在胸膈,上虚下实,谷气不通,为闭塞之病。

寸口脉缓而迟,缓则为阳,卫气长,迟则为阴,荣气促一云不足。荣卫俱和,刚柔相得,三焦相承,其气必强。

跌阳脉滑而紧,滑即胃气实,紧即脾气伤,得食而不消者,此脾不治也。能食而腹不满,此为胃气有余;腹满而不能食,心下如饥,此为胃气不行,心气虚也;得食而满者,此为脾家不治。病人鼻下平者,胃病也。微赤者病发痈,微黑者有热,青者有寒,白者不治。唇黑者胃先病,微燥而渴者可治,不渴者不可治。脐反出者,此为脾先落一云先终。

凡人病脉已解而反暮微烦者,人见病者差安而强与谷,脾胃气尚弱,不能消谷,故令微烦,损谷则愈。

诊得脾积,脉浮大而长,饥则减,饱则见,膜气与谷争,减,心下累累如桃李起,见于外,腹满,呕泄肠鸣,四肢重,足胫肿,厥不能卧,是主肌肉损,色黄也。

脾之积名曰痞气,在胃脘覆大如盘,久久不愈,病四肢不收,黄瘅,食饮不为肌肤。以冬壬癸日得之。肝病传脾,脾当传肾,肾适以冬王者不受邪,脾复欲还肝,肝不肯受,因留结为积,故知痞气以冬得之。

脾病,其色黄体青,失溲直视,唇反张,爪甲青,饮食吐逆,体重节痛,四肢不举,其脉当浮大而缓,今反弦急,其色当黄而反青者,此是木之克土,为大逆,十死不治。

宫音人者,主脾声也,脾声歌,其音鼓,其志愁,其经足太阴。厥逆阳明则荣卫不通,阴阳翻作,阳气内击,阴气外伤,伤则寒,寒则虚,虚则举体消瘦,语音沉涩,如破鼓之声,舌强不转而好咽唾,口噤唇黑,四肢不举,身重如山,便利无度,甚者不可治,依源麻黄汤主之方在别卷中。又言声忧惧,舌本卷缩,此是木克土,阳击阴,阴气伏,阳气起,起则实,实则热,热则闷乱,体重不能转侧,语声拖声,气深不转而心急,此为邪热伤脾,甚则不可治。若唇虽萎黄,语音若转,可治。

脾病为疟者,令人寒,腹中痛,热则肠中鸣,鸣已汗出,恒山丸主之方在别卷中。若其人本来少于嗔怒,而忽反常,嗔怒无度,正言而鼻笑,不答于人,此脾病声之候也,不盈旬月,祸必至矣。阴阳之疾,经络之源,究寻其病,取其所理,然后行治,万无遗一也。

黄为脾,脾合肉。黄如蟹腹者吉。脾主口唇,唇是脾之余。其人土形相,比于上宫,黄色,大头圆面,美肩背,大腹,好股胫,小手足,多肉,上下相称,行安地,举足心平,好利人,不喜权势,喜附人,耐秋冬,不耐春夏。春夏感而生病,主足太阴敦敦然。脾应月,月有亏盈,脾小大随人唇大小。上唇厚,下唇薄,无腭龈,唇缺破,此人脾不正;揭耸唇者则脾高,高则实,实则热,热则季胁痛满;唇垂而大不坚者则脾下,下则虚,虚则危,危则寒,寒则身重,不能行步;唇坚者则脾坚,坚则脏安,安则不病;唇上下好者则脾端正,端正则脾胃和利,人无病;唇偏举者则脾偏痛好胀。

凡人分部中陷起者,必有病生。胃阳明为脾之部,而藏气通于内,外部亦随而应之。沉浊为内,浮清为外。若表病外入,所部则起,起则前泻阳,后补阴;若里病内出,所部则陷,陷则前治阴,后治阳。阳则实热,阴则虚寒。寒主外,热主内。

凡人死生休否,则藏神前变形于外。人脾前病,唇则焦枯无润;若脾前死,唇则干青白,渐缩急,齿噤不开。若天中等分,墓色应之,必死不治。看色厚薄,决判赊促,赊则不盈四百日内,促则旬朔之间。脾病少愈而卒死,何以知之?曰:青黑如拇指靥点见颜颊上,此必卒死。脾绝十二日死,何以知之?口冷足肿,腹热胪胀,泄利不觉其出时一日五日死,面青目黄者,五日死。病人着床,心痛气短,脾竭内伤,百日复愈,欲起徬徨,因坐于地,其亡倚床,能治此者,可谓神良。又面黄目赤不死,黄如枳实死。吉凶之色,在于分部霏霏而见。黑黄入唇必病,不出其年。其穴在鼻上当两眼,是其分部位也。若年上不应,三年之内祸必应也。

季夏土脾脉色黄,主足太阴脉也。其脉本在中封前上四寸之中,应在背腧与舌本。中封在内踝前一寸大筋里宛宛中,脉本从中封上四寸是也。其脉根于隐白,隐白在足大趾端内侧是也。

其筋起于足大趾之端内侧,上结于内踝。其直者上结于膝内辅骨上,循阴股,结于髀,聚于阴器,上腹,结于脐,循腹里,结于胁,散于胸中,其内者着于脊。

其脉起于足大趾之端,循趾内侧白肉际,过核骨后,上内踝前廉,上腨内,循胻骨后,交出厥阴之前,上循膝股内前廉,入腹,属脾络胃,上膈注心中。合足阳明为表里。阳明之本在厉兑足跗上大指间上三寸骨解中也,同会于手太阴。

其手太阴之别名曰公孙,去本节后一寸,别走阳明,其别者入络肠胃。主脾生病,实则胃热,热则腹中切痛,痛则阳病,阳脉反大于寸口三倍,病则舌强筋转,卵缩牵阴,股引髀痛,腹胀身重,食饮不下,烦心,心下急,注脾;脾病虚则胃寒,寒则腹中鼓胀,胀则阴病,阴脉反小于寸口一倍,病则泄水,不能卧而烦,强立股膝内痛,苦筋折纽之,纽之者,脉时缀缀动也,发动甚者,死必活。

四季之月各余十八日,此为四季之余日,主脾胃黄内随病也一作内阳病,其源从大阴阳明相格。节气相移,三焦寒湿不调,四时关格而起,则脏腑伤痟,随时受疡,阳气外泄,阴气内伏,其病相反。若腑虚则阴邪所加,头重颈直,皮肉强痹;若脏实则阳疫所伤,蕴而结核,起于喉颈之侧,布毒热于皮肤分肉之上中,散入发际,下贯颞颥,隐隐而热,不相断离,故曰黄肉随病也。

扁鹊曰:灸肝脾二腧,主治丹毒。四时随病,当依源补泻。虚实之痟,皮肉随热,则须镰破,薄贴方咒促治,疾无逃矣。

卷之四十七　脾脏方

脾虚实第二论一首　脉四条　方二十三　灸法一首

脾实热

右手关上脉阴实者,足太阴经也,病苦足寒胫热,腹胀满,烦扰不得卧,名曰脾实热也。

泻热汤　治舌本强直,或梦歌乐,而体重不能行方。

前胡　茯苓　龙胆　细辛　芒硝各三两　杏仁四两　玄参　大青各二两　苦竹叶切,一升

上九味㕮咀,以水九升煮取三升,分三服,食后服。

射干煎方　主治同前。

射干八两　大青三两　石膏十两,一作一升　赤蜜一升

上四味㕮咀,以水五升煮取一升五合,去滓下蜜,煎取二升,分三服。

治脾热,面黄目赤,季胁痛满方。

半夏　母姜各八两　枳实　栀子　茯苓　芒硝各三两　细辛五两　白术　杏仁各四两　生地黄　淡竹叶各切,一升

上十一味㕮咀,以水九升煮取三升,去滓,下芒硝,分三服。

治脾横方　若赤黑发如瓜大,煎羊脂,摩之。

又方　末赤小豆,和鸡子白,傅之。

四肢寒热,腰痛不得俯仰,身黄,腹满食呕,舌根直

灸第十一椎上及左右各一寸五分三处各七壮。

脾胃俱实

右手关上脉阴阳俱实者,足太阴与阳明经俱实也,病苦脾胀腹坚,抢胁下痛,胃气不转,大便难,时反泄利,腹中痛,上冲肺肝,动五脏,立喘鸣,多惊身热,汗不出,喉痹精少,名曰脾胃俱实也。

泻热方

大黄　麻黄　黄芩各四两　杏仁　赤茯苓　甘草　橘皮　芒硝　泽泻各三两

上九味哎咀,以水九升煮取三升,绞去滓,内大黄煮两沸,去滓,下芒硝,分三服。

大黄泻热汤　治脾脉厥逆,大腹中热切痛,舌强腹胀,身重,不下,心注脾急痛方。

大黄细切,水一升半别渍一宿　甘草各三两　泽泻　茯苓　黄芩　细辛　芒硝各二两　橘皮二两

上八味哎咀,以水七升煮取三升三合,去滓,下大黄更煎两沸,去滓,下芒硝,分三服。

治脾热胁痛,热满不歇,目赤不止,口唇干裂方。

石膏一斤,碎　生地黄汁　赤蜜各一升　淡竹叶切,五升

上四味,先以水一斗二升煮竹叶,取七升,去滓澄清,煮石膏,取一升五合,去滓,下地黄汁两沸,次下蜜煎取三升,细细服之。

治脾热,偏一边痛,胸满,胁偏胀方。

茯苓　橘皮　泽泻各三两　芍药　白术各四两　人参　桂心各

一两　石膏八两　半夏六两　生姜切,一升　桑根白皮各一升

上十一味㕮咀,以水一斗二升煮取三升,去滓,分二服。若须利下,加芒硝二两,佳。

脾虚冷

右手关上脉阴虚者,足太阴经也,病苦泄注,腹满气逆,霍乱呕吐,黄瘅,心烦不得卧,肠鸣,名曰脾虚冷也。

治虚胀,胁痛肩息,有时发作,悉补之方。

五加根皮　丹参　橘皮各一斤　地骨皮　干姜　白术各八两干地黄　芎䓖　附子各五两　猪椒根皮二斤　桂心　桔梗各四两大枣五十枚　甘草三两

上十四味㕮咀,以酒四斗渍五七日,服七八合,加至一升,日再服。

槟榔散　治脾寒,饮食不消,劳倦,气胀噫满,忧恚不乐方。

槟榔八枚,皮子并用　人参　茯苓　陈曲　厚朴　麦蘗　吴茱萸　白术各二两

上八味治下筛,食后酒服二方寸匕,日再。一方用橘皮一两半。

温脾丸　治久病虚羸,脾气弱,食不消,喜噫方。

黄柏　大麦蘗　吴茱萸　桂心　干姜　细辛　附子　当归大黄　曲　黄连各一两

上十一味为末,蜜丸如梧子,每服十五丸,空腹酒服,日三。

麻豆散　主脾气弱,不下食,饵此以当食方。

大豆黄二升　大麻子三升,熬令香

上二味治下筛,饮和服一合,日四五,任情多少。

脾胃俱虚

右手关上脉阴阳俱虚者,足太阴与阳明经俱虚也,病苦胃中如空状,少气不足以息,四逆寒,泄注不已,名曰脾胃俱虚也。

治腹胀善噫,食则欲呕,泄澼溏下,口干,四肢重,好怒,不欲闻人声,忘误喉痹,补之方。

黄连一两　禹余粮二两　白术　干姜各三两　大麻子五两　桑白皮八两　大枣二十枚

上七味㕮咀,以水一斗二升煮取三升,分四服。

治脾胃俱虚,苦饥寒痛方。

人参　当归　桂心　茯苓　桔梗　芎䓖各三两　厚朴　甘草　橘皮　吴茱萸各二两　白术五两　麦蘖一升

上十二味㕮咀,以水一斗二升煮取三升,分三服。

白术散　治脾胃俱虚冷方。

白术　厚朴　人参　吴茱萸　茯苓　麦蘖　面　芎䓖各三两

上八味筛,酒服方寸匕,食后服,日三。一方加大腹、橘皮。

平胃丸　凡身重不得食,食无味,心下虚满,时时欲下,喜卧者,皆针胃脘太仓,服建中汤及服此方。建中汤方见别卷。

杏仁五十枚　丹参三两　苦参　葶苈　玄参各二两　芎䓖　桂心各一两

上七味为末,蜜丸如梧子,酒服五丸,日三,以知为度。

又方　治丈夫小儿食实不消,胃气不调,或温壮热结,大小便不利者,有病冷者服露宿丸热药,后当进此丸,调胃方。乃崔文行平胃丸也。

大黄二两　小草　甘草　芍药　芎䓖　葶苈　杏仁五十枚

上七味为末,蜜丸,饮服如梧子五丸,日三,一岁小儿二丸,渐加之。《千金翼》有菖蒲、当归、干姜、茯苓、麦门冬、细辛,为十三味,无杏仁。

论曰:凡病宿食在上脘,当吐之;脉数而滑者,实也,有宿食不消,下之愈。胃中有澼,食冷物即痛不能食,有热物即欲食;大腹有宿食,寒栗发热如疟状;宿食在小腹者,当暮发热,明旦复止。寸脉紧,即头痛风寒,或腹中宿食不化;寸口脉紧者如转索,左右无常,脾胃中有宿食不消。寸口脉浮而大,按之反涩,尺中微而涩,故知宿食。

大曲糵丸　主消谷断下,温和,又寒冷者长服不患霍乱方。

大麦糵　曲各一升　附子　干姜　当归　人参各三两　赤石脂一两　桔梗　女萎各二两　吴茱萸　皂荚各五两　蜀椒二两半　乌梅五十枚

上十三味为末,蜜醋中半渍梅一宿,蒸三斗米下,去核,捣如泥,和药蜜和捣二千杵,服十丸,日三。下甚者,加龙骨阿胶艾各三两。

消食断下丸　寒冷者常服之方。

曲　大麦糵　吴茱萸

上三味为末,蜜和,服十五丸如梧子大,日三。

干姜散　治不能食,心意冥然忘食方。

干姜　法曲　蜀椒　豉　大麦糵各一升

上五味合治下筛,食后服三方寸匕,日三,以能食为度。

消食丸　治数年不能食方。

小麦糵　曲各一升　干姜　乌梅各四两

上四味为末,蜜和,服十五丸,日再,加至四十丸。寒在胸中及反胃翻心者,皆瘥。

曲蘗散　主消谷能食,除肠中水气胪胀方。

法曲　麦蘗　杏仁_{各五两}

上三味治下筛,食后酒服一合,日三。

脾劳第三_{论一首　方二首}

论曰:凡脾劳病者,补肺气以益之,肺旺则感于脾。是以圣人春夏养阳气,秋冬养阴气,以顺其根本矣。肝心为阳,脾肺肾为阴。逆其根,则伐其本。阴阳四时者,万物之终始也。

半夏汤　治脾劳实,四肢不用,五脏乖反,胀满肩息,气急不安,承气,泄实热方。

半夏　宿姜_{各八两}　茯苓　白术　杏仁_{各三两}　大枣_{二十枚}
竹叶_{切,一升}　橘皮　芍药_{各四两}

上九味㕮咀,以水一斗煮取三升,分四服。

消食膏酒　治脾虚寒劳损,气胀噎满,食不下,通噎方。

猪膏_{三升}　宿姜　吴茱萸　白术

上四味,捣茱萸白术等二味,细细下筛为散,内姜汁膏中,煎取六升,温清酒一升进方寸匕,日再。

肉极第四_{论一　方六}

论曰:凡肉极者,主脾也。脾应肉,肉与脾合,若脾病则肉变色。又曰:至阴遇病为肌痹。肌痹不已,复感于邪,内舍于脾,体痒淫淫,如鼠走其人身上,津液脱,腠理开,汗大泄,鼻端色黄,是其相也。凡风气藏于皮肤,肉色则败。以季夏戊己日伤于风为脾风,脾风之状,多汗。阴动伤寒,寒则虚,虚则体重怠惰,四肢不欲举,不嗜饮食,食则咳,咳则右胁下痛,阴阴引肩背,不可以动转,名曰厉风,里虚外实;若阳动伤热,热则实,实则人身上如鼠走,唇口坏,皮肤色变,身体津液脱,腠理开,汗大泄,名曰恶风。而须决其纲纪,知其终始,阴阳动静,肉之虚实,实则泻之,虚则补之。能治其病者,风始入肉皮毛肌肤筋脉之间,即须决之。若入六腑五脏,则半死矣。

扁鹊曰:肉绝不治,五日死,何以知之?皮肤不通,外不得泄。凡肉应足太阴,太阴气绝,则脉不营其肌肉,口唇者肌肉之本也,脉不营则肌肉濡肌肉,濡则不中满,人中满则唇反,唇反气尽则肉先死,甲笃乙死木胜土,使良医妙药,终不治也。治肉热极,肌痹淫淫,如鼠走身上,津液脱,腠理开,汗大泄,为脾风,风气藏于皮肤,肉色败,鼻见黄色,麻黄止汗通肉。

解风痹汤方

麻黄　防己一作防风　枳实　细辛　白术各三两　生姜　附子各四两　甘草　桂心各二两　石膏八两

上十味㕮咀,以水九升煮麻黄,去沫,下诸药煮取三升,分三服。

西州续命汤　治肉极虚热,肌肤淫淫,如鼠走身上,津液开泄,或痹不仁,四肢急痛方。

麻黄　生姜各三两　当归　石膏各二两　芎䓖　桂心　甘草　黄芩　防风　芍药各一两　杏仁四十枚

上十一味㕮咀,以水九升先煮麻黄,除沫,下诸药煮取三升,去滓,分四服,日再。

越婢汤　治肉极热,则身体津液脱,腠理开,汗大泄,厉风气,下焦脚弱方见别卷。

石南散　治肉极热则体上如鼠走,或如风痹,唇口坏,皮肤色变,主诸风大病方。

石南三十铢　薯蓣　芍药一本作甘草　天雄　桃花一作桃人　甘菊花各一两　黄芪十八铢　山茱萸一两十八铢　珍珠十八铢　石膏二两　升麻　萎蕤各一两半

上十二味治下筛,酒下方寸匕,日再,食后服。

大黄芪酒　治肉极虚寒,为痹风,阴动伤寒,体重急惰,四肢不欲举,关节疼痛,不嗜饮食,虚极所致方。

黄芪　桂心　巴戟天　石斛　柏子仁　泽泻　茯苓　干姜　蜀椒各三两　防风　独活　人参各二两　天雄　芍药　附子　乌头　茵芋　半夏　细辛　栝楼根　白术　黄芩　山茱萸各一两

上二十三味㕮咀,绢袋贮,以清酒三斗渍之,秋冬七日,春夏三日,初服三合,渐渐加,微痹为度,日再。

治肉极虚寒,卒中风,口噤不能言,四肢缓纵,偏挛急痛,注五脏,恍惚,喜怒无常,手脚不随方。

独活　茵芋　黄芩各三两　甘草　防风　芍药　芎䓖　麻黄　葛根各三两　人参一两　乌头三枚

上十一味㕮咀,以水一斗、竹沥四升合煮,取四升,分四服,日三夜一。

卷之四十八　脾脏方

肉虚实第五_{论一　方一}

论曰：夫肉虚者坐不安席，身危变动，肉实者坐安不动，喘气。肉虚实之应，主于脾。若其腑脏有病从肉生，热则应脏，寒则应腑。

五加酒　治肉虚，坐不安席，好动，主脾病寒气所伤方。

五加皮　枸杞皮各二升　干地黄　丹参各八两　石膏一方作石床　杜仲各一斤　干姜四两　附子三两

上八味咬咀，以清酒二斗渍三宿，一服七合，日再。

半夏汤　治肉实，坐安席，不能动作，喘气，主脾病热气所加，关格，除喘方。

半夏　宿姜各八两　杏仁五两　细辛　橘皮各四两　麻黄一两　石膏七两　射干二两

上八味咬咀，以水九升煮取三升，分三服。须利，下加芒硝三两。

闭涩第六_{论　方　灸法}

论曰：有人因时疾瘥后，得闭涩不通，遂致夭命，大不可轻之，所以备述。虽非死病，凡人不明药饵者，拱手待毙，深可痛哉。单服诸方，以虞仓卒耳。凡大便不通，皆用滑腻之物及冷水，并通也。凡候面黄者，即知大便难。

麻子人丸　趺阳脉浮而涩，浮则胃气强，涩则小便数，浮涩相搏,大便则坚,其脾为约,脾约者,其人大便坚,小便利而不渴也。

麻子仁二升　枳实　芍药各八两　杏仁一升　大黄　厚朴各一斤

上六味为末,蜜丸如梧子,饮服五丸,日三,渐加至十丸。《肘后》、《外台》无杏仁。

治关格,大便不通方。

芒硝　乌梅　桑白皮各五两　芍药　杏仁各四两　麻仁三两大黄八两

上七味㕮咀,以水七升煮取三升,分三服。一本无乌梅,加枳实、干地黄各二两。

治大便闭塞不通,神方。

猪羊胆无择,以筒灌三合许,令深入即出矣。出不尽,须臾更灌。一方加冬葵子汁和之,亦妙。

又　椒豉汤五升,和猪膏三合,灌之,佳。临时易可得即用之。

又　煎蜜成煎如人指大,深内谷道,佳。

又　无灰浓酒半升,盐三钱匕,炼成如上法。

三黄汤　治下焦热结,不得大便方。

大黄三两　黄芩二两　栀子二十枚　甘草一两

上四味㕮咀,以水五升煮取一升八合,分三服。若大闭,加芒硝二两。

五柔丸　治闭涩及虚损不足,饮食不生肌肤,三焦不调,和荣卫,利腑脏,补三焦方。

大黄一升,蒸三斗米下　前胡二两　半夏　苁蓉　芍药　茯苓当归　葶苈　细辛各一两

上九味为末,蜜和,合捣万杵,为丸梧子大,食后服十五丸,后

稍增之,日再。崔氏云:令人喜饭,消谷益气。有忧者加松实半两,菴䕡半两,服之缓中,不如意便服之。又有黄芩一两。

大五柔丸 主脏气不调,大便难,通和荣卫,利九窍,消谷,益气方。

大黄 芍药 枳实 苁蓉 葶苈 甘草 黄芩 牛膝各二两
桃仁一百枚 杏仁四十枚

上十味为末,蜜和,丸如梧子,一服三丸,日三,加至二十丸,酒下。

濡脏汤 主大便不通六七日,腹中有燥屎,寒热烦迫,短气汗出,胀满方。

生葛根 猪膏各二升 大黄一两

上三味咬咀,以水七升煮取五升,去滓,内膏煎取三升,澄清,强人顿服,羸人再服。亦治大小便不通。

治大便不通方。

大戟一斤 大豆五升 商陆 牛膝

上四味咬咀,以水五升煮取二升,以大豆五升煎令汁尽至豆干,初服三枚,以通为度。

又方 蜜和胡燕屎,内大孔中,即通。

又方 水四两、蜜一升合煮熟,冷,灌下部中,一食顷即通。

又方 盐半合、蜜三合合煎如饧,出之,着冷水中,丸如槟榔形如指许大,深内下部中,立通。

治大便难方。

单用豉清酱清羊酪土瓜根汁灌之,立通。

又方 以酱清渍乌梅,灌下部中。

又方 桑根白皮 榆根白皮各一把

上二味㕮咀,以水三升煮取一升半,分三服。

又方　桃皮三升,水五升煮取一升,顿服。

又方　水一升煮羊蹄根一把,取半升,顿服。

又方　常煮麻子,取汁饮。

又方　常服蜜煎五合。

又方　猪脂和陈葵子末,为丸如梧子,每服十丸,通即止。

又方　水服桃花方寸匕。无桃花,白皮亦得。

又方　常服车前子及叶,并良。

又方　捣葵根汁,生服。

又方　好胶三寸　葱白一把

上二味,以水四升煮取一升半,顿服之,即下。

又方　葵子　牛酥各一升,猪脂用亦得

上二味,以水四升煮葵子,取一升,内酥煮一沸,待冷分作二服。

又方　葵子汁和乳汁等分,服之,立出。

又方　酱清三升　麻油二升　葱白三寸

上三味合煮令黑,去滓,待冷顿服之。一方不用酱清。

芒硝丸　治胀满不通方。

芒硝　芍药各一两半　杏仁　大黄各二两　黄芩一两六铢

上五味为末,蜜丸如梧子,饮服十五丸,加至二十丸,取通利为度,日三。

又方　通草　朴硝各四两　郁李仁　黄芩　瞿麦各三两　车前子五合　一方六两,一方二升

上六味㕮咀,以水八升煮取二升半,分三服。一方用绢袋盛煮,顿服二升。

又方　独头蒜烧熟,去皮绵裹,内下部中,气立通。又削姜以

盐导之,及干姜盐杏仁捣丸导之,并佳。

治胀满闭不下方。

吴茱萸一升 干姜 大黄 当归 桂心 芍药 甘草 芎劳各二两 人参 细辛各一两 桃白皮一把 珍珠半两 雄黄十八铢

上十三味㕮咀,以水一斗煮取三升,去滓,内雄黄、珍珠末,酒一升微火煮三沸,服一升,得下即止。

走马汤 主一切卒中恶,心痛腹胀,大便不通方见心腹痛篇。

巴豆丸 主寒癖宿食,久饮饱不消,大闭不通方。

巴豆人一升,清酒五升煮三日三夕碎,大熟,合酒微火煎令可丸如胡豆,欲取吐下者,服二丸。

练中丸 主宿食不消,大便难方。肘后名承气丸。

大黄八两 葶苈 杏仁 芒硝各四两

上四味为末,蜜丸如梧子大,食后服七丸,日三,后稍加。

灸法

大便难 灸第七椎两傍各一寸七壮。

又 灸承筋二穴各三壮。在腨中央陷内。

大便不通 灸侠玉泉相去各二寸,名曰肠遗,随年壮一云二寸半。

又 灸大敦四壮,在足大指聚毛中。

大便闭塞,气结,心坚满,灸石门百壮。

后闭不通,灸足大都,随年壮。

治老人小儿大便失禁,灸两脚大指去甲一寸三壮。

又 灸大指奇间各三壮。

治大小便不通方。

葵子末,一升 青竹叶一把

上二味,以水二升煮五沸,顿服。

又方　葵子一升　榆皮切,一升

上二味,以水五升煮取二升,分三服。

又方　葵子一升,以水三升煮取一升,去滓,内猪脂一升,空心分二服。

又方　瓹带煮取汁,和蒲黄方寸匕,日二服。

又方　猪脂一斤,以水二升煮三沸,饮汁,立通。

治大小便不利方。

葵子一升　硝石二两

上二味,以水五升煮取二升,分二服。

治小儿大小便不通方

捣白花胡葵子末,煮汁服之。

又方　末鸡屎白,服一钱匕。

灸法

大小便不利,欲作腹痛,灸荣卫四穴百壮。穴在背脊四面各一寸。

腹热闭,时大小便难,腰痛连胸灸团冈百壮。穴在小肠腧下二寸,横三间寸灸之。

大小便不通,灸脐下一寸三壮。

又　灸横文百壮。

大小便不利,灸八窌音辽百壮。穴在腰目下三寸,侠脊相去四寸,两边各四穴,计八穴,故名八窌。

小儿大小便不通,灸口两吻各一壮。

小便不利,大便数注,灸屈骨端五十壮。

小便不利,大便注泄,灸天枢百壮。穴在侠脐相去三寸。魂魄之舍,不可针。大法在脐傍一寸,合脐相去可三寸也。

卷之四十九　脾脏方

热痢第七论一首　脉证二十四条　方二十六首　灸法十首

论曰：余立身以来，三遭热痢，一经冷痢，皆日夜百余行，乃至移床就厕，其困笃如此，但率意自治者，寻手皆愈，乃知此疾天下易治。但中性之徒，率情骄倨，良药苦口，不能克己早饵，朝遇暮过，望其自瘥，疾势日增，胃气渐弱，心力俱微，食饮与药，皆不能进，既不时愈，便称痢病难治，斯皆自误也，学者须深达斯旨。然此病随宜服一物，皆使得瘥，惟须力意苦己服食，以瘥为限，则无不愈也。又大须慎口味，重者瘥后百日，次者一月日。所以常哀骄恣者不能自慎，兴言于此，以为至慨矣。古今痢方千万首，不可具载，此中但撮其效者七八而已。虽然，弘之在人也。何则？陟厘丸、乌梅丸、松皮散等，暴痢服之，何有不瘥？其温脾汤、建脾丸_{方出下冷痢篇}，久下得之，焉能不愈？大凡痢有四种，谓冷热疳蛊。冷则白；热则赤；疳则赤白相杂，无复节度，多睡眼涩；蛊则纯痢瘀血。热则多益黄连，去其干姜；冷则加以热药；疳则以药吹灌下部；蛊毒则以蛊法治之。药既主对相当，痢者复自勉励服饵，焉有不愈者也？

凡服止痢药，初服皆剧，愚人不解，即止其药不服，此特不可。但使药与病源的相主对，虽剧但服，不过再三服，渐渐自知。惟非其主对者，本勿服也。

凡痢病，通忌生冷醋滑猪鸡鱼油乳酪酥干脯酱粉咸。所食诸

食,皆须大熟烂为佳。亦不得伤饱。此将息之大经也。若将息失
所,圣人不救也。

下利,脉滑而数,有宿食,当下之;

下利,脉迟而滑者,实也,利为未止,急下之;

下利,脉反滑,当有所去,下乃愈;

下利,不欲食者,有宿食,当下之;

下利而腹痛满,为寒实,当下之;

下利,腹中坚者,当下之;

下利而谵语者,腹内有燥屎,宜下之;

下利,二部皆平—作浮,按其心下坚者,急下之;

下利已瘥,至其年月日时复发者,此为下不尽,更下之,愈;风
寒重者,不可下,下之后,心下坚痛,脉迟—作浮,此为寒,但当温之,
脉沉紧,下之亦然,脉大浮弦,下之当已;下利,脉浮大,此为虚,以
强温之故也,设脉浮革者,因尔肠鸣,当温之;

下利,脉迟紧,为痛未欲止,当温之,得冷者满而便肠垢;

下痢,身躯疼痛,急救里,诸温之属,可与理中四逆附子汤热药
急投之美;

下利,大孔痛者,当温暖之;

下利,腹胀满,身体疼痛者,先温其里,乃攻其表;

下利清谷,不可攻其表,汗出必胀满;

下利气者,当利其小便;

下利,脉反浮数,尺中自涩,其人必清脓血;

下利,脉数而渴者,今自愈,设不瘥,必清脓血,有热故也;

下利,脉沉弦者,下重,其脉大者为未止,脉微弱数者为欲自

止,虽发热不死;

下利,脉沉而迟,其人面少赤,身有微热,下利清谷,必郁冒汗出而解,病人必微厥。所以然者,面戴阳,下虚故也;

下利,有微热而渴,脉弱者,令自愈;

下利,脉数,有微热汗出,令自愈,设脉紧为未解;

下利,脉反弦,发热身汗者,自愈;

下利,脉大浮弦,下当已;

下利,舌黄燥而不渴,胸中实,下不止者,死;

下利后脉绝,手足厥冷,晬时脉还,手足温者生,不还不温者死;生死之决,此之谓也。

下利,手足厥冷,无脉者,灸之不温,若脉不还反微喘者,死。少阴负趺阳者为顺。

凡六腑气绝于外者,手足寒,上气脚缩;五脏气绝于内者,下不自禁,下甚者手足不仁也。细寻取之,万不失一,下病体略,例如此耳。

《素问》曰:春伤于风,夏为脓血。凡下,多滞下也。夏伤于风,秋必洞泄。秋多下水也,患是冷也。夫积冷积热,及水谷实而下者,以大黄汤下之,强人勿过两剂,皆消息五六日,更进一剂。其补涩汤不效者,三两日可进一剂。

陟厘丸 治百病下利,及伤寒身热,头痛目赤,四肢烦疼不解,协热下利,或医已吐下之,腹内虚烦,欲得冷饮,饮不能消,腹中急痛,温食则吐,乍热乍冷,状如温疟,或小便不利,气满呕逆,下痢不止方。

水中陟厘五两　紫石英三两　汉中木防己六两　厚朴一两　陇西当归四两　黄连二两　上好豉三升　三岁醇苦酒五升

上八味皆取真新者，以苦酒二升渍防己极令润，出之，留苦酒置，以利刀切防己，厚令一分，使厚薄悉等，以板瓦覆着炭火上，以厚纸藉瓦上，布成，切防己着纸上讫，从头依次反，周而复始，令色槁燥，复渍向余苦酒中，更出，着瓦上熬之，如此尽苦酒止，勿令火猛，徐徐熬令极燥，各捣下筛毕，都合捣千杵，以余三升苦酒渍豉一宿，明旦以瓦盆盛之，以一盆覆之，蒸五升土下，须土气通流，熟，出之，于盆中研豉，以新布绞取浓汁如枣膏法，以和药捣三千杵，顿为丸，皆如水中鸡头子大，分着数囊中，悬令阴干取燥，乃更盛着，亟以蜡密封其际，勿令见风尘。此药以三丸为二剂，平旦以井花水服一剂，昼服一剂，暮服一剂，皆以水服之。初服宁少食，当铺食水飧。欲服药，若食饮消，腹中调和者，日可一服。若已瘥者，二三日可一服，消息以意。若病重药力未行者，但益服之，日可四五剂。或时下不止者，当复更增，令腹中有药力，饮食消，是其效也。新服药未安调，当水飧助药力，心中了然，服后可作羹臛，但当冷食之耳。若有时不喜冷食者，正是药力尽耳，复益服药，至一宿许则复欲进冷也。若欲不复药者，但稍温食，药力自尽矣。服药不必强多饮水也，自随体调耳。久下虚，服之如法。禁热食生鱼猪肉蒜生菜酒，缘酒发药力，令病者烦热也，又禁辛物及诸肥腻难消物，皆勿食也。若有风病，加防风一两；人虚羸，可加石斛一两；若宿有下痢，肠胃损弱者，可加太一余粮二两半，取石中黄软香者；若妇人产后疾，加石硫黄一两；小便黄赤不利，加蒲黄一两。依方消息之，无不得效也。《胡洽》云：旧有五石，赤石脂、白石英、钟乳、矾石并禹余粮各四两，常以二月合之。

下痢，热，诸治不瘥方。

乌梅—升 黄莲—升，金色者

上二味为末，蜜和，服如梧子二十丸，日三夜二，神妙。

治积久二三十年常下痢，神方。

赤松皮去上苍皮，切一斗为散，面粥和一升服之，日三服，瘥，不过服一斗，永瘥。三十年痢服之，百日瘥。

苦参橘皮丸 治热毒痢方。

苦参 橘皮 独活 阿胶 蓝青 黄连 鬼臼—作鬼箭羽 黄柏 甘草

上九味等分，为末，以蜜烊胶和，并手丸之如梧子，候干，饮服十丸，日三，后稍加。卒下注痢者大良。

治诸热毒下黄汁，赤如烂血，滞如鱼脑，腹痛壮热方。

黄柏 黄芩 升麻 石榴皮各六分 艾叶二分 白头翁 寄生 当归 牡蛎 犀角 甘草各一两 黄连二两

上十二味㕮咀，以水六升煮取三升，分三服。

龙骨丸 主下血痢腹痛方。

龙骨 龙胆 羚羊角 当归 附子 干姜 黄连各三十铢 赤石脂 矾石各一两半 犀角 甘草 熟艾各十八铢

上十二味为末，蜜和丸，如小豆先食服十五丸，日三，加至二十丸。

又方 牛角䚡 当归 龙骨 干姜 熟艾各三两 附子 黄柏 赤石脂 芎䓖 阿胶 厚朴 甘草 橘皮 石榴皮 芍药各二两 大枣二十枚 黄连五合 升麻一两半 蜀椒一两

上十九味㕮咀，以水一斗三升煮取四升，去滓，内牛角腮末、阿胶消，以绵绞去滓，分七服，日四夜三。《千金翼》无橘皮。

治血痢方。

蒲黄三合　干地黄　桑耳　甘草　芒硝　茯苓　人参　柏叶
阿胶　艾叶　生姜各二两　禹余粮　黄连各一两　赤石脂五分

上十四味㕮咀,以水一斗煮取四升,分五服温,神效。

治下杂血方。

干蓝　犀角　地榆各一两　蜜二合

上四味㕮咀,以水五升煮取一升半,去滓下蜜,煎取五合,分三服。此治热毒蛊妙。

治热毒下黑血,五内绞切痛,日夜百行,气绝欲死方。

黄连一升　龙骨　白术各二两　阿胶　干姜　当归　赤石脂各
三两　附子一两

上八味㕮咀,以水一斗煮取五升,分五服。余以正观三年七月十二日忽得此热毒痢,至十五日命将欲绝,处此方药,入口即定。

治下血,日夜七八十行方。

黄连　黄柏各四两

上二味㕮咀,淳醋三升煮取一升半,分再服。

白头翁汤　治赤滞下血,连月不瘥方。

白头翁　厚朴　阿胶　黄连　秦皮　附子　黄柏　茯苓　芍
药各二两　干姜　当归　赤石脂　甘草　龙骨各三两　大枣三十枚
粳米一升

上十六味㕮咀,以水一斗二升先煮米令熟,出米内药,煮取三升,分四服。

治下赤连年方。

地榆　鼠尾草各一升

上二味㕮咀，以水二升煮取一升，分二服。如不止，取屋尘水渍，去滓，一升分二服。《古今录验》方云：服屋尘汁一小杯。

又方　秦皮如无，用檞皮代之　鼠尾草　蔷薇根

上三味等分，㕮咀，以水淹煎，去滓，铜器重釜煎，成丸如梧子大，服五六丸，日三，稍增，瘥止。亦可浓汁服半升。

治大热毒纯血痢，不可瘥者方。

黄连六两㕮咀，以水七升煮取二升半，夜露着星月下，旦起空腹顿服之，卧将息，即止。不瘥，加黄芩二两，更作服之。仍不瘥者，以疳痢法治之。

治热痢水谷方。

黄连　阿胶各三两　黄柏一两　乌梅四十枚　栀子三十枚

上五味㕮咀，以水五升煮取二升半，分三服。亦治蛊，神良。

治下痢，绞痛肠滑，不可瘥方。

黄连六两　阿胶　鼠尾草　当归　干姜各三两

上五味㕮咀，若大冷白多，以清酒一斗煮取三升，分三服。若热及不痛者，去干姜当归，以水煮之。

茯苓汤　治困下空竭欲死，滞下脓血，日数十行，羸笃垂死，老少并宜服方。

茯苓　黄柏　黄连　龙骨　人参　干姜　黄芩　桂心　芍药
当归　栀子仁　甘草各半两　赤石脂一两　大枣十二枚

上十四味㕮咀，以水五升煮取二升，分再服。不瘥. 满三剂。此方主风虚冷痢最佳。

治冷热不调，或水或脓，或五色血者方。

醋石榴五枚，合壳子捣，绞取二升汁，服五合，瘥止。

温脾汤　治下久赤白,连年不止,及霍乱,脾胃冷实不消方。

大黄四两　人参　甘草　干姜各二两　附子一枚,大者

上五味㕮咀,以水八升煮取二升半,分三服。临熟下大黄,与后温脾汤小异。须大转泻者当用此方,神效。

黄连汤　治赤白痢方。

黄连　黄柏　干姜　石榴皮　阿胶各三两　当归　甘草一两

上七味㕮咀,以水七升煮取三升,分三服。

女萎丸　治热病时气,下赤白痢,遂成䘌方。

女萎　藜芦各三分　乌头　桂心各四分　黄连　云实各二分

代赭一分

上七味为末,蜜丸,如梧子大,服二丸。大下痢,宿勿食,清旦以冷水服之,勿饮食,至日中过后乃饮食。若得药力,明旦更服如前,亦可长服。虚羸,昼夜百行脓血,亦瘥。

圣汤　治下赤白痢,大孔虫生,悉皆瘥方。

鼠尾草二两　豉一升　栀子仁　生姜各六两　桃皮一握

上五味㕮咀,以水七升煮取二升半,分三服。一本单用桃皮,以酒煮服之。

治赤白滞下方。

清酒五合　成煎猪膏三合

上二味,缓火煎十沸,适寒温顿服之,取瘥止。

又方　酒四升煮钱四十文,取二升,分二服。

又方　乱发鸡子大烧末,水服,不过三服。

灸法

泄痢,食不消,不作肌肤,灸脾腧,随年壮。

泄注五痢,便脓血,重下腹痛,灸小肠腧百壮。

泄痢久下,失气劳冷,灸下腰百壮,三报。穴在八魁正中央脊骨上,灸数多尤佳,三宗骨是,忌针。

泄痢不禁,小腹绞痛灸丹田百壮,三报。穴在脐下二寸,针入五分。

泄痢,不嗜食,虽食不消,灸长谷五十壮,三报。穴在侠脐相去五寸。一名循际。

泄痢,赤白漏,灸足太阴五十壮,三报。

久泄痢,百治不瘥,灸足阳明下一寸高骨上陷中去大指岐寸,随年壮。

又　屈下量,正当两胯脊上点讫,下量一寸,点两傍各一寸,复下量一寸,当脊上合三处,一灸三十壮,灸百壮以上,一切痢皆断。亦治湿䘌冷。脊上当胯点处不灸。

又　灸脐中,稍稍二三百壮。

又　灸关元三百壮,十日灸。并治冷痢腹痛。在脐下三寸。

赤白下,灸穷骨,以灸数多为佳。

卷之五十　脾脏方

冷痢第八论一首　方三十二首

论曰:旧治痢,于贵胜用建脾丸多效。今治积久冷痢,先以温脾汤下讫,后以建脾丸补之,未有不效者。贫家难以克办,亦无可将息也。

温脾汤　治积久冷热赤白痢者方。

大黄　桂心各三两　附子　干姜　人参各二两

上五味㕮咀,以水七升煮取二升半,分三服与前温脾汤小异。

建脾丸　治虚劳羸瘦,身体重,脾胃冷,饮食不消,雷鸣腹胀,泄痢不止方。

钟乳粉三两　赤石脂　好曲　大麦蘖　当归　黄连　人参细辛　龙骨　干姜　茯苓　石斛　桂心各三两　附子一两　蜀椒六两

上十五味为末,白蜜丸如梧子,酒服十丸,日三,加至三十丸。弱者饮服。此方通治男女《集验》无细辛、龙骨。

增损建脾丸　治丈夫虚劳,五脏六腑伤败受冷,初作滞下,久则变五色,赤黑如烂肠,极臭秽者方。

钟乳粉　赤石脂三两　礜石一用矾石　干姜　苁蓉　桂心　石斛　五味子　泽泻　远志　寄生　柏子仁　人参　白头翁　天雄当归　石榴皮　牡蛎　龙骨　甘草各二两

上二十味为末,蜜丸,酒服二十丸,日三,加至四十丸。此二方止痢神验。

驻车丸 治大冷洞痢肠滑,下赤白如鱼脑,日夜无节度,腹痛不可堪忍者方。

黄连六两 干姜二两 当归 阿胶各三两

上四味为末,以大醋八合烊胶和之,并手丸如大豆许,候干,大人饮服三十丸,小儿百日以还三丸,期年者五丸,余以意加减,日三服。

大桃花汤 治冷白滞痢,腹痛方。

赤石脂 干姜 当归 龙骨各三两 牡蛎三两 附子二两 白术一升 人参一两半 甘草 芍药各一两

上十味㕮咀,以水一斗二升煮,末取九升,内诸药煮取三升,分三服。脓者,加厚朴三两;呕者,加橘皮三两。

又方 龙骨六两 厚朴 当归各三两 赤石脂五两

上四味㕮咀,以水七升煮取二升半,分三服。热,加白头翁二两半,牡蛎三两。

桃花丸 治下冷,脐下搅痛方。

干姜 赤石脂各十两

上二味,蜜丸如豌豆,服十丸,日三服,加至二十丸。

仓米汤 治小腹冷气积聚,结成冷痢,日夜三四十行方。

仓粳米半升,净淘干漉 薤白一握,去青细切 羊脂一升,熬 香豉三升,以水一斗煎取五升,澄清

上四味,先以羊脂煎薤白令黄,并米内豉汁中,煎取四升,旦空腹温服一升,如行十里更进一升,得快利止。若利不止,更服如前。利后进粳米粥豉。若复作,更服一剂,永瘥。

附子汤　治暴下积日不住及久痢方。

附子一枚　石榴皮一具　阿胶二两　龙骨　甘草　芍药　干姜
黄连各一两　黄芩半两　粳米三合

上十味咬咀，以水八升煮取三升，分三服。

治卒下痢，汤方。

黄连五两　生姜一斤

上二味咬咀，以水五升煮取一升，顿服。未止，更合服，必效。

治久冷痢下纯白者，由积卧冷处，经久病发，遂令脾胃俱冷，日夜五六十行，大小腹痛不可忍，凡白痢属冷，赤痢属热方。

好曲末五升，微熬令香，温清醇酒令热，和曲末一升，空顿服之，日三服。若至食时，捣蒜一升令至熟，下姜椒末，调和如常食之法，惟须稠，勿加盐，以水和曲二升，作馎饦，极烂煮之，干漉，热内蒜齑臼中相和，一顿食之，少与余食。至饥时，仍准前食曲末酒，比至瘥来，少食余食。以此法治，不过两日，无有不瘥。

治久冷，或痢不痢间，但腰腹患苦冷方。

上等新蜀椒三升，用醋宿渍之，以曲三升和椒一升，紧拌煮作粥，空腹顿服之，加葱、豉、盐，任性调和。不瘥更作，以瘥为限，不过三升椒，即愈。此不但治冷，大治诸虚损冷极，有所益，久当自知耳。

马蔺子丸　治积冷痢下白脓方。

马蔺子一升，熟熬　附子二两　干姜　甘草各二两半　神曲　麦蘖　阿胶各五两　黄连三两　蜀椒五合

上九味为末，蜜丸如梧子，服二十丸，日二，以知为度。或作散酒调服方寸匕，亦佳。

厚朴汤　治三十年久痢不止方。

厚朴　干姜　阿胶各二两　黄连五两　石榴皮　艾叶各三两

上六味㕮咀，以水七升煮取二升，分再服。

四续丸　治三十年注痢，骨立痿黄，肠滑不瘥方一名蜡煎丸。

云实五合，熬香　龙骨三两　附子　女萎各二两　白术二两半

上五味为末，以蜡煎烊，以丸药如梧子大，服五丸，日三，不过五六服，瘥。

椒艾丸　治三十年下痢，所食之物皆不消化，或青或黄，四肢沉重，起即眩倒，骨肉消尽，两足逆冷，腹中热，苦筋转，起止须扶，阴冷无子方。

蜀椒三百　乌梅二百枚　熟艾一升　干姜三两　赤石脂二两

上五味，椒姜艾下筛，梅着一斗米下，蒸令熟饭，去核，内姜、椒末，合捣三千杵，蜜和，丸如梧子，服十丸，日三服。不瘥，加至二十丸，加黄连一升。

下痢丸　治数十年痢，下气消谷，令人能食，夏月长将服之不霍乱方。

大麦蘖　法曲一升　乌梅三升半　附子　干姜　黄连　黄柏桂心各三两　蜀椒半两　吴茱萸四两

上十味为末，蜜和丸，如梧子大食后服十丸，日三，加至二十丸，三食三服，亦可至四十丸。

麦蘖丸　治数十年下痢不止，消谷下气，补虚羸方。

大麦蘖　好曲各一升　附子　当归　桂心各二两　吴茱萸四两蜀椒一两　黄连　乌梅肉　干姜各四两

上十味为末，蜜丸如梧子，食后服二十丸，日三。

乌梅丸　治久痢，诸药不瘥数十年者，消谷下气补虚方。

乌梅肉　黄连　干姜　吴茱萸各四两　桂心二两　当归三两

蜀椒一两半

上七味为末，蜜丸如梧子，食后服十丸，日三。

又方　治冷痢久下方。

乌梅二百枚　干姜　黄连各十两　当归　蜀椒各四两　细辛

附子　桂心　人参　黄柏各六两，一方用麦蘖

上十味为末，以苦酒渍乌梅一宿，去核，蒸五升米下，别捣如泥，盘中搅令相得，蜜和，捣二千杵，丸如梧子食前服十丸，日三服，稍增至二十丸。

七味散　治痢下久不瘥，神验方。

黄连八分　龙骨　赤石脂　厚朴　乌梅肉各二分　甘草一分

阿胶三分

上治下筛，浆水服二方寸匕，日二，小儿一钱匕。

猪肝丸　治下痢肠滑，饮食及服药俱完出者方。

猪肝一斤，熬干　黄连　乌梅肉　阿胶各二两　胡粉七棋子

上五味为末，蜜丸如梧子，酒服二十丸，日三。亦可散服方寸匕。

羊脂煎　大治诸久痢不瘥方。

羊脂一棋子　白蜡两棋子　黄连末，一升　醋七合，煎取稠　蜜七合，煎取五合　乌梅肉二两　乱发灰汁，洗去垢腻，烧末一升

上七味合内铜器中，汤上煎之，搅可丸，饮服如梧子大三十丸，日三。棋子大小如方寸匕。

又方　羊脂　阿胶　蜡各二两　黍米二升

上四味合煮作粥，一服令尽，即瘥。

治大下后腹中空竭，胸中虚满，不下食方。

芍药　甘草　半夏各一两　厚朴　当归　桂心各三两　生姜五两

上七味,以水八升煮取三升,分三服,服三剂最佳。

治下痢,心胸满不快,腹中雷鸣,或呕吐方。

黄连五两　橘皮　甘草各二两　龙骨　生姜　半夏各三两　人参一两　大枣十五枚

上八味㕮咀,以水一斗,先煮大沸乃内药,煮取三升,分四服。并妊娠良。

断痢汤　治心胸下伏水方。

半夏一升　生姜五两　茯苓　甘草　龙骨各二两　附子一两　人参　黄连各三两　大枣十二枚

上九味㕮咀,以水八升煮取三升,分三服。

香苏汤　治下后烦气暴上方。

生苏一把,冬用苏子三两　香豉五两

上二味,以水五升煮取二升,顿服之。

泻心汤　治卒大下痢热,唇干口燥,呕逆引饮方。

人参　甘草　黄芩　栝楼根　橘皮各一两　黄连二两　半夏三两　干姜一两半

上八味㕮咀,以水六升煮取二升,分三服。《胡洽》云:治老小利,水谷不化,腹中雷鸣,心下痞满,干呕不安,无橘皮、栝蒌。若寒,加附子一枚;渴,加栝蒌一两;呕,加橘皮一两;痛,加当归一两。仲景用大枣十三枚。

治夏月暴冷,忽壮热泄痢,引饮热汤断,变通身浮肿,或冷下结,脉沉细小数方。

泽泻一两半　吴茱萸　茯苓　白术　当归　桔梗　犀角　青

木香　海藻　芍药　大黄各二两

上十一味㕮咀,以水九升煮取三升,分三服。下后消息五六日许,可与女曲散。

女曲散　治利后虚肿水肿者,服此药小便利得止,肿亦消。

女曲一升　干姜　细辛　椒目　附子　桂心各一两

上六味治下筛,酒服方寸匕,不知,加至二三匕,日三。产后虚满者大良。

治卒暴冷下,下部疼闷方。

烧砖令热,大醋沃之,三重布覆,坐上,即瘥。

卷之五十一　脾脏方

疳湿痢第九论二首　方十首

论曰：凡疳湿之病，皆由暑月多食肥浓油腻，取冷眠睡之所得也。《礼》云：君子盛暑之月薄滋味，无食肥浓煮饼。此时以不利人也，养生者宜深戒之，不尔多患疳湿痢耳。

凡所患处，或着口龈咽喉下部。疳与月蚀并不痛，令人不觉。其治用五月五日虾蟆，角蒿，救月木，寒食泔淀，但得一事单用之，烧作灰，和腊月猪脂，傅之，逐手便瘥。极须慎口味耳。

凡疳在，慎盐酱醋酥油枣等，一切皆忌，惟白饭豉苜蓿苦苣芜青不在禁限。

凡吹药入下部，没中指许深，即止。

治疳湿下黑，医不能治，垂死者方。

髑髅灰　熏黄　朱砂　青黛　石盐　丁香　麝香　矾石　栀子　莨菪子　铁衣　干姜　破故靴底灰　细辛　干虾蟆五月五日　土瓜根　芥子　蜀椒　葶苈　菖蒲各等分

上二十味治下筛，以竹筒吹杏仁大着大孔中，所有患疳疮上悉傅之。其丁香、麝香别研捣，着药中合之。一方有寒石泔淀救月木楸叶，为二十三味。若大者，用灌方如下：

麝香　丁香　甘草　犀角各二分

上四味治下筛，合和，以盐三合，蜀椒三合，豉二合，以水二升煮取一升,去滓,内四味散合和,分作二分,灌大孔,旦一灌,酉一灌之。凡久下一月不瘥成痔候,大孔必宽者,是以此主之。

八物茜根汤　凡下血者,是蛊也,以此主之方见蛊篇中。

治痔湿,久下痢赤白,百疗不瘥者方。

兔头骨　蛇头　薜荔子　故绯并灰　葶苈子　狸骨一作狐骨　蛞蝓　百草五月五日收者　倒挂草　青黛　晚蚕蛾　青矾　丁香　蝎虫屎　床中桄木　麝香　苦参　黄柏　干姜　角蒿　朱砂印色　盐　救月木　桂心　铁衣　芒硝　虾蟆　黄矾　荏子各等分

上二十九味治下筛,以筒子内下部吹着,日一二度,妙方。

治痔湿,不能食,身重,心热脚冷,百节痛疼方。

黄芩　芍药　苦参　甘草　当归　蜀椒　甘松一作泔淀　青黛　熏黄　豉各二两　东引桃根　葱白各一握　盐一合　麝香半两　猪胆二枚

上十五味㕮咀,以水一斗八升煮取四升,分为二分,一度灌一分,汤如人体,然后着麝香、猪胆一枚,即灌,灌了,作葱豉粥食之,后日更将一分如前灌之。七日忌生冷毒物等,但是油腻酱乳醋,三十日忌之,大佳。

治痔蚀人诸处,但是赤血痢久不瘥,立着即瘥,秘方。

干虾蟆五月五日收者一枚,作灰末　人屎灰一作发灰　金银土埚各五两　麝香一分　银末小豆许

上五味治下筛,傅疮上,即瘥。三七日忌如前。痢者吹下部。

治痔痢不止方。

苦参　甘草　熏黄各二两　豉一升半　葱白五茎　蜀椒三十粒

上六味,以苦参等三物各捣下筛,以水五升煮葱白、豉、椒,取

三升,以三指撮苦参末等,各一撮内汁中,冷暖如人体,先饮少许豉
汁,食一口饭,乃侧卧徐徐灌之。讫,多时卧,不出为佳,大急,乃出
之于净地,当有痔湿虫如白马尾状,头黑,是其效也。其重者肛大
难瘥,当取桃枝绵裹头,用前件汁适寒温烙之,须近脊,一上三十度
烙之乃瘥,神验。

又方 崔氏云:晋代之地多生痔,蚀人五藏,通见脊骨,下脓
血,手足烦疼,四肢无力,夜卧烦躁不安,面失血色,肩髀疼,面及手
足有浮气,或下血乃死,治之之方。

雄黄 青葙各二两 苦参三两 矾石 雌黄 铁衣 藜芦各一
两 麝香二分,别研

上八味治下筛,以竹管内大孔中酸枣许,吹内下部中,日一,不
过三度。小儿以大豆许。此方极救死。

又方 大麻子 胡麻各一升半

上二物并熬令黄,以三升瓦瓶泥表上,厚一寸,待泥干,内大麻
等令满,以四五枚苇管插口中,密泥之,掘地作灶,倒立灶口,底着
瓦器承之,密填灶孔中,地平聚炭,瓶四面着墼垒之,日没放火烧,
至明旦开取,适寒温,灌痔湿者下部中一合,寻觉咽中有药气者为
佳。亦不得过多,多则伤人。隔日灌,重者再三灌之,从旦灌,至夕
极觉体中乏力,勿怪也。非但治痔湿,凡百异同疮疥癣,并洗涂之。

论曰:凡日月蚀时,忌食饮,腹中生蜃虫,及房室生子不具足,必
患月蚀疮。亦不得与儿乳。日月生后乃不忌。令人口臭,齿龈宣露,
常有血出,舌上生疮者,皆由犯此所致耳。日月蚀时须救,不救,出行
逢暴雨。其救月杖须收取,治蜃之神药,预备患此者施之救疗。

治月蚀恶疮,息肉方。

硫黄　茴茹　斑蝥各等分

上三味治下筛，傅疮上，干者以猪脂和傅之，日三夜一。

又方　地榆根　蔷薇根　吴茱萸根

上三味各三两治下筛，以盐汤洗疮，傅之，日三。

小儿痢第十

温中汤　治小儿夏月积冷，洗浴过度，及乳母亦将冷洗浴，以冷乳饮儿，儿壮热，忽值暴雨，凉加之，儿下如水，胃虚弱，则面青肉冷，眼陷干呕者，宜先与此调其胃气，下即止方。

干姜　厚朴各一分　当归　桂心　甘草各三分　人参　茯苓　白术　桔梗各二分

上九味㕮咀，以水二升煮取九合，六十日至百日儿一服二合半，余皆随儿大小。

温中大黄汤　治小儿暴冷，水谷下，或乳冷，下青结不消，或冷实吐下，干呕烦闷，及冷滞赤白下者良。若已服诸利汤去实，胃中虚冷，下如水，干呕眼陷，烦扰，不宜利者，可除大黄；若中乳，乳母洗浴，水气未消饮儿，遂为霍乱者，但用大黄。小儿诸霍乱，宜利者便用大黄，不须利，宜温和者除之方。

大黄六分　桂心　厚朴　甘草　干姜各一分　人参　茯苓　白术各二分　当归各二分　桔梗三分

上十味，以水二升半煮取八合，凡儿三十日至六十日一服二合，七十日至百日一服二合半，二百日已来一服三合。

黄柏汤　治小儿夏月伤暴寒，寒折大热，热入胃，下赤白滞如鱼脑，壮热头痛，身热，手足烦，此太阳之气外伤寒，使热气便入胃，服此方良。若误以利药下之,或以温脾汤下之,则热剧,以利药下之,便数去赤汁如烂肉者;或下之不瘥,宜以涩热药断之,下既不止,倍增壮热者,服之即效;或是温病热盛,复遇暴寒折之,热入腹中,下血如鱼脑者,服之良方。

黄柏　黄连　升麻　当归　白头翁一作白薇　牡蛎　石榴皮　黄芩　寄生　甘草各二分　犀角　艾叶各一分

上十二味㕮咀,以水三升煮取一升二合,百日儿至二百日一服三合半。

治中结肠丸　断冷滞下赤白青色如鱼脑,脱肛出,积日腹痛,经时不断者方。

赤石脂五分　吴茱萸三分　干姜　附子　当归　厚朴　白术　木兰皮　白头翁　黄连　石榴皮　黄柏各二分

上十二味为末,蜜丸如大豆,二岁已服五丸,三岁已上服十丸,十岁已上二十丸。暴下者,服少许便瘥;积下者尽一剂,更合。

栀子丸　治少小热痢不止方。

栀子七枚　大枣四枚,炙黑　黄柏三分　黄连五分　矾石四分

上五味为末,蜜丸如小豆大,服五丸,日三夜二服。不知,稍加至十丸。

藜芦丸　治少小泄清痢方。

藜芦二分　黄连三分　附子一分

上三味为末,蜜丸如麻子大,以粥饮服二丸,立验。

四物粱米汤　治少小泄注方。

粱米　稻米　黍米各二升　蜡如弹丸大

上四味,以水五升东向灶煮粱米三沸,去滓,复以汁煮稻米三

沸,去滓,复以汁煮黍米三沸,去滓,以蜡内汁中,和之蜡消,取以饮之。数试有验。

龙骨汤　治少小壮热,渴引饮,下痢方。

龙骨　甘草　大黄　赤石脂　栝楼根　石膏　寒水石　桂心_{各二两}

上八味治下筛,以酒水各五合煮散二合二沸,去滓,量儿大小服之。

大黄汤　治少小下痢,若热不食,伤饱不乳方。

大黄　甘草　麦门冬_{各一两}

上三味㕮咀,以水二升煮取一升,二三岁儿分三四服。

生金牛黄汤　治小儿积下不止,因发痫方。

生金_{三铢}　_{一方用六铢。无生金,用熟金亦得。法应作屑,今方尽成器者}　牛黄_{三铢}　麻黄_{二分}　黄连　干姜　人参　甘草_{各一分}　细辛_{半分}

上八味㕮咀,以水一升六合煮取八合,去滓,临服研牛黄以煮汤中。嫌儿热者,用生姜代干姜。今世乏生金,但用成器金亦善,二三两皆得用之。

泽漆茱萸汤　治小儿夏月暴寒,寒入胃则暴下如水,四肢被寒所折则壮热,经日不除,经月许日变通身虚满腹痛,其脉微细,服此汤一剂,得数渐渐安,神方。

泽漆　青木香　海藻_{各二分}　吴茱萸　茯苓　白术　桔梗　芍药　当归_{三分}　大黄_{一分}

上十味㕮咀,以水四升煮取一升半,二百日至一岁儿一服二合半,一岁已上至二岁一服四合。

枳实散 治少小久痢淋漓,水谷不调,形羸不堪大汤药者,宜此方。

枳实二两,治下筛,三岁已上饮服方寸匕,若儿小以意斟酌,日三服。

治少小洞注下痢方。

蒺藜子二升,捣汁温服,以瘥为度。

又方 取木瓜汁饮之。

又方 酸石榴烧灰,末,服半钱匕,日三。

又方 炒仓米,末,饮服。

又方 狗头骨烧灰,水和服之。

又方 羊骨灰 鹿骨灰

上二味,并水和服之。随得一事即用之。

又方 炒豉令焦,水淋汁服之,神验。冷则酒淋服。

又方 五月五日百草末,吹下部。

治小儿赤白滞下方。

薤白一把 豉一升

上二味,以水三升煮取二升,分三服。

又方 柏叶 麻子末各一升

上二味,以水五升煮取三沸,百日儿每服三合。

又方 捣榴汁,服之。

又方 牛角䚡灰,水和服三方寸匕,佳。

又方 烧蜂房灰,水和服之。

又方 乱发灰 鹿角灰

上二味等分,三岁儿以水和服三钱匕,日三。

治小儿赤白痢方。

白襄荷根汁　生地黄汁各五合

上二味,微火上煎一沸,服之。

单方治同前　服生地黄汁一合。

又方　五月五日虾蟆灰,饮服半钱匕。

治小儿热痢方。

煮木瓜叶,饮之。

治小儿冷痢方。

蓼菜捣汁,量大小与之。一方作芥菜。

又方　捣蒜,傅两足下。

治小儿暴痢方。

小鲫鱼一头烧灰,服之。亦治大人。

又方　烧鲤鱼骨,末,服之。一方作龙骨。

又方　赤小豆末,酒和,涂足下,日三度。油和亦得。

治小儿蛊毒痢方。

蓝青汁一升二合,分为四服。

治小儿渴痢方。

捣冬瓜汁,饮之。

卷之五十二　胃腑方

胃腑脉论第一

论曰:胃腑者,主脾也,口唇者是其候也,脾合气于胃。胃者,水谷之腑也,号仓库守内啬吏。重二斤十四两,迂曲屈伸,长一尺六寸,大一尺五寸,径五寸,受水谷三斗五升,其中当留谷二斗,水一斗五升。广胲大颈张胸,五谷乃容而满。上焦泄气,出其精微,剽悍滑疾,下焦下溉,泄诸小肠,此肠胃所受水谷之数也。平人则不然,胃满则肠虚,肠满则胃虚,更满更虚,气得上下,五脏安定,血脉和利,精神乃居。故神者,水谷精气也。五藏不足,调于胃。故肠胃之中,当留谷二斗四升,水一斗一升。故人一日再至后《甲乙》作圊,后二升半,一日中五升,七日五七三斗五升,而留水谷尽。故平人不饮不食,七日而死者,水谷精气津液皆尽,故七日而死矣。

右手关上阳绝者,无胃脉也,若吞酸头痛,胃中有冷,刺足大阴治阴,在足大指本节后一寸。

右手关上阳实者,胃实也,若肠中伏伏一作愊愊,不思食,得食不能消,刺足阳明治阳,在足上动脉。脉浮而芤,浮则为阳,芤则为阴,浮芤相搏,胃气生热,其阳则绝。

跌阳脉浮大者,此胃家微虚烦,圊必日再行,动作头痛,重热气朝者,属胃。

胃脉搏坚而长,其色赤,当病折髀,其耎而散者,当病食痹髀痛。病先发于胃,胀满。五日之肾,少腹腰脊痛,胫酸,三日之膀胱,背膂筋痛,小便闭,五日上之心脾,心痛,闭塞不通,身痛体重《灵枢》云:上之心。三日不已,死,冬夜半后,夏日映。

胃病者,腹䐜胀,胃脘当心而痛,上支两胁,膈咽不通,饮食不下,下取三里。

饮食不下,膈塞不通,邪在胃脘,在上脘则抑而刺之,在下脘则散而去之。

胃胀者,腹满,胃脘痛,鼻闻焦臭,妨于食,大便难。

胃疟,令人旦病也,善饥而不能食,食而支满腹大,刺足阳明太阴横脉出血。

胃中有癖,食冷物者痛不能食,食热则能食。脾前受病,移于胃。脾咳不已,呕吐长虫。

厥气客于胃,则梦饮食。

诊得胃脉,病形何如？曰:胃脉实则胀,虚则泄。脾应肉腘,肉腘坚大者胃厚,肉腘磨者胃薄,肉腘小而磨者胃不坚,肉腘不称其身者胃下,胃下者脘约,肉腘不坚者胃缓,肉腘无小果累标紧者胃急,肉腘多小果累者胃结,胃结者胃上脘约不利。

扁鹊云:足太阴与阳明为表里。脾胃若病实则伤热,热则引水浆,常渴;虚则伤寒,寒则苦饥,常痛。发于风水,其根在胃,先从四肢起,腹满大,通身肿,方在治水篇中。

胃绝不治,五日死,何以知之？舌肿溺血,大便赤泄。

足阳明之脉起于鼻,交頞中,旁约太阳之脉,下循外,上齿中,还出侠口环唇,下交承浆,却循颐后下廉,出大迎,循颊车,上耳前,过客主人,循发际,至额颅。其支者从大迎前下人迎,循喉咙,入缺盆,下膈,属胃络脾。其直者从缺盆下乳内廉,下侠脐,入气冲中。其支者起胃下口,循腹里,下至气街中而合,以下髀关,抵伏兔,下膝,入膑中,下循胻外廉,下足跗,入中指内间。其支者下膝三寸而别,以下入中指外间。其支者别跗上,入大指间,出其端也。动则病悽悽振寒,善伸数欠,颜黑,病至恶人与火,闻木音则惕然而惊,心动,欲独闭户牖而处,甚则欲上高而歌,弃衣而走,贲响腹胀,是为骭厥。是主血所生病者,狂疟,温淫汗出,鼽衄口喎,唇紧颈肿,喉痹,大腹水肿,膝膑肿痛,循膺乳气街股伏兔骭外廉足跗上皆痛,中指不用。气盛,则身以前皆热,其有余于胃,则消谷善饥,溺色黄;气不足,则身以前皆寒栗,胃中寒则胀满。盛者则人迎大三倍于寸口,虚者则人迎反小于寸口。

胃虚实第二脉二条　方二首　灸法一首

胃实热

右手关上脉阳实者,足阳明经也,病苦头痛《脉经》作腹中坚痛面热也,汗不出如温疟,唇口干,善哕乳痈,缺盆腋下肿痛,名曰胃实热也。

泻胃热,汤方。

栀子仁　射干　升麻　茯苓各三两　芍药四两　白术五两　赤蜜　生地黄汁各一升

上八味㕮咀,以水七升煮取一升半,去滓,下地黄汁煮两沸,次下蜜煮取三升,分三服,老少以意加减。

胃中热病　灸三里三十壮。穴在膝下三寸。

胃虚冷

右手关上脉阳虚者,足阳明经也,病苦胫寒,不得卧,恶风寒洒洒,目急,腹痛,虚鸣《外台》作耳虚鸣,时寒时热,唇口干,面目浮肿,名曰胃虚冷也。

补胃汤　治少气口苦,身体无泽方。

柏子仁　防风　细辛　桂心　橘皮各二两　芎䓖　吴茱萸　人参各三两　甘草一两

上九味㕮咀,以水一斗煮取三升,分为三服。

人参散　补胃虚寒,身枯绝,诸骨皆痛方。

人参　甘草　细辛各六分　麦门冬　桂心　当归各七分　干姜二两　远志一两　吴茱萸二分　蜀椒三分

上十味治下筛,食后温酒服方寸匕。

喉咙论第三

论曰:喉咙者,脾胃之候也。重十二两,长一尺二寸,广二寸,其层围十二重,应十二时,主通利水谷之道,往来神气。若脏热,喉则肿塞,气不通,乌翣膏止之方在第六卷中;若腑寒,喉则耿耿,如物常欲窒,痒痹涎唾。热则开之,寒则通之,不热不寒,依脏调之方见第六卷中。

反胃第四脉　方　灸法

寸紧尺涩,其人胸满,不能食而吐,吐止者为下之,故不能食。设言未止者,此为胃反,故尺为之微涩。

跌阳脉浮而涩,浮即为虚,涩即伤脾,脾伤即不磨,朝食暮吐,暮食朝吐,宿谷不化,名胃反。跌阳脉紧而涩,其病难治。

治胃虚反食,下喉便吐方。

人参一两　泽泻　甘草　桂心各二两　橘皮　干姜各三两　茯苓四两　大黄六两　青竹茹五两

上九味㕮咀,以水八升煮取三升,一服七合,日三夜一。已利者,去大黄。

治反胃而渴方。

茯苓　泽泻　半夏各四两　桂心　甘草各一两

上五味㕮咀,以水五升煮取二升,分三服。一方入生姜四两。

治胃反吐逆,不消食,吐不止方。

人参　泽泻　桂心各二两　茯苓四两　橘皮　甘草　黄芪各三两　大黄一两半　生姜八两　半夏一升　麦门冬三升

上十一味㕮咀,以水一斗二升煮取三升二合,一服八合,日三夜一,羸人六合。已利,去大黄。

治胃反,朝食暮吐,食讫腹中刺痛,此由久冷方。

橘皮三两　甘草　厚朴　茯苓　桂心　细辛　杏仁　竹皮各一两　槟榔十枚　前胡八两　生姜五两　人参一两

上十二味㕮咀,以水一斗三升煮取三升,分三服。一方有甘皮二两。

又方　橘皮三两　白术　人参各二两　蜀椒一百二十粒　桂心一两　薤白一握

上六味㕮咀,以水二升渍一宿,内羊肚中缝合,以三升水煮,水尽出之,决破去滓,分三服。

治反胃大验方。

前胡　生姜各四两　阿胶一两　大麻仁五合　橘皮三两　桂心三寸　甘草五寸　大枣十枚　吴茱萸四合

上九味㕮咀,以水三升、酒二升煮取一升七合,分二服。

华佗治胃反,胃反为病,朝食暮吐,心下坚如杯升,往来寒热,四逆,不下食,此为关上寒澼所作,将成肺痿,治之之方。

珍珠　雄黄　丹砂各二两　朴硝五两　干姜十累

上五味为末,蜜丸,如梧子先食服三丸。若小烦者,饮水自解。然无所忌,神良无比。一方用桂心一两。

治胃反,食即吐方。

捣粟米作面,水和,作丸如楮子大七枚,烂煮,内醋中,细细吞之,得下便已。面亦得用之。

大半夏汤　治胃反,不受食,食已即呕吐方。

半夏三升　白蜜　白术各一升　人参二两　生姜三两

上五味㕮咀,以水五升和蜜,扬之二三百下,煮取一升半,分三服。

治胃反,食即吐出,上气方。

芦根　茆根各二两,细切

上二味,以水四升煮取二升,顿服之,得下良。

又方　饮白马尿,即止。

又方　烧先死鸡肚胵灰,酒服。男雄女雌。

又方　淘小芥子,曝干,为末,酒服方寸匕,日三。

又方　灸两乳下各一寸,以瘥为度。

又　灸脐上一寸二十壮。

又　灸内踝下三指,稍邪向前有穴,三壮《外台秘要》三指作一指也。

治醋咽方

曲末一斤　地黄三斤

上二味合捣,日干,以酒服三方寸匕,日三。

治噎,醋咽方。

吴茱萸半斤　生姜三两　人参一两　大枣十二枚

上四味㕮咀,以水六升煮取二升,先食服一升,日再。

治中散　食后吐酸水方。

干姜　食茱萸各二两

上二味治下筛,酒服方寸匕,日二。胃冷服之,立验。

呕吐哕逆第五　脉二条　论一首　方二十七首　灸法十五首

夫吐家,脉来形状如新卧起,阳紧阴数,其人食已即吐,阳浮而数,亦为吐。寸口脉紧而芤,紧即为寒,芤即为虚,寒虚相搏,脉为阴结而迟,其人即噎。关上数,其人则吐。趺阳脉微而涩,微即下利,涩即吐逆,谷不得入。趺阳脉浮者,胃气虚,寒气在上,忧气在下,二气并争,但出不入,其人即呕而不能食,恐怖如死,宽缓即瘥。呕而脉弱,小便复利,身有微热,见厥难治。

论曰:凡服汤呕逆不入腹者,先以甘草三两,水三升煮取二升,服之得吐,但服之不吐益佳,消息定,然后服余汤即流利,便不吐也。凡呕者多食生姜,此是呕家圣药。

半夏汤　治逆气,心中烦闷,气满呕吐,气上方一名小茯苓汤。

半夏一升　生姜一斤　茯苓　桂心各五两

上四味㕮咀,以水八升煮取二升半,分三服。若少气,加甘草二两。

前胡汤　治寒热,呕逆少气,心下结聚彭亨,满不得食,寒热,补不足方。

前胡　生姜各三两　甘草　朴硝汤下　大黄别浸,各二两　芍药　茯苓　麦门冬　当归　半夏　滑石　石膏　栝楼根　黄芩　附子　人参

上十六味㕮咀,以水一斗二升煮取六升,分四服。

治呕吐,四肢痹冷,短气腹热,三焦不调方。

前胡　芎䓖　甘草　当归　石膏　人参　桂心　橘皮各二两　芍药三两　半夏四两　生姜五两　大枣三十枚

上十二味㕮咀,以水一斗二升下黄芩三两,合煮取三升,分三服。一方不用黄芩。

小麦汤　治呕吐不止方。

小麦一升　人参　厚朴各四两　甘草一两　青竹茹二两半　生姜汁三合　茯苓三两

上七味㕮咀,以水八升煮取三升,去滓,分三服。

猪苓散　治呕而膈上寒方。

猪苓　茯苓　白术各三两

上三味治下筛,以饮服方寸匕,日三。渴者,多饮水。

犀角人参饮子　治呕逆,胃气虚,邪风热,不下食方,并皆治之。

犀角　人参各二两　薤白五两　粟米一合

上四味㕮咀,以水四升半煮取一升七合,下米煮令米熟,分四服,相去七里久进一服。

治春夏时行伤寒,寒伤于胃,胃冷变哕方。

橘皮　桂心　葛根各二两　白茅根一升

上四味㕮咀,以水六升煮取三升,分三服,数进服,尽更合。有热,去桂。

小半夏加茯苓汤 治诸呕哕,心下坚痞,隔间有水痰,眩悸者方见第十八卷之中。

治呕哕方

人参一两 胡麻仁八合 橘皮一分 枇杷叶八两

上四味㕮咀,以水一斗煮枇杷叶,取五升,下药煮取三升,内麻人,稍饮之。

又方 芦根切三升,以水一斗煮取四升,分作四服。

治气厥呕哕,不得息方。

豉一升 半夏八两 姜二两 人参 前胡 桂心 甘草各一两

上七味㕮咀,以水九升煮取三升,分三服。

又方 大枣十五枚 附子一枚 橘皮二两 豉一升 生姜 甘草各一两

上六味㕮咀,以水九升煎取二升,分三服,日三。

治卒呕哕厥逆方 饮新汲冷水三升,佳。

橘皮汤 治干呕哕,若手足厥冷者方。

橘皮四两 生姜半斤

上二味㕮咀,以水七升煮取三升,分三服。不止,更合服之。

治伤寒后哕,干呕,不下食方。

生芦根切,一升 青竹茹一升 粳米三合 生姜二两

上四味㕮咀,以水五升煮取二升,分三服。不止,服三剂。

又方 通草 橘皮各二两 粳米三合 生芦根切,一升

上四味㕮咀,以水四升煮取一升半,分三服。

治干呕吐逆,涎水沫出者方。

半夏 干姜各等分

上二味㕮咀,以浆水一升半取煮七合,顿服之,日三。

治病人干呕方　取羊乳汁,饮一杯。

治干呕方　酒浸马屎一宿,取汁服之。

又方　灸心主尺泽,亦佳。

又　灸乳下一寸三十壮。

又方　干呕不止,粥食汤药皆吐不停,灸手间使三十壮。若四厥,脉沉绝不至者,灸之便通。此起死人法。

治哕方　煮豉三升,饮汁,佳。

又方　空腹饮姜汁一升。

又方　浓煮芦根汁,饮之。

又方　灸承浆七壮,炷如麦大。

又　灸脐下四指七壮。

治恶心方　苦瓠穰并子一升碎,以酒水三升煮取一升,顿服,须臾吐,并下如虾蟆衣三升。

又方　服小便一百日,佳。

又方　麻子一升,熬令香,熟捣,取酒三升熟研,滤取一升,饮尽,日二服,尽一石瘥。一切病自能饮食,不能酒,任性多少。

治食已吐其食方。

大黄四两　甘草二两

上二味㕮咀,以水三升煮取一升半,分再服。

治食饮辄吐方　顿服生熟汤三升,即止。

灸法　余散见前。

吐逆,呕不得食,灸心腧百壮。

吐呕,逆不得下食,今日食,明日吐者,灸膈腧百壮。

吐变，不得下食，灸胸堂百壮。

吐逆，不得食，灸巨阙五十壮。

吐逆，食不住，灸胃脘百壮，三报。

吐逆，饮食却出，灸脾募百壮，三报章门穴也。

吐呕宿汁，吞酸，灸神光一名胆募百壮，三报。《甲乙经》云：日月，胆募也，在期门下五分。

吐逆霍乱，吐血，灸手心主五十壮。

噎哕，膈中气闭塞，灸腋下聚毛下附胁宛宛中五十壮。

噎哕呕逆，灸石关百壮。

卷之五十三　胃腑方

噎塞第六论　方

五噎丸　治胸中久寒,呕逆逆气,饮食不下,结气不消方。《古今录验》云:五噎者,气噎忧噎劳噎食噎思噎。气噎者,心悸,上下不通,噫哕不彻,胸胁苦痛;忧噎者,天阴苦厥逆,心下悸动,手足逆冷;劳噎者,苦气膈,胁下支满,胸中填塞,令手足逆冷,不能自温;食噎者,食无多少,惟胸中苦塞常痛,不得喘息;思噎者,心悸动,善忘,目视䀮䀮。此皆忧恚嗔怒,寒气上入胸胁所致也。

干姜　蜀椒　食茱萸　桂心　人参各五分　细辛　白术　茯苓　附子各四分　橘皮六分

上十味为末,蜜和,丸如梧子大,以酒服三丸,日三。不止,稍加至十丸。

又方　治五种之气皆令人噎方。

人参　半夏　桂心　防风一作防葵　小草　附子　细辛　甘草各二两　紫菀　干姜　食茱萸　芍药　乌头各六分　枳实

上十四味为末,蜜丸,如梧子大以酒服五丸,日三。不止,加至十五丸。乌头与半夏相反,但去一味合之。

竹皮汤　治噎,声不出方。

竹皮一用竹叶　细辛各二两　甘草　生姜　通草　人参　茯苓　麻黄　五味子　桂心各一两

上十味㕮咀,以水一斗煮竹皮,减二升,去竹皮,下药煮取三升,分三服。

干姜汤　治饮食辄噎方集验名半夏汤。

干姜　石膏各四两　人参　桂心　栝楼根《集验》桔梗,各二两
半夏　小麦各一升　甘草一两　吴茱萸二升　赤小豆三十粒

上十味㕮咀,以酒五升、水一斗煮枣二十枚,去滓,合煮取三升,分三服。

通气汤　主胸满气噎方。

半夏八两　生姜六两　桂心三两　大枣三十枚

上四味㕮咀,以水八升煮取三升,分五服,日三夜二。

羚羊角汤　治气噎不通,不得食方。

羚羊角　通草　橘皮各二两　厚朴　吴茱萸　干姜各三两　乌头五枚

上七味㕮咀,以水九升煮取三升,分三服,日三。

又方　杏仁　桂心各三两

上二味为末,蜜丸如枣大,稍稍咽之,临食先含弥佳。

治卒噎方　满口着蜜食之,即下。

又方　捻取饭盆边零饭一粒食之,即下。

又方　刮舂杵头细糠含之,即下,神验。

治诸噎方　常食干粳米饭,即不噎。

又方　末火炭,蜜丸如弹子大,含,少少咽,即下。

又方　老牛涎枣核大,水中饮之,终身不复噎。

论曰:凡疗病者,皆以其类。至如治哽之法,岂宜以鸬鹚主鱼哽,狸虎治骨哽耶? 至于竹篾薤白嚼筋绵蜜等事,乃可通为诸哽用耳。

治诸哽方。

取鹿筋渍之令濡,合而索之,大如弹丸,以线系之,持筋端吞之入喉,推至哽处,徐徐引之,哽着筋出。

又方　作竹篦刮令滑,净绵裹,内咽中,令至哽处,可进退引之,哽即随出。

又方　用绵二两,以蜜煎使热的的尔,从外薄哽所在处,灼瓠,以熨绵上。若故未出,复煮一段绵以代前用者,并以皂荚屑少少吹鼻中,使得嚏,哽出。《肘后方》云:治哽百日不出者。

又方　煮薤白令半熟,小嚼之,以线系薤中央,捉线吞薤下喉,至哽处牵引,哽即出矣。

治哽咽方　以虎骨末若狸骨,服方寸匕。

又方　瞿麦末,服方寸匕。

治鱼骨哽方　鸬鹚屎,服方寸匕。

又方　口称鸬鹚鸬鹚,则下。

又方　服橘皮汤。

又方　服沙糖水。

又方　烧鱼网灰,服方寸匕。《必效方》云:取鱼网覆头,立下。

治骨鲠在喉,众治不出方。

取饴糖,丸如鸡子黄,大吞之。不去更吞,渐大作丸,可至十丸止。

又方　烧虎狼屎,服之。

又方　吞猪膏如鸡子。不瘥更吞,瘥止。

治食中吞发,咽不去绕喉方,取乱发烧末,酒服一钱匕。

治吞钱方　艾蒿五两,以水五升煮取一升,顿服之,即下。

又方　服蜜二升,即出。

又方　末火炭,酒服方寸匕。水服亦得。

治吞金银镮及钗方　白糖二斤,一顿渐渐食之,多食益佳。

又方　吞水银一两,再服之。

误吞镮及指彄方　烧雁毛二七枚,末之。鹅羽亦得。

误吞钗方　曝韭令萎,蒸熟勿切,食一束,即出。或生麦叶筋缕如韭法,皆可用,但力意多食,自消。

误吞铜铁而哽者方　烧铜弩牙令赤,内酒中,饮之,立愈。

误吞钉针及箭镞等方　但多食脂肥肉令饱,自裹出。

治误吞针方。

取悬针磁石末,饮服方寸匕,即下。《古今录验》云:今吞针在喉中,而服磁石末入腹,若含磁石口中,或吸针而出耳也。

胀满第七论　方　灸法

论曰:病者腹满,按之不痛者为虚,按之痛者为实也。夫腹中满不减,减不惊人,此当下之。舌黄,未下者下之,黄自去。腹满时减,复如故,此为寒,当得温药。腹满,口中苦干燥,腹间有水,是饮。跗阳脉微弦,法当腹满,不满者必下部闭塞,大便难,两胠下疼痛,此虚寒气从下向上,当以温药服之取瘥。腹满转痛,来趣小腹,为欲自下利也。一云:腹中痛,若转气下趣小腹,为欲自利。

温胃汤　治胃气不平,时胀咳,不能食方。

附子　当归　厚朴　人参　橘皮　芍药　甘草各一两　干姜五分　蜀椒三合

上九味㕮咀,以水九升煮取三升,分三服。

大半夏汤　治胃中虚冷,腹满塞,下气方。

半夏一升　大枣二十枚　甘草　附子　当归　人参　厚朴　茯苓　枳实各二两　桂心五两　生姜八两　蜀椒二百粒

上十二味㕮咀,以水一斗煮取三升,分二服。

附子粳米汤　治腹中寒气,胀满,肠鸣切痛,胸胁逆满,呕吐方。

附子一枚　半夏　粳米各半升　甘草一两　大枣十枚

上五味㕮咀,以水八升煮米熟,去滓,每服一升,日三服。《集验》加干姜二两。

厚朴七物汤　治腹满气胀方。仲景云:治腹满发热数十日,脉浮数,饮食如故者。

厚朴半斤　甘草　大黄各三两　大枣十枚　枳实五枚　桂心二两　生姜五两

上㕮咀,以水一斗煮取五升,去滓,内大黄煮取四升,服八合,日三。呕逆者,加半夏五合;利者,去大黄;寒多者,加生姜至半斤。

厚朴三物汤　治腹满发热数十日,脉浮而数,饮食如故方。

厚朴半斤　大黄四两　陈枳实大者,五枚

上㕮咀,以水一斗二升煮取五升,内大黄煎取三升,去滓,服一升。腹中转动者勿服,不动者更服。一方加芒硝二两。

吴茱萸汤　治久寒,胸胁逆满,不能食方。

吴茱萸　半夏　小麦各一升　甘草　人参　桂心各一两　大枣二十枚　生姜八两

上八味㕮咀,以酒五升、水三升煮取三升,分三服。

大桂汤　治虚羸,胸膈满方。

桂心　生姜各一斤　半夏一升　黄芪四两

上四味㕮咀,以水一斗半煮取五升,分五服,日三夜二。

治男子卒劳内伤,汗出中风,腹胀大饥,食不下,心痛,小便赤黄时白,大便不利方。

大黄　葶苈　寒水石　苦参　黄连　栝楼根各等分

上六味为末,蜜丸,以豉汁和饮服如梧子大二丸,日三,加至十丸。

灸法

胪胀,胁腹满,灸膈腧百壮,三报。

胸满,心腹积聚痃痛,灸肝腧百壮,三报。

胀满水肿,灸脾腧,随年壮,三报。

腹中气胀,引脊痛,食饮多,身羸瘦,名曰食晦,先取脾腧,后取季胁。

脏腑积聚胀满,羸瘦,不能饮食灸三焦腧,随年壮。

胀满雷鸣,灸大肠腧百壮,三报。

胀满气聚,寒冷,灸胃脘百壮,三报。穴在鸠尾下三寸。

腹胀满,绕脐结痛,坚不能食,灸中守百壮。穴在脐上一寸。一名水分。

胀满瘕聚,滞下痛冷,灸气海十壮。穴在脐下一寸。忌不可针。

胀满气如水肿状,小腹坚如石,灸膀胱募百壮。穴在中极脐下四寸。

胀满肾冷,瘕聚泄利,灸天枢百壮。穴在脐傍相对横去脐两傍各二寸。

痼冷积热第八 方 论 灸法

论曰:凡人中寒者,喜欠,其人清涕出,发热,色和者善嚏。凡视病者,未脉望之,口燥,清涕出,善嚏欠,此人中寒,其人下利,以里虚故也。欲嚏不能,此人腹中痛。畏寒,脉沉弦,脉双弦者,寒也。弦脉,状如张弓弦,按之不移。脉数弦者,当下其寒。脉双弦而迟者,心下坚。脉大而紧者,阳中有阴,可下之。右手寸口脉弦者,即胁下拘急而痛,其人涩涩恶寒。师曰:迟者为寒,涩为无血。寸口脉微,尺中紧而涩,紧即为寒,微即为虚,涩即为血不足,故知发汗而复下之。大露宿丸,主寒冷百病。方见第十七卷中。

大露宿丸

礬石　桂心　附子　干姜各二两

上四味为末，蜜丸如梧子大，每服十丸，日三后，稍加之。

露宿丸　治遇冷气心下结紧，呕逆，寒食不消，并主伤寒，晨夜触寒冷恶气方。

附子　乌头　桂心　礬石各四两

上四味为末，蜜丸，如胡豆大以酒服三丸，日二，加至十丸。药耐寒冷，忌热食近火，宜冷饮食。

治瘤冷，风眩寒中，手足冷，胃口寒，脐下冷，百病，五劳七伤，第一令人能食，二强盛，三益气，四有子，神验方。

大豆二升半　生地黄十五斤,取汁　乌头一百五十枚

上三味，以除日㕮咀乌头，以酒一斗半和地黄汁，浸乌头至破日，绞去滓，内豆药汁中，至除日出曝之，有汁更浸曝之，至汁尽药成，初服从二豆起，可至二十豆，酒服之。有病空腹服，无病食后服。四时合并得，二月三月为上时。药令人能食，益气强盛，有子，发白反黑，齿落重生。先病热人不可服。

治心腹瘤冷，百治不瘥方。

曲末三升　白术五两　干姜　桂心各三两　蜀椒　吴茱萸各二两

上六味治下筛，以米饮服方寸匕，日二，不过五剂，诸冷顿愈，无忌，空腹服之。

治积年冷病方。

蜀椒二两　香豉一升

上二味，捣椒为末，和豉更捣三千杵丸，如弹丸大食前酒服，日再。

治诸冷极,医所不治方。

马蔺子九升,净治去土,空腹服一合,日三,饮及酒下之。服讫须臾,以食压之,取瘥乃止。

赤丸　治寒气厥逆方。

茯苓　桂心各四两　细辛一两　乌头　附子各二两　射罔如大枣一两

上六味为末,内珍珠为色,蜜丸如麻子,空腹酒服一丸,日再夜一。不止,加至二丸,以知为度。一方用半夏四两,不用桂。

半夏汤　治胸满有气,心腹中冷方。

半夏一升　桂心四两　生姜八两

上三味㕮咀,以水七升煮取二升,一服七合,日三服。

生姜汤　温中下气方。

生姜一斤　甘草三两　桂心四两

上三味㕮咀,以水六升煮取一升半,一服五合,日三服。

甘草汤　治虚羸惙惙,气欲绝方。

甘草　五味子　生姜各二两　人参一两　吴茱萸一升

上五味㕮咀,以水四升煮茱萸令小沸,去滓内药,煮取一升六合,分二服,服数剂佳。

茱萸硝石汤　治久寒,不欲饮食,数十年澼饮方。

吴茱萸八合　硝石一升　生姜一斤

上三味,以酒一斗水解令得二斗,煮药,取四升,服二升。病即下去,勿更服也。初下如泔,后如污泥。若如沫滓,吐者,更可服之。养如乳妇法。

大建中汤　治心胁中大寒大痛,呕,不能饮食,饮食下咽自知偏从一面下流,有声决决然,若腹中寒气上冲,皮起出见有头足,上下而痛,其头不可触近方。

蜀椒二合　干姜四两　人参二两　饴糖一升

上四味咬咀,以水四升煮取二升,去滓内糖,微火煮令得一升半,分三服。服汤如炊三升米久,可饮粥二升许,更服当一日食糜,温服之。

大黄附子汤　治胁下偏痛,发热,其脉紧弦,此寒也,当以温药下之方。

大黄三两　附子三枚　细辛二两

上三味咬咀,以水五升煮取二升,分再服。

论曰:寸口脉弦而紧,弦则卫气不行,卫气不行即恶寒,紧则不欲饮食,弦紧相搏,即为寒疝。趺阳脉浮而迟,浮即为风虚,迟即为寒疝。凡瘦人绕脐痛,必有风冷,谷气不行而反下之,其气必冲。不冲者,心下则痞。

大乌头汤　主寒疝,绕脐苦痛,发即白汗出,手足厥寒,其脉沉弦者方。仲景名三物乌头煎。

乌头十五枚熬黑,不切,以水三升煎取一升,去滓,内白蜜二斤,煎令水气尽,得二升,强人服七合,羸人五合。一服未效,明日更服,每日止一服,不可再也。

乌头桂枝汤　治大寒疝,腹中痛,逆冷,手足不仁,若一身尽痛,灸刺诸药不能治方。

秋千乌头实中者,五枚,除去角　白蜜一斤

上二味,以蜜煎乌头减半,去滓,以桂枝汤五合解之,令得一升许,初服二合,不止,更进三合,复不止,加至五合。其止者如醉状,得吐者为中病也。桂枝汤方见伤寒卷中。

《外台方》云:以水二升半煮桂,取一升,以桂汁和蜜煎合煎之,服一升许。

又云:《范注方》云:以桂枝汤和前乌煎服。

论曰:凡人患大热,皆须候脉。若大大热者,不得一准方用药,皆准病用药。大热不可那者,当两倍三倍,大大热者乃至十倍用之,乃可制之尔。有人苦热不已,皆由服石所致,种种服饵不能制止,惟朴硝煎可以定之。武德中有贵高人师,市奴谓之金石凌,非也,此方直用二硝、寒水石、石膏可也,即不劳金。有金者,贵高人所加也。

朴硝煎方

朴硝一斤　芒硝八两　石膏　金各二两　寒水石四两

上五味,先内二硝于八升汤中,搅令消,以纸密封一宿,取清,内铜器中,别捣寒水石、石膏碎如豆粒,以绢袋盛之,内汁中,以微火煎,候其上有漠起,以箸投中,着箸如凌雪凝白,急下泻着盆中,待凝取出,烈日曝干。积热困闷不已者,以方寸匕,白蜜一合和,冷水五合搅和令消,顿服之,日二,热定即止。

五石汤　治胃间热,热病后不除,烦闷,口中干渴方。

寒水石　硝石　赤石脂　龙骨　栝楼根　牡蛎　甘草　黄芩各五分　知母　桂心　石膏各三分　大黄二分

上十二味咬咀,以水七升煮取三升,分四服,日三夜一。诸本只有四石。

竹叶汤　治五心热,手足烦疼,口干唇燥,胸中热方。

竹叶　小麦各一升　知母　石膏各三两　茯苓　黄芩　麦门冬各二两　人参一两半　生姜五两　栝楼根　半夏　甘草各一两

上十二味咬咀,以水一斗二升煮竹叶小麦,取八升,去滓内药,煮取三升,分三服,老小分五服。

半夏汤　治胸中客热,心下烦满,气上,大小便难方。

半夏一升　生姜八两　前胡四两　茯苓　白术各五两　甘草一

两　黄芩　人参各二两　杏仁　枳实各三两

上十味㕮咀,以水九升煮取三升,分三服。胸中大热者,沉冷服之。大小便涩,加大黄二两。一方用栀子仁二两,为十一味。

承气汤　治气结胸中,热在胃脘,饮食呕逆,渴方。

前胡　枳实　桂心　大黄　寒水石　知母　甘草各一两　硝石　栝楼根　石膏各二两

上十味㕮咀,以水一斗煮取三升,分三服。

治热气,手足心烦热如火方。

竹叶二升　枳实三两　青箱子　白前各一两　吴茱萸　黄芩各二分　栝楼根　麦门冬各二两　生姜六两　前胡一作芍药　半夏各五两

上十一味㕮咀,以水八升煮取二升,分三服。

地黄煎　治热方。

地黄汁四升三合　茯神　知母　萎蕤各四两　栝楼根五两　竹沥三合,一用竹叶　生姜汁　白蜜　生麦门冬汁　生地骨皮各一升　石膏八两

上十一味㕮咀,以水一斗二升先煮诸药,取汁三升,去滓,下竹沥、地黄、麦门冬汁,微火熬四五沸,下蜜姜汁,微火煎取六升,初服四合,日三夜一,加至六七合。四月五月作散服之。

治积热方。

枳实　黄芩　大黄　黄连　芒硝各二两

上五味为末,蜜丸,如梧子大空心酒服三十丸,加至四十丸,日一服。

治膈上热方。

苦参十两　玄参五两　麦门冬三两　车前子二两

上四味为末,蜜丸如梧子大,一服十五丸,日二服。

细丸 治客热结塞不流利方。

大黄 葶苈各三两 香豉三合 杏仁 巴豆各五分

上五味为末，蜜丸，如梧子大，每日饮服二丸，以利为度。

治骨蒸热，羸瘦，烦闷短气，喘息鼻张，日西即发方。

龙胆 黄连 栝楼根四分 芒硝二分 栀子十枚 苦参 大黄 黄芩 芍药 青葙子各二两

上十味为末，蜜丸，如梧子大饮服二丸，日二，以止为度。一方无苦参已下，止五味。张文仲为散，饮方寸匕。

治骨蒸方。

天灵盖如梳大，炙令黄，碎，以水五升煮取二升，分三服。起死人神方。

又方 水服芒硝一方寸匕，日二服，神良。

又方 取人屎灰，以酒服方寸匕，日二服。

治五脏热及身体热，脉弦急者方。

灸第十四椎与脐相当五十壮，老小增损之。若虚寒，至百壮。横三间寸灸之。

卷之五十四　肺脏方

肺脏脉论第一

论曰：肺主魄。魄藏者，任物之精也，为上将军使，在上行，所以肺为五脏之华盖。并精出入谓之魄，魄者，肺之脏也。鼻者肺之官，肺气通于鼻，鼻和则能知香臭矣。循环紫宫，上出于颊，候于鼻下，回肺中，荣华于发，外主气，内主胸，与乳相当，左乳庚，右乳辛。肺重三斤三两，六叶两耳，凡八叶，有十四童子七女子守之，神名鸟鸿，主藏魄，号为魄藏，随节应会，故云肺藏气，气舍魄，在气为咳，在液为涕。肺气虚则鼻息利，少气，实则喘喝，胸盈仰息。肺气虚则梦见白物，见人斩血藉藉，得其时则梦见兵战，气盛则梦恐惧哭泣。厥气客于肺，则梦飞扬，见金铁之器及奇物。

凡肺藏象金，与大肠合为腑，其经手太阴，与阳明为表里。其脉浮，相于季夏，王于秋，秋时万物之所终，宿叶落柯，萎萎枝条，机然独在，其脉为微浮，卫气迟，荣气数，数则在上，迟则在下，故名曰毛。阳当陷而不陷，阴当升而不升，为邪所中二气咸激，故为风寒所中。阳中邪则卷，阴中邪则紧，卷则恶寒，紧则为栗，寒栗相搏，故名曰疟。弱则发热，浮乃来出，旦中旦发，暮中暮发。藏有远近，脉有迟疾，周有度数，行有漏刻。迟在上，伤毛采；数在下，伤下焦。中焦有恶则见，有善则匿。阳气下陷，阴气则温，阳反在下，阴反在巅，故名曰长而且留。

秋脉如浮。秋脉,肺也,西方金也,万物之所以收成也,故其气来轻虚而浮,来急去散,故曰浮。反此者病,何如而反?其气来毛而中央坚,两傍虚,此谓太过,病在外;其气来毛而微,此谓不及,病在中。太过则令人气逆而背痛,愠愠然;不及则令人喘,呼吸少气而咳,上气见血,下闻病音。

肺脉来厌厌聂聂,如落榆荚,曰肺平。秋以胃气为本。肺脉来不上不下,如循鸡羽,曰肺病。《巢源》无不字。肺脉来如物之浮,如风吹毛,曰肺死。

真肺脉至,大而虚,如以毛羽中人肤,色白赤不泽,毛折乃死。秋胃微毛曰平,毛多胃少曰肺病,但毛无胃曰死,毛而有弦曰春病,弦甚曰今病。

肺藏气,气舍魄。喜乐无极则伤魄,魄伤则狂,狂者意不存,人皮革焦,毛悴色夭,死于夏。

手太阴气绝则皮毛焦。太阴者,行气温皮毛者也,气弗营则皮毛焦,皮毛焦则津液去,津液去则皮节伤,皮节伤者则爪—作皮枯毛折,毛折者则气先死,丙笃丁死,火胜金也。

肺死藏,浮之虚,按之弱如葱叶,下无根者死。秋金肺王,其脉微涩而短,曰平。反得大而缓者,是脾之乘肺,母之归子,为虚邪,虽病易治;反得沉濡而滑者,是肾之乘肺,子之乘母,为实邪,虽病自愈;反得浮大而洪者,是心之乘肺,火之克金,为贼邪,大逆,十死不治;反得弦细而长者,是肝之乘肺,木之陵金,为微邪,虽病即瘥。肝乘肺,必作虚。

右手关前寸口阴绝者,无肺脉也,苦短气咳逆,喉中塞,噫逆,刺手阳明治阳;

右手关前寸口阴实者,肺实也,若小气,胸中满膨膨,与肩相引,刺手太阴治阴。

肺脉来泛泛,轻如微风吹鸟背上毛,再至曰平,三至曰离经病,四至脱精,五至死,六至命尽,手太阴脉也。

肺脉急甚为癫疾,微急为肺寒热,怠惰,咳,唾血,引腰背胸,若鼻息肉不通;缓甚为多汗,微缓为痿,漏风—作偏风,头已下汗出不可止;大甚为胫肿,微大为肺痹,引胸背起腰内;小甚为飧泄,微小为消瘅;滑甚为息贲上气,微滑为上下出血;涩甚为呕血,微涩为鼠痿在颈肢腋之间,下不胜其上,其应喜酸。

肺脉搏坚而长,当病唾血。其濡而散者,当病漏—作灌汗,至今不复发散。

白脉之至也,喘而浮,上虚下实,惊,有积气在胸中,喘而虚,名曰肺痹寒热,得之醉而使内也。

黄帝问曰:经脉十二,而手太阴之脉独动不休何也,手太阴本在寸口中?

岐伯对曰:足阳明,胃脉也。胃者,五脏六腑之海胃脉在足跗上,大趾间上行三寸骨解中是也,其精气上清,注于肺,肺气从太阴而行之,其行之也,以息往来,故人一呼脉再动,一吸脉亦再动,呼吸不已,脉动不止。黄帝问曰:气口何以独为五脏主?岐伯曰:胃者,水谷之海,六腑胃居其大。五味入于口,藏于胃,以养五脏气。气口者,太阴是也。脏腑之气味皆出于胃,变见于气口。气口属腑藏主,即呼寸口者也。

扁鹊曰:肺有病,则鼻口张。实热则喘逆,胸凭仰息,其阳气壮则梦恐惧等;虚寒则咳息,下利小气,其阴气壮则梦涉水等。肺在声为哭,在变动为咳,在志为忧。忧伤肺,精气并于肺则悲也。味主秋,结满而血者,病在胸,及以饮食不节得病者,取之合,故命曰味主合。

病先发于肺,喘咳。三日之肝,胁痛支满;一日之脾,闭塞不通,身痛体重;五日之胃,腹胀;十日不已,死。冬日入,夏日出。

病在肺,下晡慧,日中甚,夜半静。

假令肺病,南行若食马肉及獐肉得之,不者当以夏时发,得病以丙丁日也,宜赤药。

凡肺病之状,必喘咳逆气,肩息背痛,汗出,尻阴股膝挛,髀腨胻足皆痛,虚则少气,不能报息,耳聋嗌干,取其经手太阴,足太阳之外,厥阴内,少阴血者。

肺脉沉之而数,浮之而喘,苦洗洗寒热,腹满,肠中热,小便赤,肩背痛,从腰以上汗出,得之房内汗出当风。

肺病,其色白,身体但寒无热,时时咳,其脉微迟,为可治,宜服五味子大补肺汤、泻肺散。春当刺少商,夏刺鱼际,皆泻之;季夏刺太渊,秋刺经渠,冬刺尺泽,皆补之。又当灸膻中百壮,第三椎二十五壮。

邪在肺,则皮肤痛,发寒热,上气气喘,汗出,咳动肩背,取之膺中外腧,背第三椎之傍,以手重按之快然,乃刺之,取之缺盆中以越之。

形寒寒饮则伤肺,以其两寒相感,中外皆伤,故气逆而上行。肺气伤,其人劳倦则咳,唾血,其脉细紧浮数,皆吐血,此为躁扰嗔怒咳逆,肺伤气拥所致也。

肺中风者,口燥而喘,身运而重,冒而肿胀。

肺中寒者，其人吐浊涕。

肺中水者，其人身体肿而小便难，时时大便鸭溏。

肺胀者，虚而满，喘咳，目如脱状，其脉浮大。

太阳脉浮缓，少阳脉微紧，微为血虚，紧为微寒，此为鼠乳。诊得肺积，脉浮而毛，按之辟易，胁下时时痛逆，背相引痛，少气善忘，目瞑结痈，皮肤寒，秋愈夏剧，主皮中时痛，如虱缘之状，甚者如针刺之状，时痒，色白也。

肺之积，名曰息贲，在右胁下，覆大如杯，久久不愈，病洒洒寒热，气逆喘咳，发肺痈。以春甲乙日得之，何也？心病传肺，肺当传肝，肝适以春王，王者不受邪，肺复欲还心，心不肯受，因留结为积，故知息贲以春得之。

肺病，身当有热，咳嗽短气，唾出脓血，其脉当短涩，今反浮大，其面当白而反赤者，此是火之克金，为大逆，十死不治。

商音人者，主肺声也，肺声哭，其音磬，其志乐，其经手太阴。厥逆阳明则荣卫不通，阴阳反祚，阳气内击，阴气外伤，伤则寒，寒则虚，虚则厉风所中，嘘吸颤掉，语声嘶塞而散下，气息短惫，四肢辟弱，面色少葩，遗失便利，甚则不可治，依源麻黄续命汤主之。方见第八卷中。

又言音喘急，短气好唾，此为火克金，阳击阴，阴气沉，阳气升，升则实，实则热，热则狂，狂则闭眼，悸，言非常所说，口赤而张，饮无时度，此热伤肺，肺化为血，不治。若面赤而鼻不歁，可治也。

肺病为疟者，令人心寒，寒甚则热，热间善惊，如有所见者，恒山汤主之。方见第十卷中。若其人本来语声雄烈，忽尔不亮，拖气用力，方得出言而反于常，人呼共语，直视不应，虽曰未病，势当不久。

此则肺病声之候也,察观疾病,表里相应,依源审治,乃不失也。

白为肺,肺合皮。白如豕膏者吉。肺主鼻,鼻是肺之余。其人金形相,比于上商,白色小头方面,小肩背,小腹,小手足,发动身轻,清廉,急心静悍,性喜为吏,耐秋冬不耐春夏。春夏感而生病,主手太阴廉廉然。肩膺厚薄正竦则肺应之,正白色。小理者则肺小,小则少饮,不病喝喘;粗理者则肺大,大则虚,虚则寒,喘鸣多饮,善病胸喉痹,逆气。巨肩反膺陷喉者则肺高,高则实,实则热,上气肩息,咳逆;合腋张胁者则肺下,下则逼贲迫肝,善胁下痛,鼻塞,或壅而涕,生息肉;好肩背厚者则肺坚,坚则不病咳上气;肩背薄者则肺脆,脆则易伤于热,喘息鼻衄;肩膺好者则肺端正,端正则和利难伤;膺偏欹者则肺偏倾,偏倾则病胸偏痛,鼻亦偏疾。

凡人分部陷起者,必有病生。大肠阳明为肺之部,而藏气通于内,外部亦随而应之。沉浊为内,浮清为外。若外病内入,则所部起;内病里出,则所部陷。外入,前治阳,后治阴;内出,前治阴,后治阳。实泻虚补,阳主外,阴主内。

凡人死生休否,则藏神前变形于外。人肺前病,鼻则为之孔开焦枯;若肺前死,鼻则为之梁折孔闭,青黑色。若天中等分,墓色应之,必死不治。看色深浅,斟酌赊促,远不出一年,促不延时月。肺疾少愈而卒死,何以知之?曰:赤黑如拇指有厉见颜颊上,此必卒死。肺绝三日死,何以知之?口张,但气出而不还,面白目青,是谓乱经。饮酒当风,风入肺经,胆气妄泄,目则为青,虽有天救,不可复生。面黄目白如枯骨,死。吉凶之色,在于分部顺顺而见,赤白入鼻必病,不出其年。若年间不应,三年之中祸必应也。

秋金肺脉色白,主手太阴脉也。秋取经腧。秋者金始治,肺将收杀,金将胜火,阳气在合,阴气初胜,湿气及体,阴气未盛,未能深入,故取腧以泻阴邪,取合以虚阳邪,阳气始衰,故取于合。其脉本在寸口之中,掌后两筋间二寸中,应在腋下动脉。其脉根于太仓,太仓在脐上三寸,一分是也。

其筋起于手大指之上,循指上行,结于鱼后,行寸口外侧,上循臂,结肘中,上臑内廉,入腋下,上出缺盆,结肩井前,上结缺盆,下结胸里,散贯贲,下抵季胁。

其脉起于中焦,下络大肠,还循胃口,上膈属肺,从肺系横出腋下,下循臑内,行少阴心主之前,下肘中后,循臂内上骨下廉,入寸口,上鱼,循鱼际,出大指之端。其支者从腕后直次指内廉,出其端。合手阳明为表里。阳明之本在肘骨中,同会于手太阴。太阴之别名列缺,起于腋下分间,并少阴之经,直入掌中,散入于鱼际,别走手阳明。主肺生病,病实则大肠热,热则手兑掌起,起则阳病,阳脉反逆大于寸口三倍,病则咳,上气喘渴,烦心胸满,臑臂内前廉痛,掌中热,气盛有余则肩背痛风,汗出中风;虚则大肠寒,寒则欠㰦,小便遗数,数则阴病,阴脉反小于寸口一倍,病则肩背寒痛,少气不足以息,季胁空痛,尿色变,卒遗失无度。

秋三月者,主肺大肠白气狸病也,其源从太阳击手太阴。太阴受淫邪之气,则经络拥滞,毛皮紧竖,发泄邪生,则脏腑伤温,随秋受病,其病相反。若腑虚则为阴邪所伤,乍寒乍热,损肺伤气,暴嗽呕逆;若脏实则为阳毒所损,体热生班,气喘引饮,故曰白气狸病也。

扁鹊云:灸心肺二腧,主治丹毒白狸病。当依源为疗,调其阳,理其阴,则脏腑之病不生矣。

肺虚实第二脉 方 灸法

肺实热

右手寸口气口以前脉阴实者,手太阴经也,病苦肺胀,汗出若露,上气喘逆,咽中塞如欲呕状,名曰肺实热也。

治肺实热,胸凭仰息,泄气除热方。

石膏八两　白前　杏仁各三两　赤蜜七合　橘皮　白术各五两　枸杞根皮切,二升

上七味㕮咀,以水七升煮取二升,去滓,下蜜煮三沸,分三服。

治肺热,言音喘息短气,好唾脓血方。

生地黄切,二升　石膏八两　麻黄五两　杏仁四两　升麻　羚羊角　芒硝各三两　赤蜜一升　淡竹茹鸡子大一枚

上九味㕮咀,以水七升煮取二升,去滓,下蜜煮两沸,分三服。

治肺热,闷不止,胸中喘急惊悸,客热来去,欲死不堪,服药泄胸中喘气方。

桃皮　芫花各一升

上二味㕮咀,以水四斗煮取一斗五升,去滓,以故布手巾内汁中,薄胸,温四肢,不盈数日即歇。

橘皮汤　治肺热气上,咳息奔喘方。

橘皮　麻黄各三两　柴胡　干紫苏删繁作干蓝,各三两　宿姜　杏仁各四两　石膏八两

上七味㕮咀,以水九升煮麻黄两沸,去沫,下诸药煮取三升,去滓,分三服。不瘥,与两剂。

治肺热喘息,鼻衄血方。

羚羊角　玄参　射干　鸡苏　芍药　升麻　柏皮_{各三两}　生地黄_{切,一升}　栀子仁_{四两}　淡竹茹_{鸡子大一枚}

上十味㕮咀,以水九升煮取三升,分三服。须利者,下芒硝三两,更煮三沸。

治肺热,饮酒当风,风入肺,胆气妄泄,目青气喘方。

麻黄_{四两}　甘草　五味子_{各三两}　杏仁_{五十枚}　母姜_{五两}　淡竹叶_{切,一升}

上六味㕮咀,以水七升先煮麻,去沫,下诸药煮取三升,去滓,分三服。

泻肺散　治酒客劳倦,或出当风喜怒,气舍于肺,面目黄肿,起即头眩,咳逆上气,时忽忽欲绝,心下弦急,不能饮食,或吐脓血,胸痛引背,支满欲呕方。

五味子　百部_{各二两半}　茯苓　附子　苁蓉　当归　石解　远志　续断_{各一两}　细辛　甘草_{各七分}　防风　蜀椒　紫菀　桂心　款冬花　干姜_{各一两半}　桃仁_{六十枚}　杏仁_{三十枚}

上十九味治下筛,以酒服方寸匕,日三,稍加至二匕。

灸法

肺胀气抢,胁下热痛,灸阴都,随年壮。穴在侠胃脘两边相去一寸,胃脘在心下三寸。

肺胀胁满,呕吐上气等病,灸大椎,并两乳上第三肋间,各止七壮。

肺与大肠俱实

右手寸口气口以前脉阴阳俱实者,手太阴与阳明经俱实也,病苦头痛目眩,惊狂,喉痹痛,手臂卷,唇吻不收,名曰肺与大肠俱实也。治肺与大肠俱实,令人气凭满,煮散方。

茯苓 麻黄各六分 黄芪 大青 桂心各三分 细辛 杏仁各五分 石膏二两 丹参半两 五味子 甘草 贝母 橘皮 芎䓖各一两 枳实三枚

上十五味治下筛,为粗散,帛裹一方寸匕半,井花水一升五合煮取七合,为三服,日再。

肺虚冷

右手寸口气口以前脉阴虚者,手太阴经也,病苦少气不足以息,嗌干不津液,名曰肺虚冷也。

治肺虚冷,声嘶伤,语言用力,战掉,缓弱虚瘠,风入肺方。

防风 独活 芎䓖 秦椒 干姜 黄芪各四十二铢 天雄 麻黄 五味子 山茱萸各三十八铢 甘草三十六铢 秦艽 桂心 薯蓣 杜仲 人参 细辛 防己各三十铢 甘菊花 紫菀各二十四铢 贯众二枚 附子七分

上二十二味治下筛,以酒服方寸匕,日二一方有石膏六分,当归五分。

酥蜜膏酒 治肺虚寒,疠风所伤,语声嘶塞,气息喘惫,咳唾,上气嗽,通声方。

酥 崖蜜 饴糖 生姜汁 生百部汁 枣肉 杏仁各一升,研

甘皮五具,末

上八味合和,微火煎,常搅,三上三下,约一炊久,取姜汁等各减半止,温酒一升服方寸匕,细细咽之,日二夜一。

又方　猪胰三具　大枣百枚

上二味,以酒五升渍之,秋冬七日,春夏五日,出,布绞去滓,七日服尽。二七日忌盐。羊胰亦得。治咳嗽,胸胁支满,多喘上气,尤良《肘后方》治久咳上气二十年,诸治不瘥者。

治肺寒损伤,气嗽及涕唾鼻塞方。

枣肉二斤,研作脂　杏仁一升,熬研为脂　酥　生姜汁　白糖　白蜜　生百部汁各一升

上七味合和,微火煎,常搅,约一炊久下之,细细温清酒服二合,日二。

补肺汤　治肺气不足,逆满上气,咽中闷塞,短气,寒从背起,口中如含霜雪,言语失声,甚者吐血方。

五味子三两　干姜　桂心　款冬花各二两　麦门冬一升　大枣一百枚　粳米二合　桑根白皮一斤

上八味咬咀,以水一斗先煮桑白皮五沸,下药煮取三升,分三服。

又方　黄芪五两　甘草　钟乳　人参各二两　干地黄　桂心　茯苓　白石英　桑白皮　厚朴　干姜　紫菀　橘皮　当归　五味子　远志　麦门冬各三两　大枣二十枚

上十八味咬咀,以水一斗四升煮取四升,分五服,日二夜二。

又方　治肺气不足,咳逆上气,牵绳而坐,吐沫唾血,不能饮食方。

苏子一升　桑白皮五两　半夏六两　紫菀　人参　甘草　五味

子　杏仁各二两　款冬花　射干各半两　麻黄　干姜　桂心各三两
细辛一两半

上十四味㕮咀,以水一斗二升煮取三升半,分五服,日三夜二。

又方　治肺气不足,咳逆短气,寒从背起,口中如含霜雪,语无
音声而渴,舌本干燥方。

五味子　苏子各一升　白石英　钟乳各二两　款冬花　竹叶
橘皮　桂心　桑白皮　茯苓　紫菀各一两　粳米二合　麦门冬四两
生姜五两　杏仁五十枚　大枣十枚

上十六味㕮咀,以水一斗三升先煮桑白皮、粳米、大枣,米熟去
滓,内诸药煮取五升,分六服,日三。

又方　治肺气不足,心腹支满,咳嗽,喘逆上气,唾脓血,胸背
痛,手足烦热,惕然自惊,皮毛起,或哭或歌或怒,干呕心烦,耳中闻
风雨声,面色白方。

款冬花　桂心各二两　桑白皮一斤　生姜　五味子　钟乳各三
两　粳米一升　大枣十枚　麦门冬四两

上九味㕮咀,以水一斗二升先煮粳米、枣,令熟去之,内药煎取
二升,分三服,温服之。一方用白石英二两《广济》用紫菀、人参各二
两,名紫菀汤。

麻子汤　治肺气不足,咳唾脓血,气短不得卧方。

麻子一升　桑白皮　饧各一斤　桂心　人参各二两　阿胶　紫
菀各一两　生姜三两　干地黄四两

上九味㕮咀,以水一斗五升,合煮取四升,分五服。

饧煎　治肺气不足,咽喉苦干方。

作饧任多少,取干枣一升,去核熟捣,水五升和使相得,绞去

滓,澄去上清,取浊者,内饴中搅,火上煎,勿令坚,令连连服如鸡子大,渐渐吞之,日三夜二。

治肺风气痿绝,四肢满胀,喘逆胸满方。

灸肺腧各二壮。肺腧,对乳引绳度之,在第三椎下两傍相去各一寸五分。

肺与大肠俱虚

右手寸口气口以前脉阴阳俱虚者,手太阴与阳明经俱虚也,病苦耳鸣嘈嘈,时妄见光明,情中不乐,或如恐怖,名曰肺与大肠俱虚也。

小建中汤　治肺与大肠俱不足,虚寒乏气,小腹拘急,腰痛,羸瘠百病方。

大枣十二枚　生姜　桂心各三两　甘草二两　芍药六两

上五味㕮咀,以水八升煮取三升,去滓,内糖八两,煮三沸,分三服。《肘后》用黄芪、人参各二两,名黄芪建中汤。

肺劳第三论　方　灸法

论曰:凡肺劳病者,补肾气以益之,肾王则感于肺矣。人逆秋气,则手太阴不收,肺气焦满。顺之则生,逆之则死;顺之则治,逆之则乱。反顺为逆,是谓关格,病则生矣。

麻黄引气汤　治肺劳实,气喘鼻张,面目苦肿方。

麻黄　杏仁　生姜　半夏各五分　紫苏四分　白前　细辛　桂心各三分　橘皮二分　石膏八两　竹叶切,一升

上十一味㕮咀,以水一斗煮取三升,去滓,分三服。

半夏汤　治肺劳虚寒,心腹冷,气逆游气,胸胁气满,从胸达背

痛,忧气往来,呕逆,饮食即吐,虚乏不足方。

半夏一升　生姜一斤　桂心四两　甘草　厚朴各二两　人参
橘皮　麦门冬各三两

上八味㕮咀,以水一斗煮取四升,分四服。腹痛,加当归二两。

厚朴汤　治肺劳,风虚冷,痰澼水气,昼夜不得卧,头不得近
枕,上气胸满,喘息气绝,此痰水盛溢方。

厚朴　麻黄　桂心　黄芩　石膏　大戟　橘皮各二两　枳实
甘草　秦艽　杏仁　茯苓各三两　细辛一两　半夏一升　生姜十
两　大枣十五枚

上十六味㕮咀,以水一斗三升煮取四升,分五服。

治喉痹,气逆咳嗽,口中涎唾方。

灸肺腧七壮,亦可随年壮,至百壮。

卷之五十五　肺脏方

气极第四_{论　方　灸法}

论曰：凡气极者，主肺也。肺应气，气与肺合。又曰：以秋遇病为皮痹，皮痹不已，复感于邪，内舍于肺，则寒湿之气客于六腑也。若肺有病，则先发气，气上冲胸，常欲自恚。以秋庚辛日伤风邪之气为肺风，肺风之状，多汗。若阴伤则寒，寒则虚，虚则气逆咳，咳则短气，暮则甚，阴气至，湿气生，故甚，阴畏阳气，昼日则瘥；若阳伤则热，热则实，实则气喘，息上胸臆，甚则唾血。然阳病治阴，阴是其里，阴病治阳，阳是其表，是以阴阳表里，衰王之源，故知以阳调阴，以阴调阳，阳气实则决，阴气虚则引。善治病者，初入皮毛肌肤筋脉则治之。若至六腑五脏，半死矣。

扁鹊曰：气绝不治，喘_{一作奔}而冷汗出，二日死。气应手太阴，太阴气绝则皮毛焦，气先死矣。

钟乳散　治气极虚寒，阴畏阳气，昼瘥暮甚，气短息寒，亦治百病，令人力强，能饮食，去风冷方。

钟乳_{别研}　干姜　桔梗　茯苓　细辛　桂心　附子　人参_{各一两六铢}　白术_{一两}　防风　栝楼根　牡蛎_{各二两五钱}

上十二味治下筛，酒服方寸匕，日三，渐加至二匕。五十以上可数服，得力乃止_{《千金翼》云：有冷加椒，有热加黄芩，各三两}。

黄芪汤　治气极虚寒，皮毛焦，津液不通，虚劳百病，气损力乏方。

黄芪四两　人参　白术　桂心各一两　生姜八两　大枣十枚

附子三十铢，一方不用

上七味㕮咀，以水八升煮取二升，去滓，分四服。

大露宿丸　治气极虚寒，痹不已，内舍于肺，寒气入客于六腑，腹胀虚满，寒冷积聚，百病方。

礜石《肘后》作矾石　干姜　桂心　皂荚　桔梗　附子各三两

上六味为末，蜜丸梧子大，酒服十丸，日三，渐加之。慎热及近火等。

硫黄丸　治气极虚寒，澼饮，胸中痰满，心腹痛，气急，不下饮食方。

硫黄　礜石　干姜　附子　乌头　桂心　细辛　白术　桔梗

茯苓各二两

上十味为末，蜜丸如梧子，酒服十丸，日三，渐加之，以止为度

《肘后》无白术、桔梗、茯苓，用吴茱萸、蜀椒、人参、皂荚、当归，十二种为丸，用治人大冷，夏月温饮食，不解衣者。

大前胡汤　治气极伤热，喘息冲胸，常欲自恚，心腹满痛，内外有热，烦呕不安方。

前胡八两　半夏　麻黄　芍药各四两　生姜五两　黄芩三两

枳实四枚　大枣十二枚

上八味㕮咀，以水九升煮取三升，去滓，分三服温。

竹叶汤　治气极伤热，气喘，甚则唾血，气短乏，不欲食，口燥咽干方。

竹叶二升　麦门冬　小麦　生地黄各一升　生姜　石膏各六两

麻黄三两　甘草一两　大枣十枚

上九味哎咀,以水一斗煮取三升,去滓,分三服。

灸法

呕吐上气,灸尺泽,不三则七壮。尺泽者在腕后肘中横文。

腹中雷鸣相逐,食不化,逆气,灸上脘下一寸名太仓七壮。

积气第五论　方　灸法

论曰:七气者,寒气、热气、怒气、恚气、喜气、忧气、愁气,凡七种气。积聚坚大,如杯若柈,在心下腹中,疾痛,不能饮食,时来时去,每发欲死,如有祸祟,此皆七气所生。寒气,即呕逆恶心;热气,即说物不竟而迫;怒气,即上气不可忍,热痛上抢心,短气欲死,不得息;恚气,即积聚在心下,不得饮食;喜气,即不可疾行,不能久立;忧气,即不可剧作,暮卧不安;愁气,即喜忘,不识人语,置物四方,还取不得去处,若闻急,即四肢肘肿,手足筋挛,提不能举如得病。此是七气所生。男子卒得,饮食不时所致,妇人即产后中风诸疾也。

七气丸方

乌头　大黄各七分　紫菀　半夏　前胡　细辛　丹参　茯苓　芎䓖　桃仁胡洽作杏仁　菖蒲一作芍药　石膏　吴茱萸　桂心　桔梗各三分　人参　甘草　防葵各一两　干姜　蜀椒各半两

上二十味为末,蜜丸,如梧子大酒服三丸,日三,加至十丸。一方去半夏,加甘遂三分胡洽无丹参、甘草。

七气丸　主七气。七气者,寒气、热气、怒气、恚气、喜气、忧气、愁气。此之为病,皆生积聚,坚牢如杯,心腹绞痛,不能饮食,时去时来,发则欲死。凡寒气状,吐逆心满;热气状,恍惚眩冒,失精;怒气状,不可当,热痛上荡心,短气欲绝,不得息;恚气状,积聚心满,不得食饮;喜气状,不可疾行久立;忧气状,不可苦作,卧不安席;愁气状,平故如怒,喜忘,四肢胕肿,不得举止。亦治产后中风余疾方。

大黄二两半　人参　半夏　吴茱萸　柴胡　干姜　细辛　桔梗　菖蒲各二分　茯苓　芎䓖　甘草　蜀椒一用桂心　石膏　桃仁各三分

上十五味为末,蜜丸如梧子大,每服酒下三丸,日三服,渐加至十丸。《千金翼》十味,无茯苓、芎䓖、甘草、石膏、桃仁。

七气汤　治寒气、热气、忧气、劳气、愁气,或饮食为膈气,或劳气内伤,五脏不调,气衰少力方。

干姜　黄芩　厚朴深师作桂心　半夏　甘草　干地黄　芍药　栝楼根各二两,深师作橘皮　蜀椒二两,深师作桔梗　枳实五枚　人参一两　吴茱萸五合

上十二味㕮咀,以水一斗煮取三升,分三服,日三。

又方　治虚冷上气,劳气等方。

半夏一升　人参　生姜　桂心　甘草各一两

上五味㕮咀,以水一斗煮取三升,分三服,日三。

五膈丸　治忧膈、气膈、食膈、饮膈、劳膈五病,同药服,以忧恚思虑饮食得之,若冷食及生菜便发,其病苦心满,不得气息,引背痛如刺之状,食即下心坚大如粉絮,大痛欲吐,吐即瘥,饮食不得下,甚者及手足冷,上气咳逆,喘息短气方。

麦门冬　甘草各五两　蜀椒　远志　桂心　细辛各三两　附子一两半　人参四两　干姜二两

上九味为末,蜜丸,微使淖,先食含如弹丸一枚,细细咽之,喉

中胸中当热,药力稍尽,复含一丸,日三夜二,服药十日愈。《延年方》云:若不能含者,可分二大丸作十小丸,尽服之。夏月含,益麦门冬、甘草、人参。《胡洽》云:亦可梧子大十丸,酒服之。《经心录》以吴茱萸代桂心,酒服如梧子五丸,空腹服之,治寒冷则心痛,咽中有物,吐之不出,咽之不下,食饮少者。

治结气冷癖,积在胁下,及脚气上入小腹,腹中胀满,百病方

大蒜去心皮三升,捣令极熟,以水三升和令调,绞取汁,更捣余滓令熟,更以水三升和令调,绞取汁,更捣余滓令熟,更以水三升和令调,绞取汁,合得九升,所得滓可桃颗大,弃却,以微火煎取三升,下牛乳三升,合煎取三升,旦起空腹一顿温服令尽,至申时食,三日服一剂,三十日服十剂止。

大蒜煎　治疝瘕积聚,冷癖痰饮,心腹胀满,上气咳嗽,刺风风癫,偏风,半身不随,腰疼膝冷,气息否塞,百病方。

蒜六斤四两,去皮切,水四斗煮取一斗,去滓　酥一升,内蒜汁中　牛乳二升　荜茇　胡椒　干姜各二两　石蜜　阿魏　戎盐各二两　石菖蒲　木香各一两　干蒲桃四两

上十二味为末,合内蒜汁中,以铜器微火煎取一斗,空腹酒下一两,五日已上稍加至三两,二十日觉四体安和,更加至六两。此治一切冷气,甚良。

桔梗破气丸　治气上下否塞,不能息方。

桔梗　橘皮　干姜　厚朴　枳实　细辛　蓣茇各三分　吴茱萸　白术　胡椒　蜀椒　乌头各一分　荜茇十分　人参　桂心　附子　茯苓　前胡　防葵　芎䓖各五分　甘草　大黄　槟榔　当归各八分

上二十四味为末,蜜丸如梧子大,每服酒下十丸,日三。有热者,空腹服之。

槟榔汤 治气实若积聚,不得食息方。

槟榔三七枚 附子一枚 半夏一升 细辛一两 生姜八两 大黄 紫菀 柴胡各三两 橘皮 甘草 紫苏冬用子 茯苓各二两

上十二味㕮咀,以水一斗煮取三升,分三服,相去如人行十里久。若有癥结坚实如石,加鳖甲三两,防葵二两;气上,加桑白皮切二升,枳实厚朴各二两。消息气力强弱,进二剂后,隔十日更服前桔梗破气丸。

治积年患气,发作有时,心腹绞痛,忽然气绝,腹中坚实,医所不治,复谓是蛊方。

槟榔大者四七枚 附子一枚 半夏一升 柴胡三两 生姜八两 橘皮 甘草 桂心 当归 枳实各二两

上十味㕮咀,以水一斗煮取三升,分三服,五日一剂,服三剂,永除根本。

半夏汤 治逆气,心腹满,气上,胸胁痛,寒冷,心腹痛,呕逆及吐,不下食,忧气结聚方。

半夏一升 生姜 桂心各五两 橘皮四两

上四味㕮咀,以水七升煮取三升,分四服,日三夜一。人强者作三服。亦治霍乱后吐逆腹痛。

又方 治逆气,心中烦满,气闷不理,气上,方见第十六卷呕吐篇,四味者是。

贝母汤 治上气,咽喉窒塞,短气不得卧,腰背痛,胸满,不得食,面色萎黄方。

贝母一两　生姜五两　桂心　麻黄　石膏　甘草各二两　杏仁三十枚　半夏五合

上八味㕮咀,以水一斗煮取三升,分为三服,日三。

麻黄汤　治上气,脉浮咳逆,喉中水鸡声,喘息不通,呼吸欲死方。

麻黄八两　甘草四两　大枣三十枚　射干如博棋子二枚

上四味㕮咀,以井花水一斗煮麻黄三沸,去沫内药,煮取四升,分四服,日三夜一。

奔气汤　治大气上奔,胸膈中诸病,发时迫满,短气不得卧,剧者便悄欲死,腹中冷湿气,肠鸣相逐,成结气方。

生姜一斤　半夏　吴茱萸各一斤　桂心五两　人参　甘草各二两

上六味㕮咀,以水一斗煮取三升,分四服。

枳实汤　下气,治胸中满闷方。

枳实三枚　附子二枚　大枣十四枚　半夏五两　人参　甘草　白术　干姜　厚朴各二两

上九味㕮咀,以水七升煮取二升半,每服八合,日三。

下气　治气满腹胀方。

半夏一升　生姜一斤　人参一两半　橘皮三两

上四味㕮咀,以水七升煮取三升,去滓,分三服,日三。一方无人参,止三味。

治气,两胁满急,风冷方。

杏仁　茯苓　防葵各八分　吴茱萸　橘皮　桂心　防风　泽泻各五分　白术　射干　芍药　苏子　桔梗　枳实各六分

上十四味为末,蜜丸梧子大,酒服十丸,日二,加至三十丸。

治气满闭塞,不能食,喘息方。

诃梨勒十枚为末,蜜丸如梧子,食后服三丸。不忌。得利即止。

治气咳逆方。

苏子一升　五味子五合　麻黄　细辛　紫菀　人参　黄芩
甘草　桂心　当归各一两　生姜五两　半夏三两

上十二味㕮咀,以水一斗煮取三升,分作三服。

治气上不得卧,神秘方。

橘皮　生姜　紫苏　人参　五味子各五两,一左作桔梗

上五味㕮咀,以水七升煮取三升,分三服。

治热发,气上冲,不得息,欲死,不得卧方。

桂心半两　白石英　麦门冬　枳实　白鲜皮　贝母　茯神
槟榔仁　天门冬各二两半　车前子二两　人参　前胡　橘皮　白薇
杏仁各一两半　郁李仁三两　桃仁五分

上十七味为末,蜜和丸,如梧子大,以竹叶饮服十丸,日二,加至三十丸。

竹叶饮法

竹叶　紫苏子各一升　紫菀　白前各二两　百部　甘草　生姜
各三两

上七味㕮咀,以水八升煮取三升,温下前丸,药尽更合。

人参汤　安食下气,理胸胁,并治客热方。

人参　麦门冬　干姜　当归　茯苓　甘草　五味子　黄芪
芍药　枳实各二两　桂心三两　半夏一升　大枣十五枚

上十三味㕮咀,以水九升煮取三升,去滓,每服九合,从旦至晡

令尽。皆热服,慎勿冷。

海藻橘皮丸　下气治风虚支满,膀胱虚冷,气上冲肺,息奔,令咽喉气闷往来方。

海藻　橘皮　白前各三分　杏仁　茯苓　芍药　桂心各五分　苏子五合　枣肉　桑根白皮　昆布各二两　吴茱萸　人参　白术　葶苈各一两

上十五味为末,蜜丸,如梧子大饮服十丸,日二,加至十五丸,以利小便为度。

治气上方。

硇砂　细辛　牛膝各等分

上三味末,气发,酒服方寸匕。后三日忌酒,余禁如药法。

治上气方。

上酥一升　独头蒜五颗

上二味,先以酥煎蒜,蒜黄出之,用生姜汁一合共煎令熟,空腹温服一方寸匕。

治上气呕吐方。

芥子二升为末,蜜丸,寅时以井花水服如梧子七丸,日二。亦可作散,空腹服之,及有酒浸服。并治脐下绞痛。

治劳气方。

小芥子三升捣末,绢袋盛,酒三斗浸之,密封七日,去滓,温服半升,渐至一升半。得尽更合。忌如药法。

治上气三十年不瘥方。

大枣　杏仁各一百枚　豉一百二十粒　蜀椒二百粒

上四味,先捣杏仁豉令熟,后内枣、椒更捣,为丸如枣核大,含,稍稍咽之,日三夜一。

治积年上气不瘥,垂死者方。

莨菪子_{熬令色变} 熟羊肝_{薄切,曝干}

上二味各捣等分,以七月七日神醋拌令相着,夜不食,空腹服二方寸匕,须臾拾针,两食间以冷浆白粥二匕止之,隔日一服,永瘥。四十日内得煮饭汁作芜菁羹食之已外,一切禁断。

下气方。

生姜_{五两} 小麦_{二升}

上二味,以水七升煮取一升,顿服。

又方 大枣_{二七枚} 紫苏茎叶_{切,一升}

上二味,以酒三升煮取一升半,分再服。水煮亦得。一方加橘皮半两《肘后方》无枣,用橘皮。

治气方。

桃皮二斤,去黄者,哎咀,以水五升煮取三升,每服一升,瘥止。

又方 酒服驴脂二合,日二,瘥止。

又方 黄牛乳二升,煎取一升,和生乳一升,空腹服之,日二。

又方 驴乳,初服三合,三日后日服五合,后至七合,七日后至一升。忌葵菜猪鱼油等。

又方 尿空腹服,百日即止,治一切病。

又方 乌牛尿空腹服,日再,至三升止。

补气虚逆方

大枣_{三升} 甘皮_{去膜,十具} 干姜_{二两} 干地黄_{八两}

上四味治下筛,酒四升渍枣三宿,漉出枣,取酒为炊汁,将枣内甑中,微火蒸,令枣膏入釜中酒里,煎酒令余二升许,候甑中枣只留皮,核在,乃止火,贮器中,将前散及热下,搅令调,大略与糖相似,以酒服二合,日再。此方非止补气,亦通治一切短气,并形体羸瘦,甚良。

大补气方

干地黄五两　甘草　秦椒各一两　干姜　地骨皮　昆布各四两　白术　桂心　人参　厚朴　海藻各三两　羊肾一具,去膏　羊肚一具,治如食法,去膏骨

上十三味治下筛,内羊肚中,合肾缝塞肚口,蒸极熟为度,乘热木臼合捣,取肚肾与药为一家,曝干,更捣为散,酒服方寸匕,日二。

白石英散　明目利小便,治气及补五劳七伤,无所不治方。

炼成白石英十两白石英无多少,以锤子碪上细碪,向明选去黡翳色暗黑黄赤者,惟取白净者为佳,捣,绢下之,瓷器中研令极细熟,以生绢袋于铜器中水飞之,如作粉法,如此三度,研讫澄之,渐渐去水,水尽至石英,曝得干,看上有粗恶不净者去之,取中央好者,在下有粗恶者亦去之,更研堪用者使熟,白绢袋子盛,着瓷碗中,以瓷碗盖之,于三斗米下蒸之,饭熟讫出,取悬之使干,更于瓷器中研之为成　石斛　苁蓉各六分　泽泻　茯苓　橘皮各一两　菟丝子三两

上七味治下筛,总于瓷器中研令相得,重筛,酒服方寸匕,日二。不得过之。忌猪鱼鹅鸭蒜冷醋滑。

补伤散　治肺伤,善泄咳,善惊恐,不能动,筋不可远行,膝不可久立,汗出鼻干,少气喜悲,心下急痛,痛引胸中,卧不安席,忽忽喜梦,寒热,小便赤黄,目不远视,唾血方。

天门冬一升　防风　泽泻　人参　阿胶各一两半　栝楼根　前胡　芍药　石膏　干姜　大豆卷各二两　紫菀　白蔹各一两　桂心　白术各四两　干地黄　甘草　薯蓣　当归各二两半

上十九味治下筛,食上酒服方寸匕,日三。

白石英丸 补养肺气方。

白石英一作白石脂 阳起石 磁石 菟丝子 苁蓉 干地黄各二两半 石斛 栝楼根 白术 五味子各二两 防风 巴戟天各五分 桂心 人参各一两 蛇床子半两

上十五味为末,蜜丸如梧子,酒服十五丸,加至三十丸,日二服。

理气丸 治气不足方。

杏仁 桂心各一两 干姜 益智子各二两

上四味为末,蜜丸如梧子,未食服三丸,以止为度。

治冷气,气短方,蜀椒五两,绢袋盛,酒一斗浸二七日,服之,任意多少。

治读诵劳极,疲乏困顿方。

酥 油 糖 酒 白蜜各二升

上五味,合于铜器中,微火煎二十沸,下之,为准七日七夜服令尽。宜慎生冷。

又方 人参 甘草 茯苓 当归各二两 地骨皮 芎䓖 芍药 干地黄 黄芪各三两 大枣二十枚

上十味㕮咀,以水一斗煮取三升,分三服。一方用桂心三两。

治卒短气方。

捣韭汁,服一升,立瘥。《肘后方》治卒上气鸣息,便欲绝。

治乏气方。

生姜 枸杞叶各二两

上二味㕮咀,以水三升煮取一升,顿服。

治少年房多短气方。

豉七合　栀子二七枚

上二味,以水二升煮取豉一升半,去豉,内栀子煮取八合,服半升。不瘥更服。

灸法

凡上气冷发,腹中雷鸣转叫,呕逆不食,灸太冲,不限壮数,从痛至不痛,从不痛至痛止。

上气厥逆,灸胸堂百壮。穴在两乳间。

胸膈中气,灸阙腧,随年壮扁鹊云:第四椎下两傍各一寸半,名阙腧。

心腹诸病,坚满烦痛,忧思结气,寒冷霍乱,心痛吐下,食不消,肠鸣泄利灸太仓百壮。太仓穴,一名胃募,在心下四寸,乃胃脘下一寸。

结气囊裹,针药所不及

灸胃募,随年壮。胃募二穴,从乳头部度至脐中,屈去半,从乳下行度头是穴。

下气,灸肺腧百壮。

又　灸太冲五十壮。

凡脐下绞痛,流入阴中,发作无时,此冷气　灸关元百壮。穴在脐下三寸。

短气不得语,灸天井百壮。穴在肘后两筋间。

又　灸大椎,随年壮。

又　灸肺腧百壮。

又　灸肝腧百壮。

又　灸尺泽百壮。

又　灸小指第四指间交脉上七壮。

又　灸手十指头,合十壮。

少年房多短气,灸鸠尾头五十壮。

又　盐灸脐孔中二七壮。

乏气　灸第五椎下,随年壮。

论曰:凡卒厥逆上气,气攻两胁,心下痛满,奄奄欲绝,此为奔豚气,即急作汤以浸两手足,数数易之。

奔豚　灸气海百壮。穴在脐下一寸半。

又　灸关元百壮。穴在脐下三寸。

奔豚　灸期门百壮。穴直两乳下第二肋端傍一寸五分。

奔豚腹肿　灸章门百壮。章门一名长平,二穴,在大横外直脐季肋端。

奔豚抢心,不得息,灸中极五十壮。中极,一名玉泉,在脐下四寸。

奔豚上下,腹中与腰相引痛,灸中府百壮。穴在乳上三肋间。

奔豚上下,灸四满二七壮。穴侠丹田两傍相去三寸,即心下八寸,脐下横文是也。

卷之五十六　肝脏方

肺痿第六_{论　方}

论曰：寸口脉数，其人病咳，口中反有浊唾涎沫出，何也？师曰：此为肺痿之病。何从得之？师曰：病热在上焦，因咳为肺痿。或从汗出，或从呕吐，或从消渴，小便利数，或从便难，数被快药下，重亡津液，故得肺痿。又寸口脉不出，而反发汗，阳脉早索，阴脉不涩，三焦踟蹰，入而不出。阴脉不涩，身体反冷，其内反烦，多唾唇燥，小便反难，此为肺痿。伤于津液，便如烂瓜，下如豚脑，但坐发汗故也。其病欲咳不得咳，咳出干沫，久久小便不利，其脉平弱。肺痿，吐涎沫而不咳者，其人不渴，必遗溺，小便数，所以然者，上虚不能制下故也，此为肺中冷，必眩。师曰：肺痿咳唾，咽燥欲饮者，自愈。自张口者，短气也。

甘草干姜汤　温脏治肺痿，多涎唾，小便数，肺中冷，必眩，不渴不咳_{若渴者属消渴法}，上虚下，不能制溲，服此汤已，小温覆之方。

甘草_{四两}　干姜_{二两}　《集验》《肘后》有大枣十二枚

上二味㕮咀，以水三升煮取一升半，去滓，分二服。

甘草汤　治肺痿，涎唾多，出血，心中温温液液方。_{《千金翼》名温液汤。}

甘草_{二两}㕮咀，以水三升煮取一升半，去滓，分三服。

生姜甘草汤　治肺痿，咳唾涎沫不止，咽燥而渴方。

生姜五两　甘草四两　人参三两　大枣十二枚

上四味㕮咀，以水七升煮取三升，去滓，分三服。

桂枝皂荚汤　治肺痿，吐涎沫不止方去芍药加皂荚。

桂枝　生姜各三两　甘草二两　皂荚一两　大枣十五枚

上五味㕮咀，以水七升煮取三升，去滓，分三服。

麻黄汤　治肺胀，咳而上气，咽燥而喘，脉浮者，心下有水方。

麻黄　芍药　生姜仲景用干姜　细辛　桂心各三两　半夏　五味子各半升　石膏四两

上八味㕮咀，以水一斗煮取三升，分三服仲景名此为小青龙加石膏汤，用甘草二两，为九味。

肺痈第七论　方

论曰：病咳唾脓血，其脉数实者属肺痈，虚者属肺痿。咳而口中自有津液，舌上胎滑，此为浮寒，非肺痿。若口中辟燥，咳即胸中隐隐痛，脉反滑数，此为肺痈也。问曰：病者咳逆，师脉之，何以知为肺痈，当有脓血，吐之则死，后竟吐脓死。其脉何类，何以别之？师曰：寸口脉微而数，微则为风，数则为热，微则汗出，数则恶寒。风中于卫，呼气不入；热过于荣，吸而不出。风伤皮毛，热伤血脉。风舍于肺，其人则咳，口干喘满，咽燥不渴，多唾浊沫，时时振寒。热之所过，血为凝滞，蓄结痈脓，吐如米粥。始萌可救，脓已成则难治。寸口脉数，趺阳脉紧，寒热相搏，故振寒而咳。趺阳脉浮缓，胃气如经，此为肺痈。师曰：振寒发热，寸口脉滑而数，其人饮食起居如故，此为痈肿病，医反不知，而以伤寒治之，不应愈也。何以知有脓？脓之所在，何以别知其处？师曰：假令脓在胸中者为肺痈，其脉数，咳唾有脓血。设脓未成,其脉自紧数,紧去但数,脓为已成也。

桔梗汤 治咳,胸中满而振寒,脉数,咽干而不渴,时时出浊唾腥臭,久久吐脓如粳米粥,是为肺痈者方。

桔梗三两,《集验》用二两,《古今录验》用一枚 甘草二两

上二味咬咀,以水三升煮取一升,去滓,分二服,必吐脓血也。

一方有款冬花一两半。

泻肺汤 治肺痈,喘不得卧方。

葶苈三两,为末 大枣二十枚

上二味,先以水三升煮枣,取二升,去枣,内药一枣大,煎取七合,顿服令尽,三日服一剂,可至三四剂。治肺痈,胸胁胀,一身面目浮肿,鼻塞,清涕出,不闻香臭,咳逆上气,喘鸣迫塞,未进此方,宜先服小青龙汤。却服前药其青龙汤方,在十八卷。

黄昏汤 治咳有微热,烦满,胸心甲错,是为肺痈者方。

黄昏手掌大一片,是合昏皮也,咬咀,以水三升煮取一升,分二服。

又方 薏苡仁 瓜瓣半升 桃仁五十枚 苇茎切,二升,水一斗煮取五升,去滓

上四味咬咀,内苇汁中,煮取二升,服一升,当有所见,吐脓血。

飞尸鬼疰第八论 方 灸法

论曰:凡诸心腹痛,服众方热药,入腹寂然不动,但益气息急者,此尸疰病也。宜先服甘草汁一升,消息少时,服瞿麦汤,尽一剂得下,便觉稍宽,并暴癥坚结宿食,及女人血坚痛,发作无定者,神良。

五疰汤 治卒中贼风,遁尸鬼邪,心腹刺痛,大胀急方。

大黄 甘草_{各三两} 当归 芍药_{各二两} 乌头_{十枚} 生姜 密_{各一斤} 桂心_{四两}

上八味㕮咀,别渍大黄,以水九升煮取三升,乌头别内蜜中煎,令得一升,拌汤中,去滓,分服三合,如人行二十里久,更进一服,日三。不止,加到四合。

蜈蚣汤 治恶疰,邪气往来,心痛彻背,或走入皮肤,移动不定,苦热,四肢烦痛,羸乏短气方。

蜈蚣_{一枚} 牛黄_{一分} 大黄_{二两} 丹砂 人参_{各三分} 细辛 鬼臼 当归 桂心 干姜_{各一两} 黄芩 麝香_{各半两} 附子_{四枚}

上十三味㕮咀,以水一斗煮取三升,去滓,下牛黄麝香末,分三服。

治卒中恶贼风,寒冷入腹,便绞痛,或飞尸遁尸,发作无时,抢心胸满,胁痛如刀刺,口噤者方。

甘草 干姜 茯苓 干地黄 羊脂 当归 细辛_{各一两} 芍药 吴茱萸 桂心_{各二两} 栀子仁_{十五枚}

上十一味㕮咀,以水八升煮取三升,去滓,内脂烊尽,分三服。欲利者,加大黄二两。

治卒中恶风,角弓反张,或飞尸遁尸,心腹绞痛者方。

干地黄 茯苓 芎䓖 当归 甘草_{各一两} 吴茱萸 桂心 干姜 芍药_{各二两} 栀子仁_{十四枚}

上十味㕮咀,以水八升煮取三升,分三服。痛甚者,加羊脂二两,当归、人参、芍药各一两;心腹坚急,加大黄三两。

桃皮汤 治中恶气,心腹痛,胸胁胀满,短气方。

桃白皮一握,东引者　珍珠　附子各一两　栀子仁十四枚　当归三两　吴茱萸　豉各五合　桂心二两

上八味㕮咀,以水五升煮取二升,去滓,内珍珠末,分作二服。一方无当归以下四味。

桃奴汤　治众恶诸尸,蛊疰,心腹卒绞痛方。

桃奴　当归　人参　干姜各二两　芎䓖　甘草各三两　丹砂　麝香　茯苓　犀角　鬼箭羽　桂心各一两

上十二味㕮咀,以水九升煮取二升半,去滓,分二服,未食服。大便不通,腹满者,加大黄三两,芒硝二两。《胡洽》有雄黄一两,无丹砂、芎䓖。

治卒中风寒冷,温气入腹,虚胀急满,抢心,胸胁久痛,气息不通,脉弦紧,汗不出,及得伤寒方。

吴茱萸　当归　麻黄　独活　甘草　桔梗　茯苓各二两　桂心　青木香　石膏　大黄　犀角各二两

上十二味㕮咀,以水九升煮取三升,分三服,日三。

治风冷气入腹,忽绞痛坚急如吹,大小便闭,小腹有气,结如斗大,胀满起,其脉弦,老者沉迟方。

瞿麦　当归　猪苓　鬼箭羽　桔梗　防己　海藻　吴茱萸　芎䓖各二两　桂心　大黄各三两　一用犀角二两

上十一味㕮咀,以水九升煮取三升,分三服。

治诸杂疰相连续死,亦治三十年众疰方。

桃根白皮一斤,㕮咀,以水二斗煮取一斗,去滓,分八九服,须令二日服尽。崔氏用桃根白皮,治疰在心腹,痛不可忍者。

又方　捣桃仁二七枚,研,酒服。

又方 小芥子末,鸡子白和傅。

尸疰鬼疰者,即五尸之中尸疰,又挟诸鬼邪为害者也,其变动乃有三十六种至九十九种,大略令人寒热淋漓,沉沉默默,不的知其所苦而无处不恶,累年积月,渐就顿滞,以至于死,死后复疰易傍人,乃至灭门,觉如此候者,宜急疗之方。

獭肝一具,阴干,治下筛,水服一方寸匕,日三。如一具不瘥,更作。

小附着汤 治飞尸贼风,发时急痛,不在一处,针则移,发一日半日乃瘥,须臾复发者方。

细辛 甘草一作荠草 天雄各一分 桂心三分 附子 乌头 干姜各一两 雄黄 珍珠各半两

上九味治下筛,酒服方寸匕。不知稍增,以知为度。《胡洽》有蜀椒四分,不用桂心、附子。

大附着散 治五尸疰忤,与前状同者方。

黄芩 由跋 椒目 细辛 雄黄 干姜 黄连各一两 金牙 犀角 麝香 牛黄各一分 天雄 桂心各半两 珍珠三分 蜈蚣一枚

上十五味治下筛,酒服一钱匕,日三,以知为度。

大金牙散 主一切疰病。方见别卷中。

金牙散 治鬼疰风邪,鬼语尸疰,或在腰脊胸胁,流无常处,不喜见人,志意不定,面脱色,目赤鼻张,唇干甲黄者方。

金牙 雄黄 铁精 野葛 露蜂房 芎䓖 大黄 甘草 曾青 蛇蜕皮 珍珠 丹砂 莨茹 干漆各一分 石长生 狸骨一作鹳骨 桔梗 鬼臼 鬼箭羽 鬼督邮 椒目 乌头 狼毒 芫菁

藜芦　雷丸　鳖甲　滑石各二分,作硝石　毒公　胡燕屎　牛黄
各三分　人参　狼牙　寒水石　桂心各四分　石膏五分　蜈蚣　蜥
蜴　附子各一枚　蜣螂　亭长各七枚　芫青　徐长卿　斑蝥各十四
枚　贝母二枚

上四十五味治下筛,先食以酒服一刀圭,日再。不知,渐加之。
虫随大小便出。崔氏名蜀金牙散。

白术散　治风入脏腑,闷绝,常自躁痛,或风痓入身,冷痓鬼痓
飞尸,恶气肿起,或左或右,或前或后,或内或外,针灸流移,无有常
处,惊悸腹胀,气满心,头痛,或恍惚悲惧,不能饮食,或进或退,阴
下湿痒,或大便有血,小便赤黄,房中劳极方。

白术十四枚　附子　秦艽　人参　牡蛎　蜀椒　细辛　黄芩
芎䓖　牛膝各三分　干姜　桂心　防风各五分　茯苓　桔梗　当
归　独活　柴胡各四分　乌头　甘草　麻黄　石南　莽草　栝楼
根　天雄　杜仲各二分

上二十六味治下筛,平旦酒服五分匕讫,如人行七里久,势欲
解,更饮酒五合为佳。

太乙备急散　治卒中恶客忤,五尸入腹,鬼刺鬼痱,及中蛊痓,
吐血下血,及心腹卒痛,腹满伤寒,热毒病六七日方。

雄黄　桂心　芫花各二两　丹砂　蜀椒各一两　藜芦　巴豆各
一分　野葛三分　附子五分

上九味,巴豆别治如脂,余合治下筛,以巴豆合和,更捣合和
调,置铜器中,密贮之勿泄,有急疾,水服钱五匕,可加至半钱匕,老
小半之。病在头当鼻衄,在膈上吐,在膈下利,在四肢当汗出,此之
所为,如汤沃雪,手下皆愈,方宜秘之,非贤不传。

龙牙散 治百疰邪鬼,飞尸万病方。

龙牙 茯苓各二两半 雄黄 枣膏 芍药各五分 干地黄 石斛 胡燕屎各三分 鬼箭羽 乌头 羌活 露蜂房 曾青 珍珠 桂心 杏仁 防风 桃奴 鬼臼 鹳骨各一两 人参 大黄各一两半 白术二两 苏子四合 铜镜鼻 甘草 橘皮 芎䓖 鬼督邮 远志 鳖甲各半两 狸阴二具 蜈蚣一枚

上三十三味治下筛,酒服一刀圭,以知为度,当有虫从大便出。

治鬼疰蛊疰毒气,变化无常者方。

犀角 麝香 丹砂 雄黄 蜈蚣 鲛鱼皮 丁香 鹿角 龙骨 蘘荷根 蜀椒 干姜各一分 贝子十枚

上十三味治下筛,酒服方寸匕,加至二匕,日三。

备急散 治卒中恶风气忤,迷绝不知人。方见别卷。三味备急丸是。

治暴心痛,面无颜色,欲死者方。

以布裹盐如弹丸大,烧令赤,置酒中消,服之,利即愈。

治蛊疰方 烧猫儿屎灰,水服之。用雄猫儿。

墨奴散 治卒得恶疰,腹胀方。

釜下墨一合 盐二合

上二味合治,以水一升半煮取八合,一服令尽,须臾吐下,即瘥。

治哭疰方 梳齿间刮取垢,水服之。

又方 乱发一两 腊月猪脂二合

上二味,取猪脂煎发令消烊,服之,蛊死矣。

又方 熬大豆,帛裹熨之。

治一切病食疰方。凡食上得病,名为食疰。

取釜下土鸡子大为末,醋泔清一升和服之行五十步,吐即瘥。

又方　还取本食,种数多少相似,各少许和合,布裹烧灰,如杏仁大,水服之。

鹳骨丸　治遁尸飞尸,积聚,胸痛连背,走无常处,或在脏,或肿在腹,或奄奄然而痛者方。

鹳骨三寸　丹砂一作丹参　牡蛎一作牡丹　雄黄　莽草各四分
藜芦　桂心　野葛各二分　斑蝥　芫青十四枚　巴豆四十枚　蜈蚣
一枚

上十二味为末,蜜丸,如小豆每服二丸,日三,以知为度。

蜥蜴丸　治癥坚水肿,飞尸遁尸,寒尸丧尸,尸疰,骨血相注,恶气鬼忤蛊毒,邪气往来,梦寤存亡,流饮结积,虎狼所啮,猘犬所咋,鸩毒入人五脏,服药以杀其毒,毒即消,妇人邪鬼忤亦能遣之之方。方与积聚篇重。

蜥蜴　蜈蚣各二枚　虻虫　杏仁各三十枚　地胆五十枚　䗪虫四
十枚　朴硝　巴豆各七分　泽漆　鬼督邮　桑赤鸡　桃奴　犀角各
二分　干姜四分　虎骨六分　甘草一两　芍药　甘遂各五分　款冬
花三分　蜣螂十四枚

上二十味,别治巴豆杏仁如膏,内诸药末研调,下蜜,捣二万杵,丸如麻子大,食前服三丸,日一。不下,加之。不取吐下者一丸,旦服。有人风冷症癖坚二十年,得愈。

桔梗丸　治毒疰鬼疰,食疰冷疰,痰饮宿食不消,酒癖诸病方。

桔梗　藜芦　皂荚　巴豆　附子各二两

上五味为末,蜜和,捣万杵,丸如梧子,宿不食,平旦饮服二丸,仰卧服,勿眠,至食时膈上吐,膈下下,去恶物如蝌蚪虾蟆子,或长一二尺。下后当大虚口干,可作鸡羹,饮五合,太极饮食,粥一升,三四日。病未尽,更服。忌如药法。

十疰丸 治十种疰,气疰劳疰,鬼疰冷疰,生人疰,死人疰,尸疰食疰,水疰土疰等方。

雄黄 巴豆各二两 人参 甘草 麦门冬 细辛一作藁本 桔梗 附子 皂荚 蜀椒各一两

上十味末,蜜丸,如梧子空腹服五丸,日再,稍加,以知为度。

太乙神明陷冰丸 治诸病,破积聚,心下支满,寒热鬼疰,长病咳逆唾噫,辟除众恶鬼,逐邪气鬼击,客忤中恶,胸中结气,咽中闭塞,有进有退,绕脐绞痛恻恻,随上下按之跳手,心中愠愠,如有虫状,毒疰相染甚至灭门者方。

雄黄 桂心 丹砂 矾石一作礜石 藜芦 大黄各二两 芫青五枚 珍珠 附子各一两半 麝香 人参 犀角 鬼臼 射罔 牛黄各一两 蜈蚣 蜥蜴各一枚 乌头八枚 杏仁三十枚 斑蝥 樗鸡 地胆各七枚 当归三两 巴豆一分

上二十四味为末,蜜和捣三万杵,丸如小豆,先食服二丸,日再。不止,稍增。以药二丸着门上,令众邪不近;伤寒,服之无不愈;若至病家及视病人,夜行独宿,服二丸,众邪不能近也。《胡洽》无元青、桂心、珍珠、麝香、人参、犀角、乌头、射罔、蜥蜴、樗鸡、牛黄、当归,只十二味。与积聚篇重。

江南度世丸 治万病,癥结积聚,伏尸长病,寒热疰气,流行皮中,久病着床,肌肉消尽,四肢烦热,呕逆不食,伤寒时气,恶疰汗出,口噤不开,心痛方。

蜀椒三两 人参 细辛 甘草各二两 茯苓 珍珠 大黄 干

姜　丹砂　野葛　桂心　雄黄　麝香　鬼臼各一两　乌头　牛黄
各二分　附子　紫菀各六分　巴豆六十枚　蜈蚣二枚

上二十味为末，蜜丸，如小豆饮服二丸，加至四丸，日二。加獭
肝一具，尤良。

大度世丸　治万病，与前状同者方。

牛黄　大黄　雄黄　细辛　附子　珍珠　甘草　人参　射罔
丹砂　鬼臼　莽草各一两　蜀椒　麝香　鬼箭羽　茯苓　桂心
紫菀各二两　干姜三两　野葛一尺　蜥蜴　蜈蚣一枚　地胆五十枚
芫青二十枚　樗鸡三十枚　巴豆仁八十枚

上二十六味为末，蜜丸，如小豆饮服二丸，日二，先食服之。

治痷病相染易，及霍乱中恶，小儿客忤长病方。

獭肝一具　蜈蚣一枚　麝香二分　雄黄　莽草　丹砂　鬼臼
犀角　巴豆　大黄　牛黄各一两

上十一味末，蜜丸，如麻子空腹服二丸，至三丸，以止为度。

雷氏千金丸　治行诸气，宿食不消，饮食中恶，心腹痛如刺，及
疟方。

硝石三分　大黄五分　桂心　干姜二两　巴豆仁六十枚

上五味为末，捣三千杵，蜜丸，如大豆服二丸，神验无比。已死
者折齿灌之。

治卒得尸疰，毒痛往来方。

杏仁　乱发灰各等分

上二味，研如脂，丸如梧子，每服酒下三丸，日三。《姚氏》猪膏
和丸。

治遁尸尸疰，心腹刺痛不可忍者方。

桂心　干姜各一两　巴豆仁二两

上三味治下筛,以上醋和如泥,傅病上,干即易之。

治遁尸尸疰,心腹及身有痛处,不得近者方。

取艾小挼令碎,着痛上,厚二寸余,热汤和灰令强,热置艾上,冷即易,不过二三度,瘥。

治遁尸飞尸,又治暴风毒肿,流入四肢头面方。

白芥子一升蒸熟,捣,以黄丹二两搅和,分作两分,用疏布袋盛,更蒸使热,以薄痛上,当更迭蒸袋,常使热薄之,如此三五度即定。

治人皮肤中痛,名曰癥疰方。

醋和燕窠土,傅之。

治走疰方。

烧车釭令热,暂入水,以湿布裹,熨病上。

治三十年气疰方

豉心半升　生椒一合

上二味,以水二升煮取半升,适寒温,用竹筒缩取汁,令病者侧卧,手擘大孔,射灌之,少时当出恶物。此法垂死悉治,得瘥百千,不可具说。

灸法

凡五尸者,飞尸、遁尸、风尸、沉尸、尸疰也,今皆取一方兼治之。其状腹痛胀急,不得气息,上冲心胸,傍攻两胁,或累块踊起,或挛引腰背,皆治之之法灸乳后三寸,男左女右,可二七壮。不止者多其壮,数取愈止。

又　灸两手大拇指头各七壮。

又　灸心下三寸十壮。

又　灸乳下一寸,随病左右,多其壮数。

又　以细绳量患人两乳头内,即裁断,中屈之,又从乳头向外量,使当肋𦙫于绳头,灸三壮或七壮,男左女右。

卒瘥忤攻心胸,灸第七椎,随年壮。

又　灸心下一寸三壮。

又　灸手肘文,随年壮。一切病食瘥,灸手小指头,随年壮,男左女右。五毒瘥,不能饮食,百病,灸心下三寸胃脘十壮。

水瘥,口中涌水,经云肺来乘肾,食后吐水灸肺腧。

又灸三阴交。

又灸期门。穴在乳下二肋间。泻肺补肾也。各随年壮。一切瘥无新久,先仰卧,灸两乳边邪下三寸第三肋间,随年壮,可至三百壮。又治诸气,神良。一名瘥市。

卷之五十七　大肠腑方

大肠腑脉论第一

论曰：大肠腑者，主肺也，鼻柱中央是其候也。肺合气于大肠。大肠者，为行道传写之腑也，号监仓掾，重二斤十二两，长一丈二尺，广六寸，当脐右回叠积，还反十二曲，贮水谷一斗二升，主十二时，定血脉，和利精神。《千金》《明堂》《外台》同。《难经》云：长二丈一尺，大四寸，径一寸之少半，十六曲，盛谷一斗，水七升半。鼻遂以长，以候大肠。

右手关前寸口阳绝者，无大肠脉也，若少气，心下有水气，立秋节即咳，刺手太阴治阴，在鱼际间。

右手关前寸口阳实者，大肠实也，苦肠中切痛，如针刀所刺，无休息时，刺手阳明治阳，在手腕中泻之。

大肠病者，肠中切痛而鸣濯濯，冬日重感于寒则泄，当脐而痛，不能久立，与胃同候，取巨虚上廉。

肠中雷鸣，气上冲胸，喘，不能久立，邪在大肠，刺肓之原、巨虚上廉、三里。

大肠胀者，肠鸣而痛，寒则泄，食不化。

大肠有寒，鹜溏有热，便肠垢。

大肠有宿食，寒栗发热有时，如疟状。

肺前受病，移于大肠，肺咳不已，咳则遗失便利。厥气客于大肠,则梦田野。

　　肺应皮,皮厚者大肠厚,皮薄者大肠薄,皮缓腹裹大者大肠缓而长,皮急者大肠急而短,皮滑者大肠直,皮肉不相离者大肠结。

　　扁鹊云:手太阴与阳明为表里。大肠若病,实则伤热,热则胀满不通,口为生疮,食下入肠,肠实而胃虚,食下胃,胃实而肠虚,所以实而不满,乍实乍虚,乍来乍去;虚则伤寒,寒则肠中雷鸣,泄青白之利。而发于气水,根在大肠。方见治水篇中。大肠绝不治,何以知之?泄利无度,利绝则死。

　　手阳明之脉,起于大指次指之端外侧,循指上廉,出合谷两骨之间,上入两筋之中,循臂上廉,上入肘外廉,循臑外前廉上肩,出髃骨之前廉,上出柱骨之会上,下入缺盆络肺,下膈属大肠。其支者,从缺盆直而上颈,贯颊,入下齿缝中,还出侠口,交人中,左之右,右之左,上侠鼻孔。是动则病齿痛颊肿。是主津所生病者,目黄口干,鼽衄喉痹,肩前臑痛,大指次指痛,不用。气盛有余,则当脉所过者热肿,虚则寒栗不复。盛者则人迎大三倍于寸口,虚者则人迎反小于寸口也。

大肠虚实第二　脉　方　灸法

大肠实热

　　右手寸口气口以前脉阳实者,手阳明经也,病苦肠满,善喘咳,面赤身热,喉咽中如核状,名曰大肠实热也。

　　生姜泄肠汤　治大肠实热,腹胀不通,口为生疮者方。

　　生姜　橘皮　青竹茹　黄芩　栀子仁　白术各三两　桂心一两

茯苓　芒硝_{各三两}　地黄_{十两}　大枣_{十四枚}

上十一味,以水七升煮取三升,去滓,下芒硝,分二服。

治肠中胪胀不消方　灸大肠输四十九壮。

大肠有热,肠鸣腹满,侠脐痛,食不化,喘,不能久立,巨虚上廉主之。

大肠虚冷

右手寸口气口以前脉阳虚者,手阳明经也,病苦胸中喘,肠鸣,虚渴唇干,目急善惊,泄白,名曰大肠虚冷也。

黄连补汤　治大肠虚冷,痢下青白,肠中雷鸣相逐方。

黄连_{四两}　茯苓　芎_{各三两}　酸石榴皮_{五片}　伏龙肝_{鸡子大一枚}　地榆_{五两}

上六味,以水七升煮取二升半,去滓,下伏龙肝末,分三服。

治肠中雷鸣相逐,痢下方。

灸承满五十壮。穴在侠巨阙相去五寸,巨阙在心下一寸。灸之者,侠巨阙两边各二寸半。

灸脐中

治肠中常鸣,时上冲心方。

食饮不下,腹中雷鸣,大便不节,小便赤黄,阳纲主之。

腹胀肠鸣,气上冲胸,不能久立,腹中痛濯濯,冬日重感于寒则泄,当脐而痛,肠胃间游气切痛,食不化,不嗜食,身肿,侠脐急,天枢主之。肠鸣而痛,温留主之。

肛门论第三

论曰:肛门者,主大行道,肺大肠候也,号为通事令史,重十二两,长一尺二寸,广二寸三分,应十二时。若脏伤热则肛门闭塞,大行不通,或肿,缩入生疮;若腑伤寒则肛门开,大行洞写,肛门凸出,良久乃入。热则通之,寒则补之。

虚实和平,依经调理方见别卷中。

皮虚实第四论 方

论曰:夫五脏六腑者,内应骨髓,外合皮毛肤肉。若病从外生,则皮毛肤肉关格强急;若病从内发,则骨髓疼痛。然阴阳表里,外皮内髓,其病源不可不详之也。皮虚者寒,皮实者热。凡皮虚实之应,主于肺大肠。其病发于皮毛,热则应脏,寒则应腑。

蒴藋蒸汤 治皮虚,主大肠病,寒气关格方。

蒴藋根叶切,三升 菖蒲叶切,二升 桃叶皮枝剉,二升 细糠一斗 秫米五升

上五味,以水一石五斗煮,取米熟为度,大盆器贮之,于盆上作小竹床子罩盆,人身坐床中,四面周回将席荐障风,身上以衣被盖覆,若气息时,开孔对中泄气,取通身接汗,可得两食久许。如此三日蒸,还温药足汁用之。若盆里不过热,盆下安炭火。非但治寒,但是皮肤一切劳冷,悉皆治之。

栀子煎 治皮实,主肺病热气方。

栀子仁 枳实 大青 杏仁 柴胡 芒硝各二两 生地黄淡竹叶切,各一升 生玄参五两 石膏八两

上十味,以水九升煮取三升,去滓,下芒硝,分为三服。

咳嗽第五论 证 方 灸法

论曰:经云:五脏六腑皆令咳。肺居外而近上,合于皮毛,皮毛喜受邪,故肺独易为咳也。邪客于肺则寒热上气,喘,汗出,咳动肩背,喉鸣,甚则唾血,肺咳经久不已,传入大肠,其状咳则遗粪;肾咳者,其状引腰背痛,甚则咳涎,肾咳经久不已,传入膀胱,其状咳则遗尿;肝咳者,其状左胁痛,甚者不得转侧,肝咳经久不已,传入胆,其状咳则清苦汁出;心咳者,其状引心痛,喉中介介如梗,甚者喉痹咽肿,心咳经久不已,传入小肠,其状咳则失气;脾咳者,其状右胁痛,阴阴引肩背,甚者不得动,动则咳剧,经久不已,传入胃,其状咳而呕,呕甚则长虫出。久咳不已,三焦受之,三焦咳之状,咳而腹满,不能饮食。此皆聚于胃,关于肺,使人多涕唾而面浮肿,气逆也。右顺时有风寒冷,人触冒解脱,伤皮毛间入腑脏,为咳上气如此也;有非时忽然暴寒,伤皮肤中,与肺合则咳嗽上气,或胸胁叉痛。咳唾有血者,是其热得非时之寒暴搏之,不得渐散,伏结深,喜肺痈也。因咳服温药,咳尤剧,及壮热,吐脓血,汗出恶寒是也。天有非时寒者,急看四时方也。

问曰:咳病有十,何谓也?师曰:有风咳,有寒咳,有支咳,有肝咳,有心咳,有脾咳,有肺咳,有肾咳,有胆咳,有厥阴咳。问曰:十咳之证,以何为异?师曰:欲语,因咳言不得竟,谓之风咳;饮冷食寒,因之而咳,谓之寒咳;心下坚满,咳则肢痛,其脉反迟,谓之肢咳;咳则引胁下痛,谓之肝咳;咳而唾血,引手少阴,谓之心咳;咳而涎出,续续不止,引小腹,谓之脾咳;咳引颈项而唾涎沫,谓之肺咳;

咳则耳无所闻,引腰并脐中,谓之肾咳;咳而引头痛,口苦,谓之胆咳;咳而引舌本,谓之厥阴咳。风咳者,不下之;寒咳肢咳肝咳,刺足太冲;心咳,刺手神门;脾咳,刺足太白;肺咳,刺手太泉;肾咳,刺足太溪;胆咳,刺足阳陵泉;厥阴咳,刺手大陵。

夫久咳为疢,咳而时发热,脉在九菽一作卒弦者,非虚也,此为胸中寒实所致也,当吐之。

夫咳家,其脉弦,欲行吐药,当相人强弱而无热,乃可吐耳。咳家,其人脉弦,为有水,可与十枣汤下之方见下。不能卧出者,阴不受邪故也。留饮咳者,其人咳不得卧,引项上痛,咳者如小儿掣纵状。夫酒客咳者,必致吐血,此坐久极饮过度所致也,其脉沉者,不可发汗。久咳数岁,其脉弱者可治,实大数者死。其脉虚者必善冒,其人本有支饮在胸中故也,治属饮家。上气汗出而咳,属饮家。咳而小便利若失溺,不可发汗,汗出即厥逆冷。

夫病吐血,喘咳上气,其脉数有热,不得卧者,死。寒家咳而上气,其脉数者死,谓其人形损故也。脉大而散,散者为气实而血虚,名曰有表无里,上气,面胕肿,肩息,其脉浮大不治,加痢尤甚。上气,躁而喘者,属肺胀,欲作风水,发汗愈。

小青龙汤　治咳逆,倚息不得卧方。

麻黄　芍药　细辛　桂心　干姜　甘草各三两　五味子　半夏各半升

上八味㕮咀,以水一斗先煮麻黄,减二升,去上沫,乃内诸药,煮取三升,去滓,分三服,弱者服半升。若渴,去半夏,加栝楼根三两;若微痢,去麻黄,加荛花如鸡子大;若食饮噎者,去麻黄,加附子一枚;若小便不利,小腹满者,去麻黄,加茯苓四两;若喘者,去麻黄,加杏仁半升。

青龙汤下已,多唾口燥,寸脉沉,尺脉微,手足厥逆,气从小腹上冲胸咽,手足痹,其面翕热如醉状,因复下流阴股,小便难,时复冒者,与茯苓桂心甘草五味子汤,治其气冲方。

茯苓四两　桂心　甘草各二两　五味子半升

上四味㕮咀,以水八升煮取三升,去滓,分三服,温服。

冲气即低而反更咳,胸满者,用茯苓甘草五味子去桂心,加干姜、细辛,以治其咳满方。

茯苓四两　甘草　干姜　细辛各三两　五味子半升

上五味㕮咀,以水八升煮取三升,去滓,温服半升,日三。

咳满即止而更复渴,冲气复发者,以细辛、干姜为热药也,服之当遂渴而渴反止者,为支饮也,支饮法当冒,冒者必呕,呕者复内半夏,以去其水方。

半夏　五味子各半升　茯苓四两　细辛　干姜　甘草各二两

上六味㕮咀,以水八升煮取三升,去滓,温服半升,日三。

水去呕止,其人形肿者,应内麻黄,以其人遂痹,故不内麻黄,内杏仁方。

杏仁　五味子　半夏各半升　茯苓四两　细辛　干姜　甘草各三两

上七味㕮咀,以水一斗煮取三升,去滓,温服半升,日三。若逆而内麻黄者,其人必厥,所以然者,以其人血虚,麻黄发其阳故也。

若面热如醉,此为胃热上冲,熏其面,加大黄利之方。

大黄　干姜　细辛　甘草各三两　茯苓四两　五味子　半夏　杏仁各半升

上八味㕮咀,以水一斗煮取三升,去滓,温服半升,日三。

咳而上气,肺胀,其脉浮,心下有水气,胁下痛引缺盆,设若有实者必躁,其人常倚伏,**小青龙加石膏汤**主之之方。

石膏　干姜　桂心　细辛各二两　芍药　甘草各三两　麻黄四两　半夏半升　五味子一升

上九味㕮咀,以水一斗先煮麻黄,减二升,下药煮取二升半,强者服一升,羸者减之,小儿四合。仲景用治肺胀,咳而上气,烦躁而喘,脉浮者,心下有水。《外台》同。

泽漆汤　治上气,其脉沉者方。

泽漆三斤,细切,以东流水五斗煮取一斗五升,去滓澄清　半夏半升　生姜　紫菀一作紫参　白前各五两　黄芩　甘草　桂心　人参各三两

上九味,内泽漆汁中,煮取五升,每服五合,日三夜一。

麦门冬汤　下气止逆,治大逆上气,咽喉不利方。

麦门冬汁二升　半夏一升　粳米二合　人参　甘草各二两　大枣二十枚

上六味,以水一斗二升煮取六升,去滓,每服半升,日三夜一。

射干麻黄汤　治咳而上气,喉中如水鸡声者方。

射干　细辛　款冬花　紫菀各三两　麻黄　生姜各四两　大枣七枚　半夏　五味子各一升

上九味㕮咀,以东流水一斗二升先煮麻黄,去上沫,内药煮取三升,去滓,分三服,日三。

厚朴麻黄汤　咳而大逆上气,胸满,喉中不利,如水鸡声,其脉浮者方。

厚朴五两　麻黄四两　石膏　细辛　干姜各二两　小麦一升
杏仁　半夏　五味子各半升

上九味㕮咀，以水一斗二升煮小麦熟，去麦内药，煮取三升，去
滓，分三服，日三。

麻黄石膏汤　治上气胸满者方。

麻黄四两　石膏一枚，鸡子大　厚朴五两　小麦一升　杏仁半升

上五味，以水一斗先煮小麦熟，去之下药，煮取三升，去滓，分
三服。《深师》用治久逆上气，喉中如水鸡鸣，名小枝枝汤，咳者，加五味子、
半夏各半升，干姜三累。

皂荚丸　治咳逆上气，时时唾浊，但坐不得卧方。

皂荚八两为末，蜜丸如梧子大，以枣膏和汤服三丸，日三夜一。
《必效方》以酥炙皂荚。

十枣汤　夫有支饮家，咳烦，胸中痛者，不卒死，一百日一岁，
可与此方。

大枣十枚　大戟　甘遂　芫花各等分

上大戟甘遂芫花捣为末，以水一升五合煮枣，取八合，去滓，内
药末，强者一钱匕，羸者半钱，顿服之。平旦服而不下者，明旦更加
药半钱，下后自然补养。

咳而引胁下痛者，亦**十枣汤**主之。方见前。

温脾汤　治食饱而咳方者方。

甘草四两　大枣二十枚

上二味㕮咀，以水五升煮取二升，分三服，温服之。若咽中痛，
而声鸣者，加干姜一两。

百部根汤　治嗽，不得卧，两眼突出方。

百部根　生姜各一斤　细辛　甘草各三两　贝母　五味子　白术各二两　桂心四两　麻黄六两

上九味㕮咀,以水一斗二升煮取三升,去滓,分三服。《古今录验》用杏仁四两,紫菀三两。

海藻汤　治咳而下利,胸中痞而短气,心中时悸,四肢不欲动,手足烦,不欲食,肩背痛,时恶寒方。

海藻四两　五味子　半夏各半升　生姜一两　细辛二两　茯苓六两　杏仁五十枚

上七味㕮咀,以水一斗煮取三升,去滓,分三服,日三。一方无五味子、生姜。

白前汤　治水,咳逆上气,身体浮肿,短气胀满,昼夜倚壁不得卧,咽中作水鸡鸣方。

白前　紫菀　半夏　大戟各二两

上四味㕮咀,以水一斗浸一宿,明旦煮取三升,分三服。

治九种气嗽欲死,百病方。

干姜　半夏　细辛　紫菀　吴茱萸　莞花一作芫花　茯苓　甘草　甘遂　防葵　人参　乌头　大黄　杏仁各一分　葶苈二分　巴豆　厚朴　白薇各三分　五味子　远志　前胡　菖蒲　枳实　蜀椒　皂荚　当归　大戟　桂心各半分

上二十八味为末,蜜丸,如梧子大先食服二丸,日二服,以知为度。不知增之。

麻黄汤　治上气嗽方。

麻黄半斤　杏仁百枚　甘草三两　桂心一两

上四味治下筛,别研杏仁如脂,内药末和合,临气上时服一方寸匕。食久气未下,更服一方寸匕,可至三匕,气发便服,即止。一方去桂心、甘草。

太医令王叔和所撰,御服**蜀椒丸**,治上气咳嗽甚良方。

蜀椒五分 乌头 杏仁 菖蒲 礜石一云矾石 皂荚各一分 细辛 款冬花 紫菀 干姜各三分 吴茱萸 麻黄各四分

上十二味为末,蜜丸,如梧子大暮卧吞二丸。治二十年久咳,不过二十丸。

通气丸 治久上气咳嗽,咽中腥臭,虚气搅,心痛眼疼,耳中嘈嘈,风邪毒痓,时气,食不生肌,胸中隔塞,呕逆多唾,恶心,心下坚满,饮多食少,恶痓,淋痛病方。

饴糖三斤 蜀椒二升 杏仁一升 蜈蚣五节 大附子五枚 干姜 人参各四钱 桂心六分 乌头七分 天门冬一钱

上十味为末,别治杏仁如脂,稍稍内药末,千杵,烊糖,乃内药末中令调和,含如半枣一枚,日六七,夜三四服,以胸中温为度。若梦与鬼交通及饮食者,全用蜈蚣;食不消,加杏仁五合;小腹急,腰痛,加天门冬、杜仲;有风,驾头三枚,附子一枚,立夏后勿加也;有留饮,加葶苈三两。

治咳嗽上气方。

蜀椒 桂心 海蛤各四分 昆布 海藻 干姜 细辛各六分 麦门冬十分

上八味为末,蜜丸,如梧子大饮服十丸,加至二十丸,日三服。有人风虚中冷,胸中满,上气,喉中如吹管声,吸吸气上,欲咳,服此方得瘥。

治咳嗽,胸胁支满,多唾上气方。

礜石一作矾石　乌头一方不用　菖蒲各一分　细辛　黄环各二分
款冬花　紫菀　杏仁各三分　吴茱萸四分　干姜五分　蜀椒五合

上十一味为末,蜜丸,梧子大,每服一丸,着牙上,咽汁,日五六服,剧者常含不止。

又方　姜汁一升半　砂糖五合

上二味,煎姜汁减半,内糖更煎,服之。

又方　白糖五合　皂荚末,方寸匕

上二味,先微暖糖令消,内皂荚末合和相得,丸如小豆先食服三丸。

又方　酒一升半,浸肥皂荚两挺经宿,煮取半升,分三服。七日忌如药法。若吐多,以醋饭三四日止之。

又方　巴豆炮,去皮,勿伤破肉,白饮吞下,初日二枚,二日三枚。

又方　服芥子七丸,以油酒下之。

射干煎　治咳嗽上气方。

生射干　款冬花各一两　紫菀　细辛　桑白皮　附子　甘草各二分　白蜜　竹沥　生姜汁各一升,一云干姜五两　饴糖五两

上十一味,以射干先内白蜜并竹沥中,煎五六沸去之,㕮咀六物,以水一升合浸一宿,煎七上七下,去滓,乃合饴姜汁煎如铺,服如酸枣一丸,日三,剧者夜二。不止加之,以止为度。

杏仁煎　治冷嗽上气,鼻中不利方。

杏仁五合　五味子　款冬花各三合　紫菀　干姜各二两　桂心三两　甘草四两　麻黄一斤

上八味,以水一斗煮麻黄,四升,治诸药为末,又内胶饴半斤,白蜜一斤,合内汁中,搅令相得,煎如饴,先食服如半枣,许日三服。

不知加之,以知为度。

又方 治忽暴嗽失声,语不出方。

杏仁 姜汁 砂糖 蜜各一升 五味子 紫菀各三两 通草
贝母各四两 桑根白皮五两

上九味㕮咀,以水九升煮取三升,去滓,内杏仁脂、姜汁、蜜、糖和搅,微火煎取四升,初服三合,日再夜一,稍加。

通声膏方

五味子 款冬花 通草各三两 人参 细辛 青竹皮 桂心
菖蒲各二两 杏仁 姜汁各一升 白蜜二升 枣膏三升 酥五升

上十三味㕮咀,以水五升微火煎,三上三下,去滓,内姜汁、枣膏、酥、蜜,煎令调和,酒服枣大二丸。

杏仁饮子 治暴热嗽方。

杏仁四十枚 紫苏子一升 橘皮一两 柴胡四两

上四味㕮咀,以水一斗煮取三升,分三服,常作饮服。

苏子煎 治上气咳嗽方。

苏子 生姜汁 地黄汁 白蜜 杏仁各二升

上五味,捣苏子,以地黄汁姜汁浇之,以绢绞取汁,更捣,以汁浇,又绞令味尽,去滓,熬杏仁令黄黑,治如脂,又以向汁浇之,绢绞,往来六七度,令味尽,去滓,内蜜合和,置铜器中,于汤上煎之令如饴,每服方寸匕,日三夜一。崔氏无地黄汁。

又方 干姜末,五两 胶饴一斤

上二味和令调,蒸五升米下,冷,以枣大含,稍稍咽之,日五夜二。

芫花煎 治新久嗽方。

芫花 干姜各二两 白蜜二升

上三味为末，内蜜中令相和，微火煎令如糜，每服如枣核大一枚，日三夜一，以知为度，欲利者多服。《深师》以治冷饮嗽，又治三十年久嗽者，以水五升煮芫花，取三升，去滓，内姜加蜜，合煎如糜，服之。

款冬煎　治同前。

款冬花　干姜末　紫菀各三两　五味子二两　芫花一两，熬令赤

上五味㕮咀，先以水一斗煮三味，取三升半，去滓，内芫花、干姜末，加蜜三升，合投汤中令调，于铜器中微火煎令如糖，每服半枣许，日三。

治三十年咳嗽，或饮或咳，寒气，嗽虽不同，悉主之之方。

细辛　款冬花　防风　紫菀各三两　藜芦二两　蜀椒五合

上六味㕮咀，取藜芦先着铜器中，次紫菀，次细辛，次款冬花，次椒，以大枣百枚间着诸药间，以水一斗二升微火煮令汁尽，出枣，曝令燥，鸡鸣时服半枣，不知，明旦服一枚，以胸中温温为度。若强人欲嗽吐者，可小增服之，便吐脓囊裹结，吐后勿冷饮食。咳愈止药，药势静乃食，不尔令人吐不已。

治三十年久嗽方。

百部根二十斤，捣取汁，煎如饴，服一方寸匕，日三服。《外台》和饴一斤煎，成煎，以温粥饮调下。《深师方》以白蜜二斤更煎五六沸，服二合。

又方　紫菀二两　款冬花三两

上二味治下筛，先食饮服一方寸匕，日三服，七日瘥。

又方　白蜜一斤　生姜二斤，取汁

上二味，先秤铜铫知斤两讫，内蜜复秤知数，次内姜汁，以微火煎令姜汁尽，惟有蜜斤两在止，旦服如枣大含一丸，日三服。禁一切杂食。

治久嗽不瘥方。

兔屎四十九枚　硇砂二分　胡桐律一分

上三味为末，蜜丸，如梧子大每服三丸，以粥饮下，日三，吐令物尽，即瘥。

治积年咳嗽，喉中呀声，一发不得坐卧方。

紫菀　贝母　半夏　桑根白皮　五味子　射干　百部各五分

款冬花　皂荚　干姜　橘皮　鬼督邮　细辛各四分　白石英　杏仁各八分　蜈蚣二枚

上十六味为末，蜜和丸，如梧子大饮服十丸，日再，稍加至二十丸。《崔氏》无半夏、射干、干姜、橘皮、鬼督邮、细辛、白石英，用麻黄二两，芫根白皮一两半，以煮枣汤送下。

款冬丸　治三十年上气，咳嗽唾脓血，喘息不得卧方。

款冬花　干姜　蜀椒　吴茱萸　桂心　菖蒲各五分　人参　细辛　芫花　紫菀　甘草　桔梗　防风　芫花　茯苓　皂荚各三分

上十六味为末，蜜丸，如梧子大酒服三丸，日三服。

又方　款冬花　紫菀　细辛　石斛　防风　芎䓖　人参　当归　藁本　甘草　蜀椒　白术　半夏　天雄　菖蒲　钟乳　桂心　麻黄各三两　独活二两　乌头　芫花　附子各一两　桃仁二十枚　大枣二十五枚

上二十四味为末，蜜丸，如梧子大酒服二十丸，日二服。不止，加之。酒渍服亦得。

又方　款冬花　干姜　桂心　紫菀各三分　细辛二分　杏仁　皂荚　礜石一作矾石　菖蒲　乌头各一分　蜀椒五合　吴茱萸六合

上十二味为末，蜜丸，如梧子大酒服五丸，日三夜一。二十年嗽不过五十日愈，患咳嗽，喉鸣上气，服一剂永瘥。

治肺伤，咳唾脓血，肠涩背气，不能食，恶风，目暗䀮䀮，足胫寒冷方。

白胶　生姜各五两　桂心　人参　紫菀各二两　大枣二十枚　干地黄切，半升　桑白皮切，一升　芎䓖　大麻仁　饴糖各一升　大麦三升

上十二味㕮咀，以水一斗五升煮麦，取一斗，去麦下药，煮取三升，分五服。

五味子汤　治唾中有脓血，牵胸胁痛方。

五味子　桔梗　紫菀　甘草　续断各二两　竹茹三两　赤小豆一升　桑根白皮各五两　地黄各五两

上九味㕮咀，以水九升煮取一升七合，分为三服。

竹皮汤　治咳逆，下血不息方。

生竹皮三两　紫菀二两　饴糖一升　生地黄切，一升

上四味㕮咀，以水六升煮取三升，去滓，分三服。

百部丸　治诸嗽，不得气息，唾脓血方。

百部根三两　升麻半两　桂心　五味子　甘草　紫菀　干姜各一两

上七味为末，蜜和丸，如梧子大每服三丸，日三，以止为度。

治上气，咳嗽喘息，喉中有物，唾血方。

生姜汁　杏仁各二升　糖　蜜各一升　猪膏二合

上五味，先以猪膏煎杏仁色黄，出之，以纸拭令净，捣如膏，合姜汁糖蜜等合煎令可丸，每服如杏核一枚，日夜六七服，渐渐增加。

治一切肺病，咳嗽脓血，及唾血不止方。

好酥三十斤，三遍炼，停取凝，当出醍醐，服一合，日三服，瘥止。一切药皆不出此，神方。

又方　三炼酥如鸡子黄，适寒温灌鼻中，日再夜一。

钟乳七星散　治寒冷咳嗽，上气胃满，唾脓血方。又名吸散。

钟乳　矾石　款冬花　桂心各等分

上四味治下筛，作如大豆七，聚七星形，以小筒吸取，酒送下，先食服，日三。不知，加之。数试大验。又云临卧吸服之。

又方　钟乳　细辛　款冬花　天雄　紫菀　石膏各等分

上六味治下筛，取如大豆七，聚如前法吸之，日二。只得食粥，七日嗽愈乃止。若大豆聚不知，小益之，勿太多。

七星散　治三十年咳嗽方。

款冬花　紫菀　桑根白皮　代赭　细辛　伏龙肝各一两

上六味治下筛，作七星聚，聚如藕豆者，以竹筒口当药上，一一吸咽之，令药入腹中，先食，日三元。服四日，日复作七星聚，以一脔肉炙令熟，以辗转药聚上，令药悉遍肉上，仰卧咀嚼之，细细咽汁，令药力歆歆割割然，毒气入咽中，药力尽总咽，却取瘥止。未瘥，复作如初。羊牛鹿肉皆可，猪肉不可用。

治嗽熏法　以熟艾薄薄布纸上，纸广四寸，后以硫黄末薄布艾上，务令调均，以荻一枚如纸长卷之，作十枚，先以火烧缠下，去荻，烟从孔出，口吸烟咽之，取吐止，明旦复熏之如前，日一二止，自然可瘥。得食白粥，余皆忌。恐是熏黄如硫黄，见火必焰矣。

又方　熏黄一两研令细，以蜡纸并上熏黄，令与蜡相入，调匀，卷之如前法，熏之亦如上法，日一二止，以吐为度。七日将息后，以羊肉羹补之。

又方　烂青布广四寸,布上布艾,艾上布青矾末,矾上布少熏黄末,又布少盐,又布少豉末,急卷之,烧令着,内燥罐中,以纸蒙头,便作一小孔,口吸取烟,细细咽之,以吐为度。若心胸闷时略歇,烟尽止,日一二度,用三卷不尽,瘥。三七日慎油腻。

论曰:凡上气,多有服吐药得瘥,亦有针灸得除者,宜深体悟之。

灸法

嗽　灸两乳下黑白际各百壮,即瘥。

又　以蒲当乳头周匝围身,令后前正平,当脊骨解中灸十壮。

又　以绳横量口中,折绳从脊,灸绳两头边各八十壮,三报,三日毕。两边者是口合度。灸从大椎数下行,第五节下第六节上,穴在中间此即神道穴,随年壮。并主上气。

灸手屈臂中有横文外骨捻头得痛处十四壮,良。

上气咳嗽,短气气满,食不下,灸肺募五十壮。

上气,咳逆短气,风劳百病,灸肩井二百壮。

上气,短气咳逆,胸背痛,灸风门热府百壮。

上气咳逆,胸满短气,牵背痛,灸巨阙、期门各五十壮。

上气,咳逆短气,胸满多唾,唾恶冷痰,灸肺腧五十壮。

上气胸满,短气咳逆,灸云门五十壮。

上气咳逆,胸痹背痛,灸胸堂百壮。不针。

上气咳逆,灸亶中五十壮。

上气,气闭咳逆,咽冷声破,喉猜猜,灸天瞿五十壮。一名天突。

逆气虚劳,寒损忧恚,筋骨挛痛,心中咳逆,泄痓腹满,喉痹,颈项强,肠痔逆气,痔血阴急,鼻衄骨痛,大小便涩,鼻中干,烦满,狂走易气,凡二十二病,皆灸绝骨五十壮。穴在内踝二三寸宛宛中。

卷之五十八　大肠腑方

痰饮第六_{论　方　灸法}

论曰:夫饮有四,何谓? 师曰:有痰饮,有悬饮,有溢饮,有支饮。问曰:四饮之证,何以为异? 师曰:其人素盛今瘦,水走肠间,沥沥有声,谓之痰饮;饮后水流在胁下,咳唾引痛,谓之悬饮;饮水过多,水行归于四肢,当汗出而汗不出,身痛体重,谓之溢饮;其人咳逆倚息,短气不得卧,其人如肿,谓之支饮。

凡心下有水者,筑筑而悸,短气而恐,其人眩而癫,先寒即为虚,先热即为实。故水在于心,其人心下坚,筑筑短气,恶水而不欲饮;水在于肺,其人吐涎沫,欲饮水;水在于脾,其人少气,身体尽重;水在于肝,胁下支满,嚏而痛;水在于肾,心下悸。

夫病人卒饮水多,必暴喘满。凡食少饮多,水停心下,甚者则悸,微者短气。脉双弦者,寒也,皆大下后喜虚耳;脉偏弦者,饮也。肺饮,不弦,但喜喘短气;支饮,亦喘而不能眠,加短气,其脉平也;留饮,形不发作,无热脉微,烦满,不能食,脉沉滑者,留饮病。病有留饮者,胁下痛引缺盆,嗽转甚,其人咳而不得卧,引项上痛,咳者如小儿瘛疭状。夫胸中有留饮,其人短气而渴,四肢历节痛,其脉沉者,有留饮也。心下有留饮,其人背寒冷,大如手。病人肩息上引,此皆有溢饮在胸中,久者缺盆满。马刀肿,有剧时,此为气饮所致也。膈上之病,满喘咳吐,发则寒热背痛,恶寒,自泣自出,其人振振身瞤剧,必有伏饮。病人一臂不随,时复转移在一臂,其脉沉细,此非风也,必有饮在上焦。其脉虚者为微劳,荣卫气不周故也,冬自瘥。一本久作久自瘥。

病痰饮者,当用温药和之。

小半夏汤　病心腹虚冷,游痰气上,胸胁满,不下食,呕逆者方。

半夏一升　生姜一斤　橘皮四两

上三味㕮咀,以水一斗煮取三升,分三服。若心中急及心痛,内桂心四两;若腹满痛,内当归三两。羸弱及老人尤宜服之。一方用人参二两。仲景无橘皮、人参。

又方　半夏一升　生姜一斤　桂心三两　甘草一两

上四味㕮咀,以水七升煮取二升半,分三服。

甘草汤　治心下痰饮,胸胁支满,目眩方。

甘草二两　桂心　白术各三两　茯苓四两

上四味㕮咀,以水六升宿渍,煮取三升,去滓,服一升,日三,小便当利。

十枣汤　治病悬饮者。

若下后,不可与也。凡上气,汗出而咳者,此为饮也。方见咳嗽篇中。

小青龙汤　病溢饮者,当发其汗方见咳嗽篇中。范汪用大青龙汤。

木防己汤　膈间有支饮,其人喘满,心下痞坚,面色黧黑,其脉沉紧,得之数十日,医吐下之不愈者用此方。

木防己三两　桂心二两　人参四两　石膏鸡子大十二枚

上四味㕮咀,以水六升煮取二升,分二服。虚者即愈,实者三日复发,发则复与。若不愈,去石膏,加茯苓四两,芒硝三合,以水六升煮取二升,去滓,下消令烊,分二服,微下利即愈。一方不加茯苓。

厚朴大黄汤 夫酒客咳者,必致吐血,此坐久饮过度所致也,其脉虚者必胸满,胸中本有支饮。支饮胸满,主之之方。

厚朴一尺 大黄六两 枳实四两

上三味㕮咀,以水五升煮取二升,分为二服,温服之。

葶苈大枣泻肺汤 治支饮不得息方。见肺痈篇中。

小半夏加茯苓汤 呕家不渴,渴者为欲解,本渴,今反不渴,心下有支饮故也,小半夏汤主之。又有先渴却呕者,此为水停心下,小半夏加茯苓汤主之。治卒呕吐,心下痞,膈间有水,目眩,悸方。

半夏一升 茯苓三两 生姜半斤

上三味㕮咀,以水七升煮取一升五合,去滓,分再服,温服之。《胡洽》不用茯苓,用桂心四两。

五苓散 假令瘦人脐下有悸者,吐涎沫而癫眩,水也,此方主之。方见前卷中。

椒目丸 腹满,口干燥,此肠间有水气,此方主之。

椒目 木防己 大黄各一两 葶苈二两

上四味为末,蜜丸如梧子大,先食饮服一丸,日三,后稍增,口中有津液止。渴者,加芒硝半两。

甘遂半夏汤 病者脉伏,其人欲自利,利者反快,虽利,心下续坚满,此为留饮欲去故也,此方主之。

甘遂大者,三枚 半夏十二枚,水一升煮取半升 芍药二枚 甘草一枚如指大,水一升煮取半升

上四味,以蜜半升内二药汁,合得一升半,煎取八合,顿服之。

大茯苓汤 主胸中结痰,饮澼结,脐下弦满,呕逆不得食,亦主

风水方。

　　茯苓　白术各三两　当归　橘皮　附子各三两　生姜　半夏
桂心各四两　细辛四两，一作人参

　　上九味㕮咀，以水一斗煮取三升，去滓，分三服，服三剂，良。

　　茯苓汤　主胸膈痰满方。

　　茯苓四两　半夏一升　生姜一斤　桂心八两

　　上四味㕮咀，以水八升煮取二升半，分四服。冷极者，加大附
子四两；若气满者，加槟榔三七枚。此方与前卷呕吐篇方相重，分两加减
法不同。

　　大半夏汤　治痰冷澼饮，胸膈中不理方。

　　半夏一升　白术三两　生姜八两　茯苓　人参　桂心　甘草
附子各二两

　　上八味㕮咀，以水八升煮取三升，分三服。

　　半夏汤　治痰饮澼气，吞酸方。

　　半夏　吴茱萸各三两　生姜六两　附子一枚

　　上四味，以水五升煮取二升半，分三服，老小各半，日三。

　　干枣汤　治肿及支满澼饮方。

　　大枣十枚　大戟　大黄　黄芩　甘草　甘遂各二两　芫花　荛
花各半两

　　上八味㕮咀，以水五升煮取一升六合，分四服，空心服，以快下
为度。

　　当归汤　治留饮，宿食不消，腹中积聚转下方。

　　当归　人参　桂心　黄芩　甘草　芍药　芒硝各二两　大黄
四两　生姜　泽泻各三两

上十味㕮咀,以水一斗煮取三升,分三服。

治痰饮,饮食不消,干呕方。

人参　旋覆花　橘皮　细辛各一两　泽泻　白术　杏仁　枳实各二两　茯苓　柴胡　生姜　半夏　芍药各三两

上十三味㕮咀,以水九升煮取二升七合,分三服,日三。

治胸中痰饮,肠中水鸣,食不消,呕吐水方。

槟榔十二枚　生姜　杏仁　白术各四两　半夏八两　茯苓五两　橘皮三两

上七味㕮咀,以水一斗煮取三升,去滓,分三服。

吴茱萸汤　治胸中积冷,心嘈,烦满汪汪,不下饮食,心胸应背痛方。

吴茱萸三　半夏四两　桂心　人参各二两　甘草一两　生姜五两　大枣二十枚

上七味㕮咀,以水九升煮取三升,去滓,分三服,日三。

治胸膈心腹中痰水冷气,心下汪洋嘈烦,或水鸣多唾,口中清水自出,胁肋急胀痛,不欲食,此皆胃气弱受冷故也,其脉喜沉弦细迟,悉主之方。

半夏　生姜各五两　芍药二两　茯苓四两　旋覆花　细辛　橘皮　桂心　人参　甘草　桔梗各二两

上十一味㕮咀,以水一斗煮取三升,分三服。病先有时喜水下者,用白术三两,去旋覆花;若欲得利者,加大黄二两;须微调者,用干地黄。

治冷热久澼实,不能饮食,心下虚满,如水状方。

前胡　生姜　茯苓　半夏各四两　甘草　枳实　白术各三两

桂心二两

上八味㕮咀,以水八升煮取三升,分三服。

前胡汤　治胸中久寒澼实,隔塞胸痛,气不通利,三焦冷热不调,饮食减少无味,或寒热身重,卧不欲起方。

前胡　人参　当归　甘草　半夏各二两　大黄　防风　麦门冬　吴茱萸　黄芩各一两　生姜四两　杏仁四十枚

上十二味㕮咀,以水一斗煮取三升,去滓,分三服。《深师方》云:若胁下满,加大枣十二枚。此利水亦佳。

旋覆花汤　治胸膈痰结,唾如胶,不下食者方。

旋覆花　细辛　前胡　甘草　茯苓各二两　生姜八两　桂心四两　半夏一升　乌头五枚

上九味㕮咀,以水九升煮取三升,去滓,分三服。

姜椒汤　治胸中积聚痰饮,食减少,胃气不足,咳逆呕吐方。

姜汁七合　蜀椒三合　桂心　附子　甘草各一两　半夏三两　橘皮　桔梗　茯苓各二两

上九味㕮咀,以水九升煮取二升半,去滓,内姜汁煮取二升,分三服,服三剂,佳。若欲服大散诸五石丸,必先服此汤,及进黄芪丸,佳。一方不用甘草。

姜附汤　治痰冷澼气,胸满短气,呕沫头痛,饮食不消化方。

生姜八两　附子四两,生用,四破

上二味㕮咀,以水八升煮取二升,分四服。亦主卒风。

撩膈散　治心上结痰饮实,寒冷心闷方。

瓜丁二十八枚　赤小豆二七枚　人参　甘草各一分

上四味治下筛,酒服方寸匕,日二。亦治诸黄。

断膈汤 治胸中痰澼方。

恒山三两 甘草 松萝各一两 瓜蒂二十二枚

上四味㕮咀,以水酒各一升半煮取一升半,分三服。后服渐减之,得快吐后,须服半夏汤。半夏汤方见前篇。

松萝汤 治胸中痰,积热,皆除方。

松萝二两 乌梅 栀子各十四枚 甘草 恒山三两

上五味㕮咀,以酒三升浸一宿,平旦以水三升煮取一升半,去滓,顿服之,亦可分二服,一服得快吐即止。

杜蘅汤 主吐百病方。

杜蘅 松萝各三两 瓜丁三七枚

上三味㕮咀,以酒一升二合渍二宿,去滓,分二服。若一服即吐者止,未吐者更服,相去如行十里久,令药力尽,服一升稀糜即定,老小用之亦佳。

蜜煎 主寒热方。

蜜五合 恒山 甘草各二两

上三味取二味㕮咀,以水一斗煮取二升,去滓,内蜜五合,温服七合。吐即止,不吐更服七合。勿与冷水。一方用甘草半两。

又方 蜜六合 醋八合

上二味调和,平旦顿服,须臾猥猥然欲吐,撬之。若意中不尽,明旦更服,无不大呕,安稳。

治卒头痛如破,非中冷,又非中风,其痛是胸膈中痰厥气上冲所致,名为厥头痛,吐之即瘥方。

单煮茗,作饮二三升许,适冷暖饮二升,须臾撬即吐,吐毕又饮,如此数过。剧者须吐胆乃止,不损人而渴则瘥。

葱白汤　治冷膈腋,发时头痛闷乱,欲吐不得者方。

葱白二七茎　桃叶一把,一作枇杷叶　珍珠　恒山　乌头　甘草各半两

上六味㕮咀,以水酒各四升和煮取三升,去滓内珠,每服一升,吐即止。

大五饮丸　主五种饮:一曰留饮,停水在心下;二曰澼饮,水澼在两胁下;三曰痰饮,水在胃中;四曰溢饮,水溢在膈上五脏间;五曰流饮,水在肠间,动摇有声。夫五饮者,由饮酒后及伤寒饮冷水过多所致方。

苁蓉　远志　苦参　藜芦　乌贼骨　白术　甘遂　大黄　石膏　栝楼根　桔梗　半夏　紫菀　前胡　五味子　芒硝　桂心　芫花　当归　人参　贝母　茯苓　芍药　大戟　葶苈　黄芩各三两　甘草　恒山　薯蓣　厚朴　细辛　附子各三分　巴豆三十枚

上三十三味为末,蜜和,丸如梧子大,饮服三丸,日三,稍稍加之,以知为度。

旋覆花丸　治停痰澼饮,结在两胁,腹胀满,羸瘦,不能食,食不消化,喜唾干呕,大小便或涩或利,腹中动摇作水声,腹内热,口干,好饮水浆,卒起头眩欲倒,胁下痛方。

旋覆花　桂心　枳实　人参各五两　甘遂三分　吴茱萸　细辛　大黄　黄芩　葶苈　厚朴　芫花　橘皮各四分　干姜　芍药　白术各六分　茯苓　狼毒　乌头　礜石各八分

上二十味为末,蜜丸,如梧子大酒服五丸,日二,后加,以知为度。《延年方》无白术、狼毒、乌头、礜石、细辛、黄芩、厚朴、吴茱萸、芫花、橘皮、甘遂,有皂荚、附子各二分,蜀椒、防葵、杏仁各三两,干地黄四分。

中军黑候丸 治澼饮停结,满闷目暗方。黑又作里。

芫花三两 巴豆八分 杏仁五分 桂心 桔梗各四分

上五味为末,蜜丸,如胡豆每服三丸,稍增,得快下止。

顺流紫丸 治心腹积聚,两胁胀满,留饮痰癖,大小便不利,小腹切痛,膈上塞方。

石膏五分 代赭 乌贼骨 半夏各三分 桂心四分 巴豆七枚

上六味为末,蜜丸,如胡豆平旦服一丸,加至二丸。《胡洽》有藜芦、苁蓉、当归各三分。《范汪方》无石膏、半夏,有当归一分,茯苓三分,苁蓉二分,藜芦五分。

治停痰澼饮,结在两胁,腹满羸瘦,不能饮食,食不消,喜唾干呕,大小便或涩或利方。

旋覆花 大黄 附子 茯苓 椒目 桂心 芫花 狼毒 干姜 芍药 枳实 细辛各八分

上十二味为末,蜜丸,如梧子饮下三丸,日三服,后渐增。

治风气,膈上痰饮方 不开口苦瓠汤煮三五沸,以物裹,熨心膈上。

治结积留饮,澼囊胸满,饮食不消方。

灸通谷五十壮。

九虫第七论 方

论曰:人腹中有虫尸,此物与人俱生,而为人大害。尸虫之形,状似大马尾,或如薄筋,依脾而居,乃有头尾,皆长三寸。又有九虫:一曰伏虫,长四分;二曰蛔虫,长一尺;三曰白虫,长一寸;四曰肉虫,状如烂杏;五曰肺虫,状如蚕;六曰胃虫,状如虾蟆;七曰弱虫,状如瓜瓣;八曰赤虫,状如生肉;九曰蛲虫,至细微,形如菜虫状。伏虫,则群虫之主也;蛔虫,贯心则杀人;白虫相生,子孙转多,其母转大,长至四五寸,亦能杀人;肉虫,令人烦满;肺虫,令人咳嗽;胃虫,令人呕吐,胃逆喜哕;弱虫,又名膈虫,令人多唾;赤虫,令人肠鸣;蛲虫,居胴肠之间,多则为痔,剧则为癞,因人疮痍,即生诸痈疽癣瘘痫疥龋。虫无所不为,人亦不必尽有,有亦不必尽多,或偏有,或偏无。类妇人常多,其虫凶恶,人之极患也。常以白筵草沐浴佳,根叶皆可用,既是香草,且是尸虫所畏也。

论曰:凡欲服补药及治诸病,皆须去诸虫,并痰饮宿澼,醒醒除尽,方可服补药。不尔,必不得药力。

治肝劳,生长虫在肝为病,恐畏不安,眼中方。

蜡　吴茱萸　东行根皮各三两　干漆四两　鸡子五枚,去黄　粳米粉半斤

上五味,捣茱萸皮为末,和药铜器中煎,可丸如小豆大,宿勿食,可平旦饮服一百丸,小儿服五十丸,虫当烂出。《集验方》无茱萸根,名鸡子丸。

治心劳热伤心,有长虫名曰蛊,长一尺,贯心为病方。

雷丸　橘皮　桃仁一作桃皮　石蚕各五分　狼牙六分　贯众二枚　僵蚕三七枚　吴茱萸根皮七分　芜荑　青葙　干漆各四分　乱发如鸡子大,烧

上十二味为末,蜜丸,如梧子空腹苦酒下七丸,加至二七丸,日二服。一方无石蚕。

治脾劳热,有白虫在脾中为病,令人好呕,下虫方。

大麻子八升　东引吴茱萸根大者,一尺　橘皮二两

上三味㕮咀,以水煎,临时量服。凡合,禁声,勿语道作药,虫当闻,便不下,切忌之。

治肺劳热,生虫在肺为病方。

狼牙三两　东行桑根白皮切,一升　东行吴茱萸根白皮五合

上三味㕮咀,以酒七升煮取一升,平旦顿服之。

治肾劳热,四肢肿急,蛲虫状如菜虫,在肾中为病方。

芫黄　胡粉　槐皮各一两　干漆二两　贯众三枚　杏仁四十枚
吴茱萸五十枚

上七味治下筛,平旦井花水服方寸匕,加至一匕半,瘥止。

治蛲虫方　以好盐末二两,苦酒半升,合铜器中,煮数沸,宿不食,空心顿服之。

又方　珍珠二两　乱发如鸡子大,烧末

上二味治下筛,以苦酒调,旦起顿服之。《肘后》方用治三虫。

蘼芜丸　治少小有蛔虫,结在腹中,数发腹痛,微下白汁,吐闷寒热,饮食不生肌,皮肉痿黄,四肢不相胜举方。

蘼芜　贯众　雷丸　山茱萸　天门冬　狼牙各八分　藋芦
甘菊花各四分

上八味为末,蜜丸如大豆,三岁饮服五丸,五岁以上以意加之,渐至十丸。加藋芦六分,名藋芦丸,治老小及妇人等万病,腹内冷热不通,急满痛,胸膈坚满,手足烦热,上气,不得饮食,身体气肿,腰脚不遂,腹内状如水鸡鸣,妇人月经不调,无所不治。

治蛔虫方　藋芦末,以饮臛和服方寸匕。不觉,加之。《备急》以治蛲虫。

治热患,有蛔虫,懊恼方。

藋芦十分　干漆　蒿竹各二分

上三味治下筛，米饮和一合服之，日三。

治蛔虫在胃中，渐渐羸人方。

醇酒　好漆《外台》作好盐　白蜜各一升

上三味内铜器中，微火煎令可丸，如桃核一枚温酒中，宿勿食，旦服之，虫必下。未下，更服。《外台》治蛲虫。

又方　取楝实，淳苦酒中浸再宿，以绵裹内谷道中入三寸，一日易之。《集验方》用治长虫。

治蛔虫攻心，腹痛方。

剉薏苡根二斤，以水七升水煮取三升，先食服之，虫即死出。

又方　鹤虱苦酒空腹服方寸匕，佳。

又方　七月七日采蒺藜子，阴干，烧灰，先食服方寸匕，日三，即瘥。

治寸白虫方

吴茱萸细根一把，熟捣　大麻子三升，熬，捣末

上二味，以水三升和搦取汁，平旦顿服，至巳时与好食令饱，须臾虫出。不瘥，明旦更合服之，不瘥，三日服。《肘后》治三虫，以酒渍取汁服。

又方　芜荑六分　狼牙四分　白蔹二分

上三味治下筛，以苦酒二合和一宿，次早空腹服之。

又方　胡麻一升　胡粉一两

上二味为末，明旦空腹以猪肉臛汁啖尽，即瘥。

又方　榧子四十九枚，去皮，以月上旬平旦空腹服七枚，七日服尽，虫消成水，永瘥。

又方　取吴茱萸北阴根干去土切一升,以酒一升浸一宿,平旦分二服。凡茱萸皆用细根东引北阴者良,若如指以上大不在用。

又方　用石榴根,如茱萸法。亦可水煮。

又方　研大麻,取汁五升,分五服。亦治小儿蛔虫。

又方　以好油麻二升煎令熟,内葱白三寸,葱白黑便熟,冷,顿服之。

又方　熬饧,令十分燥,作末,以药方寸匕内,羊肉臛,中服之。

又方　桑根白皮切三升,以水七升煮取二升,宿勿食,平旦空腹顿服。《肘后》云:卒大行中见,是腹中已多虫故也,宜速理之。

又方　槟榔二七枚,治下筛,以水二升半先煮其皮,取一升半,去滓内末,频服暖卧,虫出。或不尽,更合服,取瘥止。宿勿食旦服之。

论曰:凡得伤寒及天行热病,腹中有热,又人食少,肠胃空虚,三虫行作求食,蚀人五脏及下部。若齿龈无色,舌上尽白,甚者唇里有疮,四肢沉重,忽忽喜眠,当数看其上唇,内有疮,唾血,唇内如粟疮者,心内懊憹痛闷,此虫在上蚀其五脏,下唇内生疮者,其人喜眠,此虫在下蚀其下部。人不能知,可服此蚀虫药。不尔,䘌虫杀人。又曰:凡患湿䘌者,多是热病后,或久下不止,或有客热结在腹中,或易水土,温凉气着,多生此病。亦有干䘌,不甚泄痢,而下部疮痒。不问干湿,久则杀人。凡湿得冷而苦痢,单煮黄连及艾叶苦参之属,皆可用之。若病人齿龈无色,舌上白者,或喜眠烦愦,不知痛痒处,或下痢,急治下部。不晓此者,但攻其上,不以下部为意,下部生虫,虫蚀其肛,肛烂,见五脏便死,烧艾于竹筒熏之。

治伤寒䘌病方。

取生鸡子,小头叩出白,入漆一合,熟和搅令极调,当沫出,更内着壳中,仰吞之,食顷或半日乃吐下。虫剧者再服,虫尽热除病愈。

治湿䘌方

黄连　生姜各十两　艾叶八两　苦参四两

上四味㕮咀,以水一斗煮取三升,分三服,久者服三剂。

懊侬散　治湿䘌疮烂,杀虫除䘌方。

萹竹半两　藋芦　雷丸　青葙　女青　桃仁各三两

上六味治下筛,粥饮服方寸匕,日三,加至二匕。亦酒服。

青葙散　治热病有䘌,下部生疮方。

青葙子一两　橘皮　萹竹各二两　藋芦四两　甘草一分　狼牙
三分

上六味治下筛,米饮和每服一合,日三。不止,稍加之。《小品》
无甘草。

姜蜜汤　治湿䘌方。

生姜汁五合　白蜜三合　黄连三两

上三味,以水二升别煮黄连,取一升,去滓,内姜、蜜,更煎取一
升二合,五岁儿平旦空腹服四合,日二。

治䘌虫蚀下部痒,谷道中生疮方。

阿胶　当归　青葙子各一两　艾叶一把

上四味㕮咀,以水八升煮取二升半,去滓,分三服。

杏仁汤　治䘌方。

杏仁五十枚　苦酒二升　盐一合

上三味,和煮取五合,顿服之。小儿以意量服。

桃皮汤　治蛲虫蛔虫及痔,䘌虫食下部生疮方。

桃皮　艾叶各一两　槐子三两　大枣三十枚

上四味㕮咀,以水三升煮取半升,顿服之,良。

猪胆苦酒汤 治热病有䘌,上下攻移,杀人方。

猪胆一具,苦酒半升和之,火煎令沸,三上下,药成放温,空腹饮三满口,虫死便愈。

治湿病,下部有疮,虫蚀人五脏方。

雄黄 皂荚各一分 麝香 朱砂各二分

上四味为末,蜜和,捣万杵。初得病,酒服如梧子大一丸,日二;若下部有疮,取如梧子大末,内下部,日二。

治下部生疮方

浓煮桃皮,煎如糖,以内下部,口中有疮,含之。

治湿䘌方

取生姜刮去皮,断理切之,极熟研,取汁一升半,又以水一升半合和相得,平旦空腹服之。仍削生姜二枚如茧大,以楸叶若桃叶数重裹,讫于炉灰火中烧令极热,内下部中食顷。若湿盛者三日一作,频服无有不瘥。

又方 青黛一两 黄连 黄柏 丁香各一两 麝香二分

上五味治下筛,以小枣大内下部中,日一。度重者,枣大和车脂二三合,灌下部中,日二服。

雄黄兑散 治时气病䘌,下部生疮方。

雄黄半两 桃仁一两 青葙子 黄连 苦参各三两

上五味为末,绵裹如枣核大,内下部。亦可枣汁服方寸匕,日三。

治病䘌虫方

烧马蹄灰作末,以猪脂和,傅绵绳上,内下部中,日四五度。

治大孔虫痒方

蒸大枣,取膏,以水银,捻和长三寸,绵裹讫,宿内大孔中,明旦虫皆出。水银损肠,宜慎之。

治虫蚀下部方。

胡粉　雄黄

上二味各等分为末,着谷道中。亦治小儿。

治伤寒热病多睡,变成湿蜃,四肢烦疼,不得食方。

羊桃十斤,切捣令熟,暖汤三斗淹浸之,日正午时入中坐一炊久,不过二度,瘥。

治热病蛄毒,令人喜寐,不知痛处,面赤如醉,下利脓血,当数视其人下部,大小之孔稷稷然—云搜搜然赤,则蜃疮者也,剧困杀人,见人肝肺,服药不瘥,可熏之之方。

以泥作小蜃,令受一升,竹筒一枚如指大者,一头横穿入蜃腹中,一头内人谷道中,浅入,可取熟艾如鸡子大,着蜃中燃之,于蜃口吹烟,令入人腹,艾尽乃止。大人可益艾,小儿减之,羸者不得多,多亦害人。日再熏,不过三作,虫则死下断。亦可末烧雄黄,如此熏之。

卷之五十九　肾脏方

肾脏脉论第一

论曰:肾主精。肾者,生来精灵之本也,为后宫内官,则为女主。所以天之在我者德也,地之在我者气也,德流气薄而生者也,故生来谓之精。精者肾之藏,耳者肾之官也,肾气通于耳,耳和则能闻五音矣。肾在窍为耳。然则肾气上通于耳,下通于阴也,左肾壬,右肾癸,循环玄宫,上出耳门,候闻四远,下回玉海,侠脊左右,与脐相当,经于上焦,荣于中焦,卫于下焦,外主骨,内主膀胱。肾重一斤一两,有两枚,神名溵溵,主藏精,号为精藏,随节应会,故云肾藏精,精舍志,在气为欠,在液为唾。肾气虚则厥逆,实则胀满,四肢正黑。虚则使人梦见舟船溺人,得其时梦伏水中,若有畏怖,肾气盛则梦腰脊两解不相属。厥气客于肾,则梦临渊,没居水中。

凡肾脏象水,与膀胱合为腑,其经足少阴,与太阳为表里。其脉沉,相于秋,王于冬,冬时万物之所藏,百虫伏蛰,阳气下陷,阴气上升,阳气中出,阴气冽而为霜,遂不上升,化为霜雪,猛兽伏蛰,蜾虫匿藏,其脉为沉。沉为阴在里,不可发汗,发之者如蜾虫出,见其霜雪。阴气在表,阳气在藏,慎不可下,下之者伤脾,脾土弱即水气妄行,如鱼出水,蛾入汤,重客在里。慎不可熏,熏之逆客,其息则喘,无持客热,令口烂疮,阴脉且解,血散不通,正阳遂厥,阴不往从,客热狂入,内为结胸,脾气遂弱,清溲痢通。

冬脉如营。冬脉者,肾也,北方水也,万物之所以合藏也,故其气来沉以搏,故曰营。反此者病。何如而反?其气来如弹石者,此谓太过,病在外;其去如数者,此谓不及,病在中。太过则令人解㑊,脊脉痛而少气,不欲言;不及则令人心悬如病饥,䏚中清,脊中痛,小腹满,小便变赤黄。

肾脉来喘喘累累如勾,按之而坚,曰平。冬以胃气为本。肾脉来如引葛,按之益坚,曰肾病;肾脉来发如夺索,辟辟如弹石,曰肾死。

真肾脉至搏而绝,如以指弹石,辟辟然,色黄黑不泽,毛折乃死。冬胃微石曰平,石多胃少曰肾病,但石无胃曰死,石而有勾曰夏病,勾甚曰今病。凡人以水谷为本,故人绝水谷则死,脉无胃气亦死。所谓无胃气者,但得真脏脉,不得胃气也。所谓脉不得胃气者,肝不弦,肾不石也。

肾藏精,精舍志。盛怒不止则伤志,志伤则善忘其前言,腰脊痛,不可以俯仰屈伸,毛悴色夭,死于季夏。

足少阴气绝则骨枯。少阴者冬脉也,伏行而濡滑骨髓者也,故骨不濡则肉不能着骨也,骨肉不相亲,即肉濡而却,肉濡而却,故齿长而枯,发无泽,发无泽者骨先死,戊笃己死,土胜水也。

肾死藏,浮之坚,按之乱如转丸,溢下入尺中者,死。

冬肾水王,其脉沉濡而滑,曰平。反得微涩而短者,是肺之乘肾,母之归子,为虚邪,虽病易治;反得弦细而长者,是肝之乘肾,子之乘母,为实邪,虽病自愈;反得大而缓者,是脾之乘肾,土之克水,为贼邪,大逆,十死不治;反得浮大而洪者,是心之乘肾,火之陵水,为微邪,虽病即瘥。

左手关后尺中阴绝者,无肾脉也,苦足下热,两髀里急,精气竭少,劳倦所致,刺足太阳治阳。

左手关后尺中阴实者,肾实也,苦恍惚健忘,目视䀮䀮,耳聋怅怅,善鸣,刺足少阴治阴。

右手关后尺中阴绝者,无肾脉也,苦足逆冷,上抢胸痛,梦入水见鬼,善魇寐,黑色物来掩人上,刺足太阳治阳。

右手关后尺中阴实者,肾实也,苦骨疼,腰脊痛,内寒热,刺足少阴治阴。

肾脉沉细而紧,再至曰平,三至曰离经病,四至脱精,五至死,六至命尽,足少阴脉也。

肾脉急甚为骨痿癫疾,微急为奔豚,沉厥,足不收,不得前后;缓甚为折脊,微缓为洞下,洞下者,食不化,入咽还出;大甚为阴痿,微大为石水起脐下,以至小腹肿垂垂然,上至胃管,死不治;小甚为洞泄,微小为消瘅;滑甚为癃癫,微滑为骨痿,坐不能起,目无所见,视见黑花;涩甚为大痈,微涩为不月,水,沉痔。

肾脉搏坚而长,其色黄而赤,当病折腰,其软而散者,当病少血。

黑脉之至也,上坚而大,有积气在小腹与阴,名曰肾痹,得之沐浴清水而卧。

扁鹊曰:肾有病则耳聋。肾在窍为耳,然则肾气上通于耳,五脏不和,则九窍不通,阴阳俱盛,不得相营,故曰关格。关格者,不得尽期而死也。

肾在声为呻,在变动为栗,在志为恐。恐伤肾,精气并于肾则恐。藏主冬病,在藏者取之井。

病先发于肾,小腹腰脊痛,胫酸。一日之膀胱,背膂筋痛,小便闭,二日上之心,心痛,三日之小肠,胀。四日不已,死,冬大晨,夏晏晡。

病在肾,夜半慧,日乘四季甚,下晡静。

假令肾病,中央若食牛肉及诸土中物得之,不者当以长夏时发,得病以戊己日也。

凡肾病之状,必腹大,胫肿痛,喘咳身重,寝汗出,憎风,虚即胸中痛,大腹小腹痛,清厥,意不乐,取其经足少阴太阳血者。肾脉沉之而大坚,浮之而大紧,苦手足骨肿,厥而阴不兴,腰脊痛,小腹肿,心下有水气,时胀闭,时泄,得之浴水中身未干而合房内,及劳倦发之。

肾病,其色黑,其气虚弱,吸吸少气,两耳苦聋,腰痛,时时失精,饮食减少,膝以下清,其脉沉滑而迟,此为可治,宜服内补散、建中汤、肾气丸、地黄煎。春当刺涌泉,秋刺伏留,冬刺阴谷,皆补之;夏刺然谷,季夏刺太溪,皆泻之。又当灸京门五十壮,背第十四椎百壮。

邪在肾,则骨痛阴痹,阴痹者,按之而不得,腹胀腰痛,大便难,肩背颈项强痛,时眩,取之涌泉昆仑,视有血者尽取之。有所用力举重,若入房过度,汗出如浴水,则伤肾。

肾中风阙

肾中寒阙

肾水者,其人腹大,脐肿腰痛,不得溺,阴下湿如牛鼻头汗,其足逆寒,大便反坚。一云面反瘦。

肾胀者,腹满引背央央然,腰髀一作痹痛。

肾着之病,其人身体重,腰中冷如水状一作如水洗状,一作如坐水中,形如水状,反不渴,小便自利,食饮如故,是其证也,病属下焦,从身劳汗出,衣里冷湿,故久久得之。

肾着之为病,从腰以下冷,腰重如带五千钱。

诊得肾积,脉沉而急,若脊与腰相引痛,饥则见,饱则减,小腹里急,口干,咽肿伤烂,目眈眈,骨中寒,主髓厥善忘,色黑。肾之积名曰奔豚,发于小腹,上至心下,如豚奔走之状,上下无时,久久不愈,病喘逆,骨痿少气。以夏丙丁日得之,何也?脾病传肾,肾当传心,心适以夏王,王者不受邪,肾复欲还脾,脾不肯受,因流结为积,故知奔豚以夏得之。

肾病,手足逆冷,面赤目黄,小便不禁,骨节烦疼,小腹结痛,气冲于心,其脉当沉细而滑,今反浮大,其色当黑而反黄,此是土之克水,为大逆,十死不治。

羽音人者,主肾声也,肾声呻,其音瑟,其志恐,其经足少阴。厥逆太阳则荣卫不通,阴阳翻袄,阳气内伏,阴气外升,升则寒,寒则虚,虚则厉风所伤,语音謇吃不转,偏枯,脚偏跛蹇,若在左则左肾伤,在右则右肾伤,其偏枯风体,从鼻而分,半边至脚,缓弱不遂,口亦欹,语声混浊,便利仰人,耳偏聋塞,腰背相引,甚则不可治,肾沥汤主之。方见别卷中。又呻而好恚,恚而善忘,恍惚有所思,此为土克水,阳击阴,阴气伏而阳气起,起则热,热则实,实则怒,怒则忘,耳听无闻,四肢满急,小便赤黄,语音口动而不出,笑而看人,此为邪热伤肾,甚则不可治。若面黑黄,耳不应,亦可治。

肾病为疟者,令人悽悽然,腰脊痛宛转,大便难,目眴眴然,身掉不定,手足寒,恒山汤主之。方见别卷中。若其人本来不吃,忽然謇吃而好嗔恚,反于常性,此肾已伤,虽未发觉,已是其候,见人未言而前开口笑,还闭口不声,举手栅腹一作把眼,此肾病声之候也。虚实表里,浮沉清浊,宜以察之,逐以治之。

黑为肾,肾合骨,黑如乌羽者吉。肾主耳,耳是肾之余。其人水形,相比于上羽,黑色大头,曲面广颐,小肩大腹,小手足,发行摇身,下尻长,背延延然,不敬畏,善欺绐,人戮死,耐秋冬,不耐春夏。春夏感而生病,主足少阴污污然。耳大小高下厚薄偏圆,则肾应之。正黑色,小理者则肾小,小即安,难伤;粗理者则肾大,大则虚,虚则肾寒,耳聋或鸣,汗出,腰痛不得俯仰,易伤以邪;耳高者则肾高,高则实,实则肾热,背急缀痛,耳脓血出,或生肉塞耳;耳后陷者则肾下,下则腰尻痛,不可以俯仰,为狐疝;耳坚者则肾坚,坚则肾不受病,不病腰痛;耳薄者则肾脆,脆则伤热,热则耳吼闹,善病消瘅;耳好前居牙车者则肾端正,端正则和利难伤;耳偏高者则肾偏欹,偏欹则善腰尻偏痛。

　　凡人分部骨陷者,必死不免。侠膀胱并太阳为肾之部,骨当其处陷也,而藏气通于内,外部亦随而应之,沉浊为内,浮清为外。若色从外走内者,病从外生,部处起;若色从内出外者,病从内生,部处陷。内病,前治阴,后治阳;外病,前治阳,后治阴。阳主外,阴主内。凡人生死休否,则藏神前变形于外。人肾前病,耳则为之焦枯;若肾前死,耳则为之黯黑焦癖。若天中等分,墓色应之,必死不治。看应增损,斟酌赊促,赊不出四百日内,促则旬月之间。肾病少愈而卒死,何以知之?曰:黄黑色靥点如拇指应耳,此必卒死。肾绝四日死,何以知之?齿为暴黑,面为正黑,目中黄,腰中欲折,白汗出如流,面黑目青——作白,肾气内伤,病因留积,八日当亡,是死变也。面黄目黑不死,黑如炲死。吉凶之色,天中等分,左右发色不正,此是阴阳官位相法,若不遭官事而应死也。其人面目带黄黑,连耳左右,年四十以上,百日死。若偏在一边,最凶,必死。两边有,年上无,三年之内祸必至矣。

　　冬水肾脉色黑,主足少阴脉也。少阴何以主肾?曰:肾者主阴,阴水也,皆生于肾,此脉名曰太冲,凡五十七穴,冬取其井荣。冬者水始治,肾方闭,阳气衰少,阴气坚盛,太阳气伏沉,阳脉乃去,故取井以下阴气逆,取荣以通《素问》作实阳气。其脉本在内踝下二寸,应舌下两脉,其脉根于涌泉。涌泉在脚心下大拇指筋是。

其筋起于小指之下,入足心,并太阴之筋而邪走内踝之下,结于踵,与太阳之筋合而上结于内辅下,并太阴之筋而上循阴股,结于阴器,循脊内,侠膂上至项,结于枕骨,与太阳之筋合。

其脉起于小指之下,斜趣足心,出然骨之下,循内踝之后,别入跟中,以上腨内,出腘中内廉,上股内后廉,贯脊属肾,络膀胱。其直者从肾上贯肝鬲,入肺中,循喉咙,侠舌本。其支者从肺出络心,注胸中。合足太阳为表里。太阳本在跟以上五寸中,同会于手太阴。

其足少阴之别,名曰太钟,当踝后绕跟,别走太阳。其别者并经上走于心包,下贯腰脊。主肾生病,病实则膀胱热,热则闭癃,癃则阳病,阳脉反逆大于寸口再倍,其病则口热舌干,咽肿上气,嗌干及痛,烦心心痛,黄瘅肠澼,脊股内后廉痛,痿厥嗜卧,足下热而痛,灸则强食而生灾,缓带被发,大杖重履而步;虚则膀胱寒,寒则腰痛,痛则阴脉反小于寸口,其病则饥而不欲食,面黑如炭色,咳唾则有血,喉鸣而喘,坐而欲起,目䀮䀮无所见,心悬若病饥状,气不足则善恐,心惕惕,若人将捕之,是为骨厥。

冬三月者,主肾膀胱黑骨温病也,其源从太阳少阴相搏,蕴积三焦,上下拥塞,阴毒内行,脏腑受客邪之气则病生矣,其病相反。若腑虚则为阴毒所伤,里热外寒,意欲守火而引饮,或腰中痛欲折;若脏实则阳温所损,胸胁切痛,类如刀刺,不得动转,热彭彭,若服冷药过差而便洞泻,故曰黑骨温病也。

扁鹊曰:灸脾肝肾三腧,主治丹金毒黑温之病。当依源为理,调脏理腑,清浊之病不生也。

肾虚实第二_脉 _方 _{灸法}

肾实热

左手尺中神门以后脉阴实者,足少阴经也,病苦舌燥咽肿,心烦嗌干,胸胁时痛,喘咳汗出,小腹胀满,腰背强急,体重骨热,小便赤黄,好怒好忘,足下热痛,四肢黑,耳聋,名曰肾实热也。《脉经》云:肾实热者,病苦膀胱胀闭,小腹与腰脊相引痛也。

右手尺中神门以后脉阴实者,足少阴经也,病苦痹,身热心痛,脊胁相引痛,足逆热烦,名曰肾实热也。

泻肾汤　治肾实热,小腹胀满,四肢正黑,耳聋,梦腰脊离解及伏水等,气急方。

芒硝　茯苓　黄芩各三两　生地黄汁　菖蒲各五两　磁石八两,辟如雀头　大黄切,一升用水密器中宿渍　玄参　细辛各四两　甘草二两

上十味㕮咀,以水九升煮七味,取二升半,去滓,下大黄,内药汁中更煮,减二三合,去大黄,内地黄汁,微煎一两沸,下芒硝,分为三服。

治肾热,好怒好忘,耳听无闻,四肢满急,腰背转动强直方。

柴胡　茯神《外台》作茯苓　黄芩　泽泻　升麻　杏仁　大青芒硝各二两　淡竹叶　地黄各切一升　磁石四两　羚羊角一两

上十二味㕮咀,以水一斗煮取三升,去滓,下芒硝,分三服。

治肾热,小便黄赤不出,出如栀子汁,或如黄柏汁,每欲小便茎头即痛方。

榆白皮切　冬葵子各一升　车前草切,二升　滑石八两,碎　子芩　通草　瞿麦各三两　石韦四两

上八味㕮咀,以水二斗先煮车前草,取一斗,去滓澄清,取九升,下诸药,煮取三升五合,去滓,分四服。

肾膀胱俱实

左手尺中神门以后脉阴阳俱实者,足少阴与太阳经俱实也,病若脊强反折,戴眼,气上抢心,脊痛,不能自反侧,名曰肾与膀胱俱实也。

右手尺中神门以后脉阴阳俱实者,足少阴与太阳经俱实也,病苦癫疾头重,与自相引,痛厥欲走,反眼,大风多汗,名曰肾膀胱俱实也。

肾虚寒

左手尺中神门以后脉阴虚者,足少阴经也,病苦心中闷,下重,足肿,不可以按地,名曰肾虚寒也。

右手尺中神门以后脉阴虚者,足少阴经也,病苦足胫小弱,恶寒,脉代绝,时不至,足寒,上重下轻,行不可按地,小腹胀满,上抢胸,痛引胁下,名曰肾虚寒也。

治肾气虚寒,阴痿,腰脊痛,身重缓弱,言音混浊,阳气顿绝方。

苁蓉　白术　巴戟天　麦门冬　茯苓　甘草　牛膝　五味子杜仲各八两　车前子　干姜各五两　生干地黄五斤

上十二味治下筛,食后酒服方寸匕,日三。

治肾风虚寒方。

灸肾腧百壮。对脐两边向后侠脊相去各一寸五分。

肾膀胱俱虚

左手尺中神门以后脉阴阳俱虚者,足少阴与太阳经俱虚也,病苦小便利,心痛背寒,时时小腹满,名曰肾膀胱俱虚也。

上手尺中神门以后脉阴阳俱虚者,足少阴与太阳经俱虚也,病苦心痛,若下重不自收篡,反出,时时苦洞泄,寒中泄,肾心俱痛,名曰肾膀胱俱虚也。

肾劳第三论　方

论曰:凡肾劳病者,补肝气以益之,肝王则感于肾矣。人逆冬气,则足少阴不藏,肾气沉浊。顺之则生,逆之则死;顺之则治,逆之则乱。反顺为逆,是谓关格,病则生矣。

栀子汤　治肾劳实热,小腹胀满,小便黄赤,后有余沥,数而少,茎中痛,阴囊生疮方。

栀子仁　芍药　通草　石韦各三两　石膏五两　滑石八两　子芩四两　生地黄　榆白皮　淡竹叶切,各一升

上十味㕮咀,以水一斗煮取三升,去滓,分三服。

麻黄根粉　治肾劳热,阴囊生疮方。

麻黄根　石硫黄各三两　米粉五合

上三味治下筛,安絮如常用粉法,搭疮上,粉湿更搭之。

治肾劳热,妄怒,腰脊不可俯仰屈伸,煮散方。

丹参　牛膝　葛根　杜仲　干地黄　甘草　猪苓各二两半茯苓　远志　子芩各一两十八铢　五加皮　石膏各三两　羚羊角生姜　橘皮各二两　淡竹叶鸡子大

上十六味治下筛,为粗散,以水三升煮两方寸匕,帛裹之,用时

动,取八合为一服,日二服。

治虚劳,阴阳失度,伤筋损脉,嘘吸短气,漏溢泄下,小便赤黄,阴下湿痒,腰脊如折,颜色随落方。随,一云堕。

萆薢　枣肉　生地黄　桂心　杜仲　麦门冬各一斤

上六味㕮咀,以酒一斗五升渍三宿,出,曝干复渍,如此候酒尽,取干治下筛,食后酒服方寸匕,日三。

治肾劳,虚冷干枯,忧志内伤,久坐湿地则损肾方。

秦艽　牛膝　芎劳　防风　桂心　独活　茯苓各四两　干姜一作干地黄　麦门冬　地骨皮三两　杜仲　侧子各五两　石斛六两　丹参八两　五加皮十两　薏苡仁一两　大麻子二升

上十七味㕮咀,以酒四斗渍七日,每服七合,日二服。

精极第四论　方　灸法

论曰:凡精极者,通主五脏六腑之病候也。若五脏六腑衰,则形体皆极,眼视而无明,齿焦而发落,身体重则肾水生,耳聋,行步不正。凡阳邪害五脏,阴邪损六腑。阳实则从阴引阳,阴虚则从阳引阴。若阳病者主高,高则实,实则热,眼视不明,齿焦发脱,腹中满,满则历节痛,痛则宜泻于内。若阴病者主下,下则虚,虚则寒,身体重则肾水生,耳聋,行步不正。邪气入内,行于五脏则咳,咳则多涕唾,面肿气逆。邪气逆于六腑,淫虚厥于五脏,故曰精极也。所以形不足,温之以气,精不足,补之以味。善治精者,先治肌肤筋脉,次治六腑。若邪至五脏,已半死矣。

扁鹊曰:五阴气俱绝,不可治。绝则目系转,转则目精夺,为志先死,远至一日半日,非医所及矣。宜须精研,以表治里,以左治右,以右治左,以我知彼,疾皆瘳矣。

竹叶黄芩汤　治精极实热,眼视无明,齿焦发落,形衰体痛,通身虚热方。

竹叶切,二升　黄芩　茯苓各三两　甘草　麦门冬　大黄各二两　生姜六两　芍药四两　生地黄切,一升

上九味咬咀,以水九升煮取三升,去滓,分三服。

治精极,五脏六腑俱损伤,虚热,遍身烦疼,骨中痠痛,烦闷方。

生地黄汁二升　麦门冬汁　赤蜜各一升　竹沥一合　石膏八两　人参　芎䓖　桂心　甘草　黄芩　麻黄各三两　当归四两

上十二味咬咀,以水七升先煮八味,取二升,去滓,下地黄等汁,煮取四升,分四服,日三夜一。

治五劳六极,虚羸心惊,尪弱,多魇亡阳方。

茯苓四两　甘草　芍药　桂心　干姜各三两　大枣五枚　远志　人参各二两

上八味咬咀,以水八升煮取三升,分三服。

治虚劳少精方。

鹿角为末,白蜜和,丸如梧子大,每服七丸,日三服,十日大效。

又方　浆水煮蒺藜子令热,取汁洗阴,二十日大效。

棘刺丸　治虚劳,虚气不足,梦泄失精方。

棘刺　干姜　菟丝子各二两　天门冬　乌头　小草　防葵　薯蓣　草薢　细辛　石龙芮　枸杞子　巴戟天　菱蕤　石斛　厚朴　牛膝　桂心各一两

上十八味为末,蜜丸如梧子大,酒服五丸,日二服。《深师方》以蜜杂鸡子白各半和丸。若患风痿痹气,体不便,热烦满,少气消渴,加菱蕤、天

门冬、菟丝子；身黄汗，小便赤黄不利，加石龙芮、枸杞子；关节腰背痛，加草薢、牛膝；寒中气胀，时泄，数噎吐呕，加厚朴、干姜、桂心；阴囊下湿，精少，小便余沥，加石斛，以意增之。《古今录验》以干地黄代干姜，以麦门冬代天门冬，以杜仲代薯蓣，以柏子仁代枸杞子，以苁蓉代蓑蕤，用治男子百病，小便过多，失精。

治梦中泄精，尿后余沥，及尿精方。

人参　麦门冬　赤石脂　远志　续断　鹿茸各一两半　柏子仁　丹参　韭子各一两六铢　茯苓　龙齿　磁石　苁蓉各二两　干地黄三两

上十四味为末，蜜丸如梧子大，酒服二十丸，日再，稍加至三十丸。

治虚损，小便白浊，梦泄方。

菟丝子　车前子　韭子各一升　矾石　当归各二两　附子　芎劳各三两　桂心一两

上八味为末，蜜丸如梧子大，酒服五丸，日三。

又方　大枣五十枚　韭子五合　黄芪　人参　甘草　干姜　当归　龙骨　半夏　芍药各二两

上十味为末，蜜丸如梧子大，酒服五丸，日三服。

韭子丸　治房室过度，精泄自出不禁，腰背不得屈伸，食不生肌，两脚苦弱方。

韭子一升　甘草　桂心　紫石英　禹余粮　远志　山茱萸　当归　天雄　紫菀　薯蓣　细辛　茯苓　僵蚕　菖蒲　人参　杜仲　白术　干姜　芎劳　附子　石斛　天门冬各一两半　苁蓉　黄芪　菟丝子　干地黄　蛇床子各二两　大枣五十枚　牛髓　干漆各四两

上三十一味为末,牛髓合白蜜枣膏,合捣三千杵,空腹服如梧子大十五丸,日再,可加至二十丸。

韭子散　治小便失精,及梦泄精方。

韭子　麦门冬各一升　菟丝子　车前子各一合　芎䓖三两　白龙骨三两

上六味治下筛,酒服方寸匕,日三。不止,稍增,甚者夜一服。《肘后》用泽泻一两半。

枣仁汤　治大虚劳,梦泄精,茎核微弱,血气枯竭,或醉饱伤于房室,惊惕怔悸,小腹里急方。

枣核仁二合　泽泻　人参　芍药　桂心各一两　黄芪　甘草　茯苓　白龙骨　牡蛎各二两　生姜二斤　半夏一斤

上十二味咀,以水九升煮取四升,一服七合,日三。若不能食,小腹急,加桂心六两。

治梦泄失精方

韭子一升,治下筛,酒服方寸匕,日再服,立效。

治虚劳尿精方

韭子一升　稻米二升

上以水一斗七升煮如粥,取汁六升,为三服。精溢同此。

又方　石榴皮《外台》作柘白皮　桑白皮切,各五合

上二味,以酒五升煮取三升,分三服。

又方　干胶三两为末,以酒二升和,分三服温服,瘥止。一方用鹿角胶。

又方　新韭子二升,十月霜后采者,用好酒八合渍一宿,明旦日色好,童子向南捣一万杵,平旦温酒五合服方寸匕,日再。

禁精汤 治失精羸瘦,酸削少气,目视不明,恶闻人声方。

韭子二升 粳米一升

上二味,于铜器中合熬米黄黑,及热以好酒一斗投之,绞取汁七升,每服一升,日三,尽一剂。

羊骨汤 治失精多睡,目眽眽方。

羊骨一具 饴糖半斤 生地黄 白术各三斤 大枣二十枚 桑白皮 厚朴 阿胶各一两 麦门冬 人参 芍药 生姜 甘草各二两 茯苓四两 桂心八两

上十五味咬咀,以水五斗煮羊骨,去骨取汁三斗煮药,取八升,汤成,下胶饴令烊,平旦服一升,后旦服一升。

灸法

虚劳尿精,灸第七椎两傍各三十壮。

又 灸第十椎两傍各三十壮。

又 灸第十九椎两傍各二十壮。

又 灸阳陵泉、阴陵泉,各随年壮。

梦泄精 灸三阴交二七壮,梦断,神良。内踝上大脉,并四指是。

丈夫梦失精,及男子小便浊难,灸肾腧百壮。

男子阴中疼痛,溺血精出,灸列缺三十壮。

失精,五脏虚竭,灸屈骨端五十壮。阴上横骨中央宛曲如却月中央是也,此名横骨。

男子虚劳失精,阴上缩,茎中痛灸大赫三十壮。穴在屈骨端三寸。

男子虚劳失精,阴缩,灸中封五十壮。

男子腰脊冷疼,溺多白浊,灸脾募百壮。

男子失精,膝胫疼痛冷,灸曲泉百壮。穴在膝内屈文头。

骨极第五论　方　灸法

论曰:骨极者,主肾也。肾应骨,骨与肾合。又曰:以冬遇病为骨痹。骨痹不已,复感于邪,内舍于肾,耳鸣,见黑色,是其候也。若肾病则骨极,牙齿苦痛,手足痛疼,不能久立,屈伸不利,身痹,脑髓酸。以冬壬癸日中邪伤风,为肾风,风历骨,故曰骨极。若气阴,阴则虚,虚则寒,寒则面肿垢黑,腰脊痛,不能久立,屈伸不利,其气衰则发堕齿槁,腰背相引而痛,痛甚则咳唾甚;若气阳,阳则实,实则热,热则面色炱,隐曲膀胱不通,牙齿脑髓苦痛,手足酸痛,耳鸣色黑。是骨极之至也。须精别阴阳,审其清浊,知其分部,视其喘息。善治病者,始于皮肤筋脉,即须治之。若入脏腑,则半死矣。

扁鹊云:骨绝不治,痛而切痛,伸缩不得,十日死。骨应足少阴,少阴气绝则骨枯,发无泽,骨先死矣。

三黄汤　治骨极,主肾热病则膀胱不通,大小便闭塞,颜焦枯黑,耳鸣虚热方。

大黄切,别渍水一升　黄芩各三两　栀子十四枚　甘草一两　芒硝二两

上五味㕮咀,以水四升先煮黄芩、栀子、甘草,取一升五合,去滓,下大黄,又煮两沸,下芒硝,分三服。

灸法

腰背不便,筋挛痹缩,虚热闭塞灸第二十一椎两边相去各一寸五分,随年壮。

小便不利,小腹胀满,虚乏,灸小肠腧,随年壮。

骨虚实第六论 方 灸法

论曰：骨虚者酸疼不安，好倦，骨实者苦烦热。凡骨虚实之应，主乎肾膀胱。若其腑脏有病从骨生，热则应脏，寒则应腑。

虎骨酒 治骨虚，酸疼不安，好倦，主膀胱寒方。

虎骨一具通灸，取黄焦汁尽，碎如雀头大，酿米三石，曲四斗，水三石，如常酿酒法。所以加水曲者，其骨消曲而饮水，所以加之也。酒熟封头，五十日开，饮之。

治骨实，苦酸疼烦热，煎方。

葛根汁　生地黄汁　赤蜜各一升　麦门冬汁五合

上四味相和搅调，微火上煎三四沸，分三服。

治骨髓中疼方。

虎骨四两　芍药一斤　生干地黄五斤

上三味咬咀，以清酒一斗渍三宿，曝干，复入酒中，如此取酒尽为度，捣筛，酒服方寸匕，日二。

治骨髓冷，疼痛方。

取地黄汁一石，酒二斗相搅，重煎，温服，日三。补髓。

又方　灸上廉七十壮。三里下三寸是穴。

治虚劳冷，骨节疼痛无力方。

豉二升　地黄八斤

上二味两度蒸，曝干为散，食后以酒一升进二方寸匕，日再服。亦治虚热。

又方　天门冬为散，酒服方寸匕，日三，一百日取瘥。

腰痛第七论　方　导引法　针灸法

论曰:凡腰痛有五:一曰少阴,少阴肾也,十月万物阳气皆衰,是以腰痛;二曰风痹,风寒着腰,是以腰痛;三曰肾虚,役用伤肾,是以腰痛;四曰臂腰,坠堕伤腰,是以腰痛;五曰取寒眠地,为地气所伤,是以腰痛。痛不止,引牵腰脊皆痛。

杜仲酒　治肾脉逆小于寸口,膀胱虚寒,腰痛,胸中动,通四时用之方。

杜仲　干姜各四两,一云干地黄　萆薢　羌活　天雄　蜀椒　桂心　芎䓖　防风　秦艽　乌头　细辛各三两　五加皮　石斛各五两　栝楼根　地骨皮　续断　桔梗　甘草各一两

上十九味㕮咀,以酒四斗渍四宿,初服五合,加至七八合下,日再。通治五种腰痛。

又方　桑寄生　牡丹皮　鹿茸　桂心

上四味各等分,治下筛,酒服方寸匕,日三。

又方　单服鹿茸与角,亦愈。

治肾虚腰痛方。

萆薢　桂心　白术各三分　牡丹皮二分

上四味治下筛,酒服方寸匕,日三。亦可作汤服之,甚良。

又方　附子二分　桂心　牡丹皮各一两

上三味治下筛,酒服一刀圭,日再,甚验。

肾着汤　肾着之为病,其人身体重,腰冷如水洗状,不渴,小便自利,食饮如故,是其证也,从作劳汗出,衣里冷湿,久久得之,腰以下冷痛,腹重如带五千钱者方。《古今录验》名甘草汤。

甘草二两　干姜三两　茯苓　白术各四两

上四味㕮咀,以水五升煮取三升,分三服,腰中即温。

肾着散方

杜仲　桂心各三两　甘草　泽泻　牛膝　干姜各二两　白术
茯苓各四两

上八味治下筛,为粗散,一服三方寸匕,酒一升煮五六沸,去
滓,顿服,日再。

治腰疼不得立方。

甘遂　桂心一作附子　杜仲　人参各二两

上四味治下筛,以方寸匕内羊肾中,炙令熟,服之。

治腰痛方。

萆薢　杜仲　枸杞根各一斤

上三味㕮咀,好酒三斗渍之,内罂中,密封头,于铜器中煮一
日,服之无节度,取醉。

杜仲丸　补之之方。

杜仲一两　石斛二分　干姜　干地黄各三分

上四味为末,蜜丸如梧子大,酒服二十丸,日再。

丹参丸　治腰痛并冷痹方。

丹参　杜仲　牛膝　续断各三两　桂心　干姜各三两

上六味为末,蜜丸如梧子,每服二十丸,日再夜一。禁如药法。

独活寄生汤　腰背痛者,皆是肾气虚弱,卧冷湿当风得之,不
时速治,喜流入脚膝,或为偏枯冷痹,缓弱疼重,若有腰痛挛脚重
痹,急宜服之。方见别卷中。

治腰脊苦痛不遂方。

大豆三斗,熬一斗,煮一斗,蒸一斗,酒六斗,瓮一口,蒸令极
熟,豆亦熟,内瓮中封闭口,秋冬二七日,于瓮口作孔出取,服五合,

日夜二三服。

又方　地黄花为末,酒服方寸匕,日三。

又方　鹿角去上皮取白者,熬令黄,为末,酒服方寸匕,日三。特禁生鱼,余不禁。新者良,陈者不佳服,角心中黄处亦不中服,大神良。

又方　羊肾为末,酒服二方寸匕,日三。

又方　三月三日收桃花,取一斗一升,井花水三斗,曲六升,米六斗,炊之一时,酿熟去糟,每服一升,日三服。若作食饮,用河水。禁如药法。神良。

治丈夫腰脚冷不随,不能行方。

上醇酒三斗,水三斗合着瓮中,温渍脚至膝,三日止。冷则瓮下常着灰火,勿使冷。手足烦者,小便三升,盆中温渍手足。

腰臀痛,导引法。

正东坐,收手抱心,一人于前据蹑其两膝,一人后捧其头,徐牵令偃卧,头到地,三起三卧,止便瘥。

针灸法

腰臀痛,宜针决膝腰句画中青赤络脉,出血便瘥。

腰痛不得俯仰者,令患人正立,以竹柱地,度至脐断竹,乃以度度背脊,灸竹上头处,随年壮。灸讫藏竹,勿令人得知。腰痛,灸脚跟上横文中白肉际十壮,良。

又　灸足巨阳七壮。巨阳在外踝下。

又　灸腰目窌七壮。在尻上约左右是。

又　灸八窌及外踝上骨约中。

腰卒痛,灸穷骨上一寸七壮,左右一寸各灸七壮。

卷之六十　肾脏方

补肾第八 论 方 灸法

论曰：补方，通治五劳六极七伤虚损。五劳，五脏病；六极，六腑病；七伤，表里受病。五劳者，一曰志劳，二曰思劳，三曰忧劳，四曰心劳，五曰疲劳。六极者，一曰气极，二曰血极，三曰筋极，四曰骨极，五曰髓极，六曰精极。七伤者，一曰肝伤善梦，二曰心伤善忘，三曰脾伤善饮，四曰肺伤善痿，五曰肾伤善唾，六曰骨伤善饥，七曰脉伤善嗽。凡远思强虑伤人，忧恚悲哀伤人，喜乐过度伤人，忿怒不解伤人，汲汲所愿伤人，戚戚所患伤人，寒暄失节伤人。故曰五劳六极七伤也。论伤甚众，且言其略，此方悉主之。

建中汤　治五劳七伤，小腹急痛，膀胱虚满，手足逆冷，食饮苦吐酸痰呕逆，泄下少气，目眩耳聋口焦，小便自利方。

胶饴半斤　黄芪　干姜　当归各三两　人参　半夏　橘皮　芍药　甘草各二两　附子一两　大枣十五枚

上十一味㕮咀，以水一斗煮取三升半，汤成，下胶饴烊沸，分四服。《深师》有桂心六两，生姜一斤，无橘皮、干姜。

又方　治虚损少气，腹胀内急，拘引小腹至令，不得屈伸，不能饮食，寒热头痛，手足逆冷，大小便难，或复下痢口干，梦中泄精，或时吐逆恍惚，面色枯瘁，又复微肿，百节疼酸方。

附子　厚朴各一两　人参　甘草　桂心　当归　茯苓各三两

麦门冬　黄芪　龙骨各三两　芍药四两　生姜五两　饴糖八两　生地黄一斤　大枣三十枚

上十五味㕮咀,以水一斗二升煮取四升,去滓,内饴糖,每服八合,日三夜一。咳者,加生姜一倍。

又方　治五劳七伤,虚羸不足,面目黧黑,手足疼痛,久立腰疼,起则目眩,腹中悬急而有绝伤,外引四肢方。

生姜　芍药　干地黄　甘草　芎劳各五两　大枣三十枚

上六味㕮咀,以水六升渍一宿,明旦复以水五升合煮取三升,分三服。药入四肢百脉,似醉状是效。无生姜,酒渍干姜二两一宿用之。常行此方,神妙。

大建中汤　治虚劳寒澼,饮在胁下,决决有声,饮已,如从一边下决决然也,有头,并冲皮起,引两乳,内痛里急,善梦失精,气短,目䀮䀮,惚惚多忘方。

蜀椒二合　半夏一升　生姜一斤　甘草二两　人参三两　饴糖八两

上六味㕮咀,以水一斗煮取三升,去滓,内糖,温服七合。里急拘引,加芍药桂心各三两;手足厥,腰背冷,加附子一枚;劳者,加黄芪一两。

又方　治五劳七伤,小腹急,脐下彭亨,两胁胀满,腰脊相引,鼻口干燥,目暗䀮䀮,愦愦不乐,胸中气急逆,不下食饮,茎中策策痛,小便黄赤,尿有余沥,梦与鬼神交通,去精,惊恐虚乏方。

饴糖半斤　黄芪　远志　当归《千金翼》无　泽泻各三两　芍药　人参　龙骨　甘草各二两　生姜八两　大枣一十枚

上十一味㕮咀,以水一斗煮取二升半,汤成,内糖令烊,一服八合,消息又一服。《深师》无饴糖、远志、泽泻、龙骨,有桂心六两,半夏一升,附子一枚。

小建中汤 凡男女因积劳虚损,或大病后不复,常苦四体沉滞,骨肉疼酸,吸吸少气,行动喘惙,或小腹拘急,腰背强痛,心中虚悸,咽干唇燥,面体少色,或饮食无味,阴阳废弱,悲忧惨戚,多卧少起,久者积年,轻者百日,渐致瘦削,五脏气竭,则难可复振,治之之方。

甘草二两　桂心　生姜各三两　芍药六两　胶饴一升　大枣十二枚

上六味㕮咀,以水九升煮取三升,去滓,内胶饴,每服一升,日三。间三日复作一剂,后可与诸丸散。仲景云:呕家不可服。《肘后》云:加黄芪、人参各二两为佳。若患痰满及溏泄,可除胶饴。《胡洽方》有半夏六两,黄芪二两。《古今录验》名芍药汤。

前胡建中汤 治大劳虚劣,寒热呕逆,下焦虚热,小便赤痛,客热上熏,头目及骨肉痛,口干方。

前胡三两　黄芪　芍药　当归　茯苓　桂心各二两　甘草一两　生姜八两　白糖六两　人参　半夏各六两

上十一味㕮咀,以水一斗二升煮取四升,去滓内糖,分四服。

黄芪建中汤 治虚劳里急,诸不足方。

黄芪　生姜　桂心各三两　甘草二两　芍药六两　大枣十一枚　饴糖一升

上七味㕮咀,以水一斗煮取三升,去滓,内饴令消,温服一升,日三,间日可作。呕者,倍加生姜;腹满者,去枣,加茯苓四两佳。仲景、《集验》《古今录验》并同。深师治虚劳,腹满食少,小便多者,无饴糖,有人参二两,半夏一升。又治大虚不足,小腹里急,劳寒拘引,脐气上冲胸,短气,言语谬误,不能食,吸吸气乏,闷乱。《必效方》治虚劳,下焦虚冷,不甚,渴,小便数多，有人参、当归各二两。若失精，加龙骨、白蔹各一两。《古今录验》治虚劳里急，小腹急痛，气引胸胁痛，或心痛短气者，以干姜代生姜，加当归四两。

黄芪汤　治虚劳不足，四肢烦疼，不欲食，食即胀，汗出方。

黄芪　麦门冬　芍药　桂心各三两　甘草　当归　五味子　细辛　人参各二两　大枣二十枚　前胡六两　茯苓四两　生姜　半夏各八两

上十四味㕮咀，以水一斗四升煮取三升，每服八合，日二服。《深师方》治虚乏，四肢沉重，或口干，吸吸少气，小便利，诸不足者，无麦门冬、五味子、细辛、前胡，有桑螵蛸二十枚。治丈夫虚劳，风冷少损，或大病后未平复而早牵劳，腰背强直，脚中疼弱，补诸不足者，无五味子、细辛，有远志、橘皮各二两，蜀椒一两，乌头三枚。《小品方》治虚劳少气，小便过多者，无五味子、细辛、人参、前胡、茯苓、半夏，有黄芩一两，地黄二两，以水九升煮取三升。治虚劳，胸中客气，塞冷癖痞，宿食不消，吐噫，胁间水气，或流饮肠鸣，食不生肌肉，头痛，上重下轻，目眈眈，忽忽去来躁热，卧不得安，小腹急，小便赤，余沥，临事不起，阴下湿，或小便白浊，伤多者，无麦门冬、五味子、细辛、当归、前胡、茯苓、半夏，有厚朴三两。《胡洽方》治五脏内伤者，无麦门冬、五味子、细辛、当归、前胡、茯苓，名大黄芪汤。《延年秘录方》主补虚损，强肾气者，无麦门冬、五味子、细辛、前胡，有防风、芎䓖各三两。

乐令黄芪汤　治虚劳少气，胸心淡冷，时惊惕，心中悸动，手脚逆冷，体常自汗，五脏六腑虚损，肠鸣风湿，荣卫不调，百病，补诸不足，又治风里急方。

黄芪　人参　橘皮　当归　桂心　细辛　前胡　芍药　甘草　麦门冬　茯苓各二两　生姜五两　半夏二两半　大枣二十枚

上十四味㕮咀，以水二斗煮取四升，每服五合，日三夜一。《深师方》无橘皮、细辛、前胡、甘草、麦门冬，有乌头三两，蜀椒二两，远志二两。

胡洽、崔氏有蜀椒一两，乌头五枚。崔氏名乐令大黄芪汤。

肾沥汤 治虚劳损羸乏，咳逆短气，四肢烦疼，腰背相引痛，耳鸣，面䵟黯，骨间热，小便赤黄，心悸目眩，诸虚乏方。

羊肾一具　桂心一两　人参　泽泻　五味子　甘草　防风　芎䓖　地骨皮　黄芪　当归各二两　茯苓　玄参　芍药　生姜各四两　磁石五两

上十六味㕮咀，以水一斗五升先煮肾，取一斗，去肾入药，煎取三升，分三服。可常服之。《广济方》治虚劳百病者，无人参、甘草、芎、当归、芍药、生姜、玄参，有苁蓉三两，牛膝、五加皮各二两。胡洽治大虚伤损，梦寐惊悸，上气肩息，肾中风湿，小腹里急，引腰脊，四肢常苦寒冷，大小便涩利无常，或赤或白，足微肿，或昏僻善忘者，无泽泻、防风、黄芪、玄参、磁石、地骨皮，有黄芩一两，麦门冬、干地黄、远志各三两，大枣二十枚。崔氏治肾藏虚劳所伤，补益者，无芎、玄参、磁石、地骨皮，有黄芩、远志各二两，干地黄三两，麦门冬四两，大枣二十枚。治五劳六极，八风十二痹，补诸不足者，无泽泻、甘草、五味子、防风、芍药、生姜、玄参、地骨皮，有附子、牡丹皮各一两，干地黄一两半，牡荆子、菖蒲、桑螵蛸各二两。《经心录》治肾气不足，耳无所闻者，无泽泻、甘草、五味子、防风、黄芪、芍药、生姜、玄参、地骨皮，有附子、牡丹皮、牡荆子各一两，干地黄二两，大枣十五枚，名羊肾汤。《近效方》除风下气，强腰脚，明耳目，除痰饮，理荣卫，永不染时疾诸风者，无当归、芍药、磁石，有独活、牛膝各一两半，麦门冬二两，丹参五两，为煮散，都分二十四贴，每贴入生姜一分，杏仁十四枚，水三升煮取一升。

又方 羖羊肾一具，切，去脂，以水二斗六升煮取一斗三升　大枣二十枚　桑白皮六两　五味子　黄芪　苁蓉　防风　巴戟天　秦艽　泽泻　人参　桂心　薯蓣　丹参　远志　茯苓　细辛　牛膝各三两　石斛　生姜各五两　杜仲　磁石各八两上二十二㕮咀，内肾汁中，煮取三升，分三服，相去如人行五里再服。

增损肾沥汤　治大虚不足，小便数，嘘吸，焦燋引饮，膀胱满急，每年三伏中常服此三剂，于方中商量用之。

羊肾一具　麦门冬　地骨皮　人参　石斛　泽泻　栝楼根干地黄各四两　远志　生姜　甘草　当归　桂心　茯苓　五味子桑白皮一作桑寄生,各二两　大枣三十枚

上十七味㕮咀，以水一斗五升先煮肾，取一斗二升，去肾内药，煮取三升，去滓，分三服。《小品方》无石斛、栝蒌、地骨、桑皮、茯苓，有芎、黄连、龙骨各二两，螵蛸二十枚。又治肾气不足，消渴引饮，小便过多，腰背疼痛者，无石斛、栝蒌、地骨、桑白皮、甘草，有芎二两，黄芩、芍药各一两，桑螵蛸二十枚，鸡肶胵黄皮一两。《崔氏》治藏损虚劳，李子豫增损者，无石斛、栝蒌、地骨、桑白皮，有黄芪、黄芩、芍药、防风各二两。

治左胁气冲，膈上满，头上有风如虫行，手足顽痹，鼻塞，脚转筋，不能伸缩，两目时肿痛方。

猪肾一具　防风　芎䓖　橘皮　泽泻　桂心　石斛各一两　生姜　丹参　茯苓　通草　半夏各二两　干地黄三两

上十三味㕮咀，以水一斗半煮肾，减三升，去肾下药，煮取二升七合，去滓，分三服。

五补汤　治五脏内虚竭短气，咳逆伤损，郁悒不足，下气，通津液方。

五味子　桂心　甘草　人参各一两　麦门冬　小麦各一升　生姜八两,《千金翼》无　粳米三合　薤白　枸杞根白皮各一斤

上十味㕮咀，以水一斗二升煮取三升，每服一升，日三。口燥

者,先煮竹叶一把,水减一升,去叶,内诸药煮之。

凝唾汤 治虚损短气,咽喉凝唾不出,如胶塞喉方。一名茯苓汤。

麦门冬五两　人参二两　前胡三两　甘草　干地黄　桂心　芍药各二两　大枣三十枚　茯苓二两

上九味㕮咀,以水九升煮取三升,分温三服。

补汤方

车前子三两　防风　桂心各二两　巴戟天　丹参　干地黄　鹿茸　枸杞皮　五加皮各五两

上九味㕮咀,以水八升煮取三升,去滓,分三服。

人参汤 治男子五劳七伤,胸中逆满害食,乏气呕逆,两胁下胀,小腹急痛,宛转欲死,调中平脏,理绝伤方。

人参　当归　芍药　甘草　生姜　麦门冬　白糖　桂心各二两　前胡　茯苓　五味子　蜀椒　橘皮各一两　枳实三两　大枣十五枚

上十五味㕮咀,取东流水一斗半,渍药半日,用三年陈芦稍煎,取四升,内糖,复上火煎,令十数沸,年二十以上六十以下一服一升,二十以下六十以上一服七八合,虽年盛而久羸者,亦服七八合,日三夜一,不尔,药力不接,则不能救病。要用劳水陈芦,不则水强火盛猛,则药力不出也。贞观初,有人久患羸瘦殆死,余处此方,一剂则瘥,如汤沃雪,所以录记之。余方皆尔,不能一一具记。

内补散 治男子五劳六绝。其心伤者,令人善惊,妄怒无常;其脾伤者,令人腹满喜噫,食竟欲卧,面目痿黄;其肺伤者,令人少精,腰背痛,四肢厥逆;其肝伤者,令人少血面黑;其肾伤者,有积聚,小腹腰背满痹,咳唾,小便难。六绝之为病,皆起于大劳脉虚,外受风邪,内受寒热,令人手足疼痛,膝以下冷,腹中雷鸣,时时泄痢,或闭或利,面目肿,心下愦愦,不欲语,憎闻人声方。

　　干地黄　菟丝子　山茱萸　地麦各五两　远志　巴戟天各半两

　　麦门冬　五味子　甘草　人参　苁蓉　石斛　桂心　茯苓　附子各一两

　　上十五味治下筛,酒服方寸匕,日三,加至三匕。无所禁。

石斛散　治大风,四肢不收,不能自反覆,两肩疼痛,身重,胫急筋肿,不能行,时寒时热,足腨如刀刺痛,身不能自任,此皆得之饮酒中大风,露卧湿地,寒从下入,腰以下冷,不足无气,子精虚,众脉寒,阴下湿,茎消,令人不乐,恍惚时悲,此方除风,轻身益气,明目强阴,令人有子,补不足方。

　　石斛十分　牛膝二分　附子　杜仲各四分　柏子仁　石龙芮　芍药　松脂　云母粉　山茱萸　泽泻　萆薢　菟丝子　防风　细辛　桂心各二分

　　上十六味治下筛,酒服方寸匕,日再。阴不起,倍菟丝子杜仲;腹中痛,倍芍药;膝中痛,倍牛膝;背痛,倍萆薢;腰中风,倍防风;少气,倍柏子仁;蹶不能行,倍泽泻。随病所在倍三分。亦可为丸,以枣膏丸如梧子,酒服七丸。

肾沥散　治虚劳百病方。

　　羖羊肾一具,阴干　茯苓一两半　五味子　甘草　巴戟天　桂心　石龙芮　牛膝　山茱萸　防风　干姜　细辛各一两　干地黄　人参　钟乳粉　石斛　菟丝子　丹参　苁蓉　附子各五分

　　上二十味治下筛,合钟乳粉和搅,更筛令匀,平旦清酒服方寸匕,稍加至二匕,日再。

又方 治男子五劳七伤，八风十二痹，无有冬夏，悲忧憔悴，凡是病皆须服之之方。

羊肾一具,阴干 厚朴 五味子 女萎 细辛 牡荆子 芍药 巴戟天 石斛 白蔹 石龙芮 茯苓 山茱萸 干漆 矾石 龙胆 桂心 芎劳 苁蓉 蜀椒 白术 菊花 续断 远志 人参 黄芪 泽泻 萆薢 黄芩各一两 干姜 附子 防风 菖蒲 牛膝各二两半 桔梗一两半 薯蓣 秦艽各三两

上三十七味治下筛，酒服方寸匕，日三。忌房室。

又方 石龙芮 续断 桔梗 干姜 菖蒲 山茱萸 茯苓各二两 薯蓣 蜀椒 芍药 巴戟天 人参 龙胆 女萎 厚朴 肉苁蓉 细辛 萆薢 附子 石斛 黄芪 芎劳 白蔹 乌头 天雄 桂心 秦艽 白术 礜石一作矾石 五味子 牡荆子 菊花 牛膝各一两 远志 干漆三两 羊肾一具,阴干

上三十六味治下筛，酒服方寸匕，日二。此方比前方无泽泻、黄芩、防风，有乌头、天雄各一两半，余并同。

薯蓣散 补丈夫一切病，不能具述方。

薯蓣 荆实一方用枸杞子 续断一方用远志 茯苓一方用茯神 牛膝 菟丝子 巴戟天 杜仲各二两 苁蓉二两 五味子 山茱萸一用防风 蛇床子各一两

上十二味治下筛，酒服方寸匕，日三夜二。惟禁醋蒜，自外无忌。服后五夜知觉，十夜力生，十五夜力壮如盛年，二十夜力倍。若多忘，加远志、茯苓；体涩，加柏子仁。服三两剂，益肌肉。亦可为丸，每服三十丸，日二夜一，以头面身体暖为度。其药和平不热，调五脏，久服健力不可当，妇人服之，面生五色。

补五劳方。

五月五日采五加茎,七月七日采叶,九月九日取根,治下筛,服方寸匕,日三。长服去风劳,妙。

治五劳六极七伤虚损方。

苁蓉　白龙骨　阳起石　续断　天雄各七分　牡蛎　五味子　蛇床子　干地黄　桑寄生　天门冬　白石英各二两　地肤子　车前子　韭子　菟丝子各五合　地骨皮八分

上十七味治下筛,酒服方寸匕,日三服。

钟乳散　治五劳七伤,虚羸无气力,伤极方。

钟乳六两,无问粗细,以白净无赤黄黑为上,铜铛中可盛二三斗,并取粟粗糠二合许,内铛中,煮五六沸,乃内乳煮,水欲减,添之如故,一晬时出,以暖水净淘之,曝干,玉碓研,不作声止,重密绢水下,澄取之用　鹿角白者　白马茎别捣　硫黄别研　石斛　铁精　人参　磁石　桂心　僵蚕各一两　蛇床仁三两

上十一味为末,以枣膏和捣三千杵,酒服三十丸如梧子,日再。慎房室及生冷醋滑鸡猪鱼陈败。

寒食钟乳散　治伤损,乏少气力,虚劳百病,令人力强饮食,去风冷。方见气极篇中。

地黄散　主益气,调中补绝,令人嗜食,除热方。

生地黄三十斤,细切曝干,取生者三十斤,捣汁,渍之令相得,出曝干,复如是九番,曝,捣末,食后酒服方寸匕,勿令绝。

三石散　治风劳毒冷,百治不瘥,补虚方。

钟乳　紫石英　白石英　白术　桔梗　防风各五分　栝楼根　人参　蜀椒　干姜　附子　牡蛎　桂心　杜仲　细辛　茯苓各

十分

上十六味治下筛,酒服方寸匕,日三。行十数步至五十步以上,服此大佳。少年勿用,自余补方,通用老少,皆宜冬月服之。《千金翼》名更生散,用赤石脂,不用紫石英、蜀椒、杜仲、茯苓,为十三味。

石韦丸 黄帝问五劳七伤于高阳负,高阳负曰:一曰阴衰,二曰精清,三曰精少,四曰阴消,五曰囊下湿,六曰腰一作胸胁苦痛,七曰膝厥痛冷,不欲行,骨热,远视泪出,口干,腹中鸣,时有热,小便淋沥,茎中痛,或精自出。有病如此,所谓七伤。一曰志劳,二曰思劳,三曰心劳,四曰忧劳,五曰疲劳,此谓五劳。黄帝曰:何以治之?高阳负曰:石韦丸主之。

石韦　细辛　礜石　远志　茯苓　泽泻　菖蒲　杜仲　蛇床子　肉苁蓉　桔梗　天雄　牛膝　山茱萸　柏子仁　续断　薯蓣各一两　防风　赤石脂各三两

上十九味为末,取枣膏如蜜和丸,如梧子酒服三十丸,日三。七日愈,二十日百病除,长服良。崔氏无礜石、茯苓、泽泻、桔梗、薯蓣,有栝楼根二两半,云白水仙方。

五补丸 治肾气虚损,五劳七伤,腰脚酸疼,肢节苦痛,目暗眩眩,心中喜忘,恍惚不定,夜卧多梦,觉则口干,食不得味,心常不乐,多有恚怒,房室不举,心腹胀满,四体疼痹,口吐酸水,小腹冷气,尿有余沥,大便不利,方悉主之,久服延年不老,四时勿绝,一年万病除愈之方。

杜仲　巴戟天各六分　人参　五加皮　五味子　天雄　牛膝防风　远志　石斛　薯蓣　狗脊各四分　干地黄　苁蓉各十二分鹿茸十五分　菟丝子　茯苓各五分　覆盆子　石龙芮各八分　蓽

薜　蛇床子　石南　白术_{各三分}　天门冬_{七分}

上二十四味为末,蜜丸如梧子,酒服十丸,日三。有风,加天雄、芎䓖、当归、黄芪、五加皮、石南、茯神、独活、柏子仁、白术各三分;有气,加厚朴、枳实、橘皮各三分;冷,加干姜、桂心、吴茱萸、附子、细辛、蜀椒各一分;泄精,加韭子、白龙骨、牡蛎、鹿茸各一分;泄痢,加赤石脂、龙骨、黄连、乌梅肉各三分。春依方服,夏加地黄五分,黄芩三分,麦门冬四分,冷则去此,加干姜、桂心、蜀椒各三分。若不热不寒,亦不须增损,直尔服之。三剂以上,即觉庶事悉佳。慎醋蒜鲙陈臭大冷醉吐,自外百无所慎。稍加至三十丸,不得增,常以此为度。

无比薯蓣丸　治诸虚劳百损方。

薯蓣_{二两}　苁蓉_{四两}　五味子_{六两}　菟丝子　杜仲_{各三两}　牛膝　山茱萸　干地黄　泽泻　茯神_{一作茯苓}　巴戟天　赤石脂_{各五两}

上十二味为末,蜜丸如梧子,食前酒服二十丸加至三十丸,日再。无所忌,惟禁醋蒜陈臭等物。服七日后令人健,四体润泽,唇口赤,手足暖,面有光彩,消食,身体安和,音声清朗,是其验也。十日后长肌肉,其药通中,入脑鼻必酸疼,勿怪。若求大肥,加燉煌石膏二两;失性健忘,加远志一两;体少润泽,加柏子仁一两。《古今录验》有白马茎二两,共十六味,治丈夫五劳七伤,头痛目眩,手足逆冷,或烦热有时,或冷痹骨疼,腰髋不随,食虽多不生肌肉,或少食而胀满,体涩无光泽,阳气衰绝,阴气不行。此药能补十二经脉,起阴阳,通内制外,安魂定魄,开三焦,破积聚,厚肠胃,消五脏邪气,除心内伏热,强筋练骨,轻身明目,除风去冷,无所不治,补益处广,常须服饵为佳。七十老人服之,尚有非常力,况少者乎。

大薯蓣丸　治男子女人虚损伤绝,头目眩,骨节烦痛,饮食微少，羸瘦百病方。

薯蓣　附子《古今录》作茯苓　人参　泽泻各五分　天门冬　干地黄　黄芩　当归各十分　干漆　杏仁　阿胶各二分　白术　白蔹《古今录》作防风　芍药　石膏　前胡　桔梗　干姜　桂心各四分　大黄六分　五味子十六分　甘草二十分　大豆卷五分，《古今录验》作黄芪　大枣一百枚

上二十四味为末，蜜和枣膏捣三千杵，丸如梧子，酒服五丸，日三，渐增至十丸。张仲景无附子、黄芩、石膏、干漆、五味子、大黄，有神曲十分，芎、防风各六分，茯苓五分，丸如弹丸，每服一丸，以一百丸为剂。

肾气丸　治虚劳，肾气不足，腰痛阴寒，小便数，囊冷湿，尿有余沥，精自出，阴痿不起，忽忽悲喜方。

干地黄八分　远志　防风　干姜　牛膝　麦门冬　荽蕤　薯蓣　石斛　细辛　地骨皮　甘草　附子　桂心　茯苓　山茱萸各四两　苁蓉六分　钟乳粉十分　羖羊肾一具

上十九味为末，蜜丸，如梧子酒服十五丸，日三，稍加至三十丸。《古今录验》无远志、防风、干姜、牛膝、地骨、荽蕤、甘草、钟乳，有狗脊一两，黄芪四两，人参三两、泽泻、干姜各二两，大枣一百枚。

又方　治男子妇人劳损虚羸，伤寒冷乏力，无所不治方。

石斛二两　紫菀　牛膝　白术各五分　麻仁一分　人参　当归　茯苓　芎劳　大豆卷　黄芩　甘草各六分　杏仁　蜀椒　干地黄　防风　桂心各四分　羊肾一具　一方有苁蓉六分。

上十八味为末，蜜丸，如梧子酒服十丸，日再，渐增之。

又方　此方胜胡公肾气丸及五石丸。

干地黄　茯苓　玄参各五两　泽泻　薯蓣　山茱萸　桂心

芍药各四两　附子三两

上九味为末,蜜丸,如梧子酒服二十丸,加至三十丸,以知为度。《千金翼》有牡丹皮四两,为十味。

又方　治肾气不足,羸瘦日剧,吸吸少气,体重,耳聋眼暗,百病方。

桂心四两　干地黄一斤　泽泻　薯蓣　茯苓各八两　牡丹皮六两　半夏一两

上七味为末,蜜丸如梧子大,酒服十丸,日三。

八味肾气丸　治虚劳不足,大渴欲饮水,腰痛,小腹拘急,小便不利方。

干地黄八两　山茱萸　薯蓣各四两　泽泻　牡丹皮　茯苓各三两　桂心　附子各二两

上八味为末,蜜丸如梧子大,酒下十五丸,日三,加至二十五丸。仲景云:常服去附子,加五味子。姚公云:加五味子三两,苁蓉四两。张文仲云:五味子、苁蓉各四两。《肘后方》云:地黄四两,附子泽泻各一两,余各二两。

黄芪丸　治五劳七伤,诸虚不足,肾气虚损,目视肮肮,耳无所闻方。

黄芪　干姜　当归　羌活一作白术　芎䓖　甘草　茯苓　细辛　桂心　乌头　附子　防风　人参　芍药　石斛　干地黄　苁蓉各二两　枣膏五合　羊肾一具

上十九味为末,以枣膏与蜜为丸,如梧子大酒服十五丸,日二,加至三十丸。一方无芎䓖干姜、当归、羌活,止十四味。《古今录验》无羊肾,有羌活、钟乳、紫石英、石硫黄、赤石脂、白石脂、矾石各二分,名五石黄芪丸。

又方　疗虚劳方。

黄芪　鹿茸　茯苓　乌头　干姜各三分　干地黄　当归　桂心　芎䓖各四分　枸杞白皮　菟丝子　五味子　柏子仁　白术各五分　大枣二十枚

上十五味为末，蜜丸如梧子，平旦酒服十丸，夜十丸，以知为度。禁如药法。

神化丸　治五劳七伤，气不足，阴下湿痒或生疮，小便数，有余沥，阴头冷疼，失精自出，小腹急，绕脐痛，膝重不能久立，目视漠漠，见风泪出，胫酸，精气衰微，卧不欲起，手足厥冷，调中利食方。

苁蓉　牛膝　薯蓣各六分　续断　山茱萸　大黄各五分　远志　泽泻　天雄　柏子仁　菟丝子　人参　防风　石斛　栝楼根　杜仲　黄连　白术　甘草　礜石　当归各一两　桂心　石南　干姜　蛇床子　赤石脂　萆薢　茯苓　细辛　菖蒲　芎䓖各三分

上三十一味为末，蜜丸如梧子，酒服五丸，日三，加至二十丸。

三仁九子丸　治五劳七伤，补益方。

酸枣仁　柏子仁　苡薏仁　菟丝子　菊花子　枸杞子　蛇床子　菴䕡子　地肤子　乌麻子　牡荆子　干地黄　薯蓣　桂心各二两　苁蓉三两

上十六味为末，蜜丸如梧子，酒服二十丸，日二夜一。

填骨丸　治五劳七伤，补五脏，除万病方。

石斛　人参　当归　牡蒙　石长生　石韦　白术　远志　苁蓉　巴戟天　紫菀　茯苓　干姜　天雄　蛇床子　牛膝　牡蛎　附子　牡丹　柏子仁　甘草　薯蓣　阿胶　干地黄　五味子各二两　蜀椒三两

上二十六味为末，白蜜和，丸如梧子大，酒服三丸，日三。

通明丸　治五劳七伤六极,强力行事举重,重病后骨髓未满房室,所食不消,胃气不平方。

麦门冬三斤　干地黄　石韦各一斤　紫菀　五味子　肉苁蓉　甘草　阿胶　杜仲　远志　茯苓　天雄各半斤

上十二味为末,蜜丸如梧子,食上若酒服十丸,日再,加至二十丸。

补虚益精,**大通丸**　治五劳七伤,百病方。

干地黄八两　干姜　当归　石斛　肉苁蓉　天门冬　白术　甘草　芍药　人参各六两　麻子仁半两　紫菀　大黄　黄芩各五两　蜀椒三升　防风四两　茯苓　杏仁各三升　白芷一两

上十九味为末,白蜜枣膏丸如弹子,空腹服一丸,日三服,十日效。

赤石脂丸　治五劳七伤,每事不如意,男子诸疾方。

赤石脂　山茱萸各七分　防风　远志　栝楼根　牛膝　杜仲　薯蓣各四分　石韦三分　肉苁蓉二分　蛇床仁六分　菖蒲　续断　天雄　柏子仁各五分

上十五味为末,蜜枣膏和,丸如梧子大,空腹服五丸,日三服。十日知,久服不老。加菟丝子四分,佳。

鹿角丸　补益方。

鹿角　白马茎　石斛　薯蓣　干地黄　人参　菟丝子　防风　蛇床子　山茱萸　杜仲　赤石脂　泽泻　干姜各四分　石龙芮　远志各一分　五味子　牛膝　巴戟天各六分　天雄二分　苁蓉七分　一方无干姜、五味子。

上二十一味为末,蜜丸如梧子酒服三十丸,日二。忌米醋。

苁蓉丸　补虚益气,治五脏虚劳损伤,阴痿,阴下湿痒或生疮,茎中痛,小便余沥,四肢嘘吸,阳气绝,阳脉伤方。

苁蓉　薯蓣各五分　蛇床子　远志各四分　菟丝子六分　天雄八分　五味子　山茱萸各七分　巴戟天四分

上九味为末,蜜丸如梧子,酒服二十丸,日二,加至二十五丸。

干地黄丸　治五劳七伤六极,脏腑虚弱,食饮不下,颜色黧黯,八风所伤,补虚益气能食资颜色长阳方。

干地黄　茯苓　天雄各七分　蛇床子六分　桂心　麦门冬各五分　远志　苁蓉　杜仲　甘草各十分　五味子四分　阿胶　枣肉各八分

上十三味为末,蜜丸如梧子,酒下二十丸,日再,加至三十丸。常服弥佳。

治虚劳不起,囊下痒,汁出,小便淋沥,茎中数痛,尿时赤黄,甚者失精,剧苦溺血,目视眈眈,见风泪出,茎中冷,精气衰,两膝肿,不能久立,起则目眩,补虚方。

蛇床子　细辛　天雄　大黄　柏子仁　菟丝子　杜仲　茯苓　防风　萆薢　菖蒲　泽泻各四两　远志　牛膝各六分　栝楼根三分　山茱萸　桂心　苁蓉　薯蓣　蜀椒　石韦　白术各五分

上二十二味为末,蜜丸如梧子,酒服十五丸,日再,渐加至五十丸。十五日身体轻,三十日聪明,五十日康健复壮。

覆盆子丸　治五劳七伤,羸瘦,补益,令人充健方。

覆盆子　菟丝子各十二分　苁蓉　鹿茸　巴戟天　白龙骨　茯苓　天雄　白石英　五味子　续断　薯蓣各十分　干地黄八分　蛇床子五分　远志　干姜各六分

上十六味为末,蜜丸如梧子,酒服十五丸,日再,细细加至三十丸。慎生冷陈臭。《张文仲方》无龙骨、鹿茸、天雄、续断、石英,有石斛、白术、桂心、枸杞子、人参、柏子仁、泽泻各六分，牛膝四分，山茱萸五分，赤石脂、甘草各八分，细辛四分。

治五劳七伤，虚羸无力，伤极方。

菟丝子　五味子各二两　蛇床子一两

上三味为末，蜜丸如梧子，每服十丸，日三服。禁如常法。

补益方。

干漆　柏子仁　山茱萸　酸枣仁各四分

上四味为末，蜜丸如梧子大，每服二七丸，加至二十丸，日二。

曲囊丸　治风冷，补虚弱，亦主百病方。

干地黄　薯蓣　牡蛎　天雄　蛇床子　远志　杜仲　鹿茸桂心　五味子　鹿药草　石斛　车前子　菟丝子　肉苁蓉　雄鸡肝　未连蚕蛾各等分

上十七味，欲和任意捣末，蜜丸如小豆大，酒服三丸，加至七丸，日三夜一。禁如常法。须令常有药气，大益人，服药十日以后，少少得强。

崔平世治五劳七伤方。

钟乳粉　草薢各一分　巴戟天二分　干姜三分，一作干地黄　菟丝子　苁蓉各二分

上六味为末，蜜丸如梧子，酒服七丸，日三。服讫行百步，服酒三合，更行三百步，胸中热定，即食干饭，牛羊兔肉任为羹。去肥腻，余不忌。

明目益精，长志倍力，久服长生耐老方。

远志　茯苓　细辛　菟丝子　木兰　续断　人参　菖蒲　龙骨　当归　芎䓖　茯神各五分

上十二味为末，蜜丸如梧子，服七丸至十丸，日二夜一。满三

年益智。

磁石酒 疗丈夫虚劳冷，骨中疼痛，阳气不足，阴下疥一作痛热方。

磁石 石斛 泽泻 防风各五两 杜仲 桂心各四两 天雄 桑寄生 天门冬 黄芪各三两 石南二两 狗脊八两

上十二味㕮咀，以酒四斗浸渍，服三合，渐加至五合，日再服。亦可单渍磁石服之。

石英煎 治男子女人五劳七伤，消枯羸瘦，风虚癫冷，少气力，无颜色，不能动作，口苦咽燥，眠中不安，恶梦惊惧，百病方。

白石英碎如米，以醇酒九升铜器中微火煎，取三升，以竹篦搅勿住手，去滓澄清 紫石英各一斤，制同上 干地黄一斤 白蜜三斤 酥 桃仁各三升 石斛五两 柏子仁 远志 茯苓 山茱萸 人参 麦门冬 桂心 干姜 五味子 白术 苁蓉 甘草 天雄 白芷 细辛 芎䓖 黄芪 防风 薯蓣各二两

上二十四味治下筛，内煎中，如不足，加酒取足为限，煎令可丸，丸如梧子大酒服二十丸，日三，稍加至四十丸为度。无药者可单服煎。令人肥白充实。

麋角丸方 取当年新角，连脑顶者为上，看角根有斫痕处亦堪用，退角根下平者是不堪。诸麋角丸方，凡有一百一十方，此特出众方之外，容成子羡服而羽化。夫造此药，取角五具，或四具三具两具一具，为一剂，先去尖一大寸，即各长七八寸，取势截断，量把锛得，即于长流水中以竹器盛悬，浸可十宿。如无长流水处，即于净盆中满着水浸，每夜易换。即将出，削去皴皮，以利锛锛取白处，至心即止。以清粟米泔浸两宿，初经一宿即干，握去旧水，置新绢上曝干，净择去恶物粗骨皮及锛不匀者，即以无灰美酒于大白瓷器

中浸,经两宿,其酒及器物随药多少。其药及酒俱入净釜中,初武火煮一食久后,即着又火微煎如蟹目沸,以柳木篦长四尺阔三指徐搅,不得住手,困则易人,时时更添美酒,以成煎为度。煎之皆须平旦下手,不得经两宿。仍看屑消似希胶,即以牛乳五大升,酥一斤,以次渐下后药:

麋角一条,炙令黄,为散,与诸药同制之　槟榔　通草　秦艽　人参　甘草　菟丝子酒浸两宿,待干别捣　肉苁蓉各一两

上捣为散。如不要补,即不须此药共煎。又可一食时,候药似稠粥即止火,少时歇热气,即投诸药散相和,搅令相得,仍待少时,渐稠粘,堪作丸,即以新器盛贮,以众手一时丸就如梧子大。若不能众手丸,就旋暖渐丸亦得。如粘手,着少酥涂手。其服饵之法:空腹取三果浆以下之。如无三果浆,酒下亦得。初服三十丸,日加一丸,至五十丸为度,日二服。初服一百日内忌房室。服经一月,腹内诸疾自相驱逐,有微利,勿怪。渐后多泄气,能食,聪耳明目,补心神,安脏腑,填骨髓,理腰脚,能久立,发白更黑,貌老还少。患气者,加枳实青木香,准前各一大两;若先曾服丹石等药,即以三黄丸食上压令宣泄;如饮酒食面,口干,鼻中气粗,眼涩,即以蜜浆饮之,即止。如不止,加三黄丸使微利。诸如此一度发动,已后方始调畅。服至二百日,面皱自展,光泽,一年齿落更生,强记身轻,若风日行数百里,二年常令人肥饱少食,七十已上却成后生,三年肠作筋髓,预见未明,四年常饱不食,自见仙人。三十已下服之不辍,颜一定。而不变其药修合时,须净室中,不得令鸡犬女人孝子等见。妇人服之亦佳。

治五脏虚劳,小腹弦急胀热方。

灸肾腧五十壮。老小损之。若虚冷,可至百壮。横三间寸灸之。

卷之六十一　膀胱腑

膀胱腑脉论第一

论曰：膀胱者，主肾也，耳中是其候也。肾合气于膀胱。膀胱者，津液之腑也，号水曹掾，名玉海。重九两二铢，左回叠积，上下纵广九寸，受津液九升九合，两边等，应二十四气。鼻空在外，膀胱漏泄。

黄帝问曰：夫五脏各一名一形，肾乃独两，何也？岐伯对曰：膀胱为腑，有二处，肾亦二形，应腑有二处。脏名一，腑名二，故五脏六腑也。一说肾有左右，而膀胱无二。今用当以左肾合膀胱，右肾合三焦。

左手关后尺中阳绝者，无膀胱脉也。病苦逆冷，妇人月使不调，王月则闭，男子失精，尿有余沥，刺足少阴经治阴，在足内踝下动脉是也；

右手关后尺中阳绝者，无子户脉也。病苦足逆寒，绝产带下，无子，阴中寒，刺足少阴经治阴。

左手关后尺中阳实者，膀胱实也。病苦逆冷，胁下邪气相引痛，刺足太阳经治阳，在足小趾外侧本节后陷中。

右手关后尺中阳实者，膀胱实也。病苦小腹满，引腰痛，刺足太阳经治阳。

病先发于膀胱者，背膂筋痛，小便闭。五日之肾，少腹腰脊痛，胻酸,一日之小肠,胀,一日之脾,闭塞不通,身痛体重。二日不已,死,冬鸡鸣,夏下晡。一云日夕。

膀胱病者,少腹偏肿而痛,以手按之,则欲小便而不得,肩上热,若脉陷及足小趾外侧及胫踝后皆热,若脉陷,取委中。

膀胱胀者,小腹满而气癃。

肾前受病,传于膀胱。肾咳不已,咳则遗溺。

厥气客于膀胱,则梦游行。

肾应骨。蜜理厚皮者三焦膀胱厚,粗理薄皮者三焦膀胱薄,腠理疏者三焦膀胱缓,急皮而无毫毛者三焦膀胱急,毫毛美而粗者三焦膀胱直,稀毫毛者三焦膀胱结也。

扁鹊云:六腑有病,彻面形。肾膀胱与足少阴太阳为表里,膀胱总通于五脏,所以五脏有疾,即应膀胱,膀胱有疾,即应胞囊。伤热则小便不通,膀胱急,尿苦黄赤;伤寒则小便数,清白,或发石水,根在膀胱,四肢小,其腹独大也。方见治水篇中。

骨绝不治,齿黄落,十日死。

足太阳之脉起于目内眦,上额,交巅上。其支者从巅至耳上角。其直者从巅入络脑,还出别下项,循肩膊内,侠脊,抵腰中,入循膂,络肾,属膀胱。其支者从腰中下会于后阴,下贯臀,入腘中。其支者从膊内左右别下,贯胂一作髆,过髀枢,循髀外后廉,下合腘中,以下贯腨内,出外踝之后,循京骨,至小趾外侧。是也动则病冲头痛,目似脱,项似拔,脊痛,腰似折,髀不可以曲一作回,腘如结,腨如裂,是为踝厥。是主筋所生病者,痔,疟狂癫疾,头脑项痛,目黄泪出,鼽衄,项背腰尻腘腨脚皆痛,小趾不用。盛者则人迎大再倍于寸口,虚者则人迎反小于寸口也。

膀胱虚实第二脉四条　方六首　灸法一首

膀胱实热

左手尺中神门以后脉阳实者,足太阳经也。病苦逆满,腰中痛,不可俯仰,劳也,名曰膀胱实热也。

右手尺中神门以后脉阳实者,足太阳经也。病苦胞转,不得小便,头眩痛,烦满,脊背强,名曰膀胱实热也。

治膀胱实热方。

石膏八两　栀子仁一作瓜子人　茯苓　知母各三两　蜜五合　淡竹叶　生地黄各切一升

上七味㕮咀,以水七升煮取二升,去滓下蜜,煮二沸,分三服。须利,加芒硝三两。

治膀胱热病不已,舌干咽肿方。

蜜七合　升麻　大青各三两　射干　生玄参　黄柏　蔷薇根白皮各四两

上七味,以水七升煮取一升,去滓下蜜,煮二沸,细细含之。

膀胱虚冷

左手尺中神门以后脉阳虚者,足太阳经也。病苦脚中筋急,腹中痛,引腰背不可屈伸,转筋恶风,偏枯腰痛,外踝后痛,名曰膀胱虚冷也。

右手尺中神门以后脉阳虚者,足太阳经也。病苦肌肉振动,脚中筋急,耳聋,忽忽不闻,恶风,飕飕作声,名曰膀胱虚冷也。

治膀胱虚冷,饥不欲饮食,面黑如炭,腰胁疼痛方。

磁石六两　黄芪　茯苓各三两　五味子　杜仲各四两　白术
白石英各五两

上七味㕮咀,以水九升煮取三升,分三服。

治膀胱冷,咳唾则有血,喉鸣喘息方。

羊肾一具　人参　玄参　黄芪　桂心　芎䓖　甘草各三两　茯
苓四两　地骨皮　生姜各五两　白术六两

上十一味㕮咀,以水一斗二升先煮羊肾,减三升,去肾下药,煮
取三升,去滓,分为三服。

龙骨丸　治膀胱肾冷,坐起欲倒,目䀮䀮,气不足,骨痿方。

龙骨　柏子仁　干地黄　甘草　防风各五分　黄芪　禹余粮
白石英　桂心　茯苓各七分　五味子　羌活　人参　附子各六分
山茱萸　玄参　芎䓖各四分　磁石　杜仲　干姜各八分

上二十味为末,蜜丸如梧子大,空腹酒服三十丸,日二,加至四
十丸。

治膀胱寒,小便数,漏精稠厚如米白泔方。

赤石脂　白石脂各五分　干地黄三分　苁蓉六分　赤雄鸡肠
鸡肫胵各两具　桑螵蛸　牡蛎　龙骨　黄连各四分

上十味治下筛,内鸡肠及肫胵中缝塞,蒸令熟,曝干,合捣为
散,以酒和服方寸匕,日三。

治膀胱方,灸之如肾虚法。

胞囊论第三论一首　方十六首　灸法八首

论曰:胞囊者,肾、膀胱候也,贮津液并尿。若脏中热病者,胞涩,小便不通,尿黄赤;若腑中寒病者,胞滑,小便数而多白。若至夜则尿偏甚者,夜则内阴气生。故热则泻之,寒则补之,不寒不热,依经调理,则病不生矣。

凡尿不在胞中,为胞屈僻,津液不通以葱叶除尖头,内阴茎孔中深三寸,微用口吹之,胞胀,津液大通,即愈。

榆皮通滑泄热煎　治肾热,应胞囊涩热,小便黄赤,苦不通方。

榆白皮　赤蜜　葵子各一升　滑石　通草各三两　车前子五升

上六味咬咀,以水三斗煮取七升,去滓下蜜,更煎取三升,分三服。妇人难产,亦同此方。

滑石汤　治膀胱急热,小便黄赤方。

滑石八两　子芩三两　车前子　冬葵子各一升　榆白皮四两

上五味咬咀,以水七升煮取三升,分三服。

治虚劳,尿白浊方。

上取榆白皮切二斤,水二斗煮取五升,分五服。

又方　捣干羊骨为末,服方寸匕,日二。

又方　灸脾腧一百壮。

又　灸三焦腧百壮。

又　灸肾腧百壮。

又　灸章门百壮。在季肋端。

凡饱食后或忍小便,或走马,或忍小便大走及入房,皆致胞转,下急满不通,治之之方。

上用乱发急缠如两拳大,烧为末,醋四合和二方寸匕服之,讫,即炒熟黑豆叶,蹲坐上。

治胞转方。

石韦一两　葵子　通草　甘草各二两　鬼箭三两　滑石四两　榆白皮一升

上七味㕮咀,以水一斗煮取三升,分三服。

治丈夫妇人胞转,不得小便八九日者方。

葵子一升　滑石　寒水石各一斤

上三味㕮咀,以水一斗煮取五升,分三服。

治胞转,小便不得方。

葱白四七茎　阿胶一两　琥珀二两　车前子一升

上四味㕮咀,以水一斗煮取三升,分三服。

又方　阿胶三两,水二升煮取七合,顿服。

又方　豉五合,以水三升煮数沸,顿服之。

又方　麻子煮取汁,顿服之。

又方　连枷关烧灰,水服之。

又方　笔头烧灰水服之。

又方　烧死蜣螂二枚,末,水服之。

又方　内白鱼子茎孔中。

又方　酒和猪脂鸡子大,顿服之。

治腰痛,小便不利,苦胞转方。

灸玉泉七壮。穴在关元下一寸,大人从心下度取八寸是玉泉穴,小儿斟酌以取之。

又　灸第十五椎五十壮。

又　灸脐下一寸。

又　灸脐下四寸,各随年壮。

三焦脉论第四

论曰:夫三焦者,一名三关也。上焦名三管反射,中焦名霍乱,下焦名走哺,合而为一,有名无形,主五脏六腑往还神道,周身贯体,可闻而不可见,和利精气,决通水道,息气肠胃之间,不可不知也。三焦名中清之腑,别号玉海,水道出属,膀胱合者,虽合而不同。上中下三焦同号为孤腑,荣出中焦,卫出上焦。荣者,络脉之气道也;卫者,经脉之气道也。其三焦形相厚薄大小并同膀胱之形云。

三焦病者,腹胀气满,小腹尤坚,不得小便,窘急,溢则为水,留则为胀,候在足太阳之外大络,在太阳少阳之间,亦见于脉,取委阳。

小腹肿痛,不得小便,邪在三焦约,取太阳大络,视其结脉与厥阴小络结而血者肿上及胃管,取三里。

三焦胀者,气满于皮肤,壳壳而不坚疼—云壳壳而坚。

久咳不已,传之三焦,咳而腹满,不欲饮食也。

手少阳之脉起于小指次指之端,上出两指之间,循手表腕,出臂外两骨之间,上贯肘,循臑外上肩,而交出足少阳之后,入缺盆,交膻中,散络心胞,下膈,循属三焦。其支者从膻中上出缺盆,上项,侠耳后直上,出耳上角,以屈下颊,至䪼。其支者从耳后入耳中,出走耳前,过客主人,前交颊,至目兑眦是也。动则病耳聋,辉辉焞焞,嗌肿喉痹。是主气所生病者,汗出,目兑眦痛,颊肿,耳后肩臑肘臂外皆痛,小指次指不用。为此诸病,盛则泻之,虚则补之,热则疾之,寒则留之,陷下则灸之,不盛不虚,以经取之。盛者人迎大再倍于寸口,虚者人迎反小于寸口也。

三焦虚实第五_{论三首　方十八首　灸法七首}

论曰:夫上焦如雾_{雾者,霏霏起上也},其气起于胃上脘《难经》《甲乙》《巢源》_{作上口},并咽以上贯膈,布胸中,走腋,循足太阴之分而行,还注于手阳明,上至舌,下注足阳明,常与荣卫俱行于阳二十五度,行于阴二十五度,为一周,日夜五十周身,周而复始,大会于手太阴也。主手少阳心肺之病,内而不出。人有热,则饮食下胃,其气未定,汗则出,或出于面,或出于背,身中皆热,不循卫气之道而出者,何也? 此外伤于风,内开腠理,毛蒸理泄,卫气走之,固不得循其道。此气慓悍滑疾,见开而出,故不得从其道,名曰漏气,其病则肘挛痛,食先吐而后下。其气不续,膈间厌闷,所以饮食先吐而后下也。寒则精神不守,泄下便痢,语声不出,若实则上绝于心,若虚则引气于肺也。

泽泻汤　通脉泻热,治上焦饮食下胃,胃气未定,汗出面背,身中皆热,名曰漏气方。

泽泻　半夏　柴胡　生姜_{各三两}　桂心　甘草_{各一两}　茯苓　人参_{各二两}　地骨皮_{五两}　石膏_{八两}　竹叶_{五合}　蓴心_{一升}

上十二味㕮咀,以水二斗煮取六升,分五服。_{一云水一斗煮取三升,分三服。}

麦门冬理中汤　治上焦热,腹满不欲饮食,或食先吐而后下,肘挛痛方。

麦门冬　生芦根　竹茹　廪米_{各一升}　蓴心_{五合}　甘草　茯苓_{各二两}　橘皮　人参　萎蕤_{各三两}　生姜_{四两}　白术_{五两}

上十二味㕮咀,以水一斗五升煮取三升,分三服。

治胸中膈气,聚痛好吐方。

上灸厥阴腧,穴在第四椎两边各相去一寸五分,灸随年壮。

黄芪理中汤　治上焦虚寒,短气不续,语声不出方。

黄芪　桂心各二两　　五味子　桔梗　干姜　茯苓　甘草　芎
䓖各三两　丹参　杏仁各四两

上十味㕮咀,以水九升煮取三升,分为三服。

黄连丸　治上焦冷,下痢,腹内不安,食好注下方。

黄连　乌梅肉各八两　桂心二两　干姜　附子　阿胶各四两
樗皮　芎䓖　黄柏各三两

上九味为末,蜜丸如梧子大,饮下二十丸,加至三十丸。

厚朴汤　治上焦闭塞,干呕,呕而不出,热少冷多,好吐白沫清
涎,吞酸方。

厚朴　茯苓　芎䓖　白术　玄参各四两　桔梗　附子　人参
橘皮各三两　生姜八两　吴茱萸八合

上十一味㕮咀,以水二斗煮取五升,分为五服。

论曰:中焦如沤沤者,在胃中如沤也,其气起于胃中脘《难经》作中
口,《甲乙》《巢源》作胃口,在上焦之后。此受气者,主化水谷之味,
秘糟粕,蒸津液,化为精微,上注于肺脉,乃化而为血,以奉生身,莫
贵于此,故独得行于经隧,名曰荣气。主足阳明,阳明之别号曰丰
隆,在外踝上去踝八寸,别走太阴,络诸经之脉,上下络太仓,主腐
熟五谷,不吐不下。实则生热,热则闭塞不通,上下隔绝;虚则生
寒,寒则腹痛洞泄,便痢霍乱,主脾胃之病。夫血与气,异形而同
类,卫气是精,血气是神,故血与气异名同类焉。而脱血者无汗,此

是神气;夺汗者无血,此是精气。故人有两死《删繁》作一死而无两生,犹精神之气隔绝也。若虚则补于胃,实则泻于脾,调其中,和其源,万不遗一也。

大黄泻热汤　开关格,通隔绝,治中焦实热闭塞,上下不通,隔绝关格,不吐不下,腹满膨膨,喘急方。

蜀大黄切,以水一升浸　黄芩　泽泻　升麻　芒硝各三两　羚羊角　栀子各四两　生玄参八两　地黄汁一升

上九味㕮咀,以水七升煮取三升三合,下大黄更煮两沸,去滓下消,分三服。

蓝青丸　治中焦热,水谷下痢方。

蓝青汁三升　黄连八两　黄柏四两　乌梅肉　地肤子　地榆白术各一两　阿胶五两

上八味为末,以蓝青汁和,微火煎,丸如杏仁大,饮服三丸,日二。七月七日合,大良,当并手丸之。

黄连煎　治中焦寒,洞泄下痢,或因霍乱后泻黄白无度,腹中虚痛方。

黄连　酸石榴皮　地榆　阿胶各四两　黄柏　当归　厚朴干姜各三两

上八味㕮咀,以水九升煮取二升,去滓,下阿胶,更煎取烊,分三服。

治四肢不可举动,多汗洞痢方。

上灸大横,随年壮。穴在侠脐两边各二寸五分。

论曰:下焦如渎渎者,如沟水渗泄也,其气起胃下脘,别回肠,注于膀胱而渗入焉。故水谷者常并居于胃中,成糟粕而俱下于大肠,主

足太阳,灌渗津液,合膀胱,主出不主入,别于清浊,主肝肾之病候也。若实则大小便不通利,气逆不续,呕吐不禁,故曰走哺;若虚则大小便不止,津液气绝。人饮酒入胃,谷未熟而小便独先下者何?盖酒者,熟谷之液也,其气悍以滑,故后谷入而先谷出也。所以热则泻于肝,寒则补于肾也。

柴胡通塞汤 治下焦热,大小便不通方。

柴胡 羚羊角 黄芩 橘皮 泽泻各三两 香豉一升,别盛生地黄一升 芒硝二两 栀子四两 石膏六两

上十味㕮咀,以水一斗煮取三升,去滓,内芒硝,分二服。

赤石脂汤 治下焦热,或下痢脓血,烦闷恍惚方。

赤石脂八两 乌梅二十枚 栀子十四枚 廪米一升 白术 升麻各三两 干姜二两

上七味㕮咀,以水一斗煮米取熟,去米下药,煮取二升半,分为三服。

止呕人参汤 治下焦热,气逆不续,呕吐不禁,名曰走哺方。

人参 萎蕤 黄芩 知母 茯苓各三两 生芦根 栀子仁白术 橘皮各四两 石膏八两

上十味㕮咀,以水九升煮取三升,去滓,分三服。

香豉汤 治下焦热,毒痢鱼脑,杂痢赤血,脐下小腹绞痛不可忍,欲痢不出方。

香豉 薤白各一升 黄连 黄柏 白术 茜根各三两 栀子黄芩 地榆各四两

上九味㕮咀,以水九升煮取二升,分三服。

治膀胱三焦津液下大小肠中,寒热,赤白泄痢,及腰脊痛,小便

不利,妇人滞下方。

右灸小肠腧五十壮。

黄柏止泄汤　治下焦虚冷,大小便洞泄不止方。

黄柏　人参　地榆　阿胶各三两　黄连五两　茯苓　榉皮各四两　艾叶一升

上八味㕮咀,以水一斗煮取三升,去滓,下胶消,分三服。

人参续气汤　治下焦虚寒,津液不止,短气欲绝方。

人参　橘皮　茯苓　乌梅　麦门冬　黄芪　干姜　芎䓖各三两　吴茱萸三合　桂心二两　白术　厚朴各四两

上十二味㕮咀,以水一斗二升煮取三升,分三服。

茯苓丸　治下焦虚寒损,腹中瘀血,令人喜忘,不欲闻人语,胸中噎塞而短气方。

茯苓　干地黄　当归各八分　甘草　干姜　人参各七分　黄芪六分　芎䓖五分　桂心四分　厚朴二分　杏仁五十枚

上十一味为末,蜜丸如梧子,初服二十丸,加至三十丸为度,日二,清白饮下。

伏龙肝汤　治下焦虚寒损,或先见血后便转,此为近血,或利不利方。

伏龙肝五合,末　干地黄五两,一方用黄柏　阿胶　牛膝一作牛蒡根　甘草　干姜　黄芩　地榆各三两　发灰二合

上九味㕮咀,以水九升煮取三升,去滓,下胶煮消,下发灰,分为三服。

治下焦虚寒损,或先便转后见血,此为远血,或利或不利,好困劳冷即发,宜续断止血方。

续断　当归　桂心　蒲黄　阿胶各一两　甘草二两　干姜　干地黄各四两

上八味㕮咀,以水九升煮取三升半,去滓,下胶取烊,下蒲黄,分三服。

当归汤　治三焦虚损,或上下发泄,吐唾血,皆从三焦起,或热损发,或因酒发,宜此方。

当归　干姜　小蓟　阿胶　羚羊角　干地黄　柏枝皮各三两　芍药　白术各四两　蒲黄五合　青竹茹半升　伏龙肝一升　发灰一鸡子大　黄芩　甘草各二两

上十五味㕮咀,以水一斗二升煮取三升半,去滓,下胶取烊,次下发灰及蒲黄,分为三服。

灸法

五脏六腑心腹满,腰背疼,饮食吐逆,寒热往来,小便不利,羸瘦少气灸三焦腧,随年壮。

腹疾腰痛,膀胱寒,澼饮注下,灸下极腧,随年壮。

三焦寒热,灸小肠腧,随年壮。

三焦膀胱肾中热气,灸水道,随年壮。穴在侠屈骨相去五寸。

屈骨在脐下五寸屈骨端,水道侠两边各二寸半。

卷之六十二　膀胱腑

霍乱第六论二首　证四条　方二十八首　灸法十八首

论曰:原霍乱之为病也,皆因饮食,非关鬼神。夫饱食肫脍,复食乳酪,海陆百品,无所不啖,眠卧冷席,多饮寒浆,胃中诸食,结而不消,阴阳二气,拥而反戾,阳气欲升,阴气欲降,阴阳乖隔,变成吐痢,头痛似破,百节如解,遍体诸筋,皆为回转。论证虽小,卒病之中,最为可畏,虽临深履危,不足以论之。养生者宜达其旨趣,庶可免于夭横矣。

凡霍乱,务在温和将息,若冷即遍体转筋。凡此病定,一日不食为佳,乃须三日少少粥食,三日以后可恣意食息,七日勿杂食为佳,所以养脾气也。

大凡霍乱,皆中食脍酪及饱食杂物过度,不能自裁,夜卧夫覆,不善将息所致,隕命者众。人生禀命,以五脏为主。夫五脏者即是五行,内为五行,外为五味,五行五味,更宜扶抑。所以春夏秋冬,逆调理之食,啖不可过度。凡饮食于五脏相克者为病,相生者无他。经曰:春不食辛,夏无食咸,季夏无食酸,秋无食苦,冬无食甘。此不必全不食,但慎其太甚耳。谚曰百病从口生,盖不虚也。四时昏食,不得太饱,皆能生病。从夏至秋分,忌食肥浓。然热月人自好冷食,更与肥浓,兼食果菜无节极,遂逐冷眠卧,冷水洗浴,五味更相克贼,虽欲无病,不可得也。所以病苦人自作之,非关运也。

《书》曰:非天夭人,人中自绝命。此之谓也。

凡诸霍乱,忌与米饮,胃中得米,即吐不止。但与厚朴葛根饮若冬瓜叶饮但沾渍咽喉,而不可多与。若服汤时,随服吐者,候吐定乃止。诊脉绝不通,以桂合葛根为饮。吐下心烦,内热,汗不出,不转筋,脉急数者,可犀角合葛根为饮。吐下不止,发热心烦,欲饮水,可少饮米粉汁为佳。若不止,可与葛根荠苨饮服之。

问曰:病有霍乱者何? 师曰:呕吐而利,此谓霍乱。

问曰:病者发热头痛,身体疼,恶寒而复吐利,当属何病? 师曰:当为霍乱。霍乱吐利,止而复发热也。伤寒,其脉微涩,本是霍乱,今是伤寒,却四五日至阴经,上转入阴,必利。本反,下利者,不可治也。霍乱吐多者,必转筋不渴,即脐上筑。霍乱而脐上筑者,为肾气动,当先治其筑,治中汤主之,去术,加桂心。去术者,以术虚故也;加桂者,恐作贲豚也。霍乱而脐上筑,吐多者若下多者,霍乱而惊悸,霍乱而渴,霍乱而腹中痛,呕而吐利,呕而利,欲得水者,皆用治中汤主之。

治中汤 治霍乱吐下胀满,食不消化,心腹痛方。

人参　干姜　白术　甘草各三两

上四味㕮咀,以水八升煮取三升,分三服。不瘥,频服三剂。远行防霍乱,依前作丸如梧子大,服三十丸。如作散,服方寸匕。酒服亦得。若转筋者,加石膏三两。仲景云:若脐上筑者,肾气动也,去术,加桂心四两;吐多者,去术,加生姜三两;下多者,复用术;悸者,加茯苓三两;渴欲得水者,加术合前成四两半;腹中痛者,加人参合前成四两半;若寒者,加干姜合前成四两半;腹满者,去术,加附子一枚。服汤后一食顷服热粥一升,微自温,勿发揭衣被也。

桂枝汤　治吐利而身体痛不休者,当消息和解其外,以此汤小和之。方见伤寒篇中。

四顺汤　治霍乱转筋,肉冷汗出,呕哕者方。

附子一两　人参　干姜　甘草各三两

上四味㕮咀,以水六升煮取二升,分三服。

四逆汤　治多寒,手足厥冷,脉绝方。

生姜一两　当归　芍药　细辛　桂心各三两　大枣二十五枚

通草　甘草各二两　吴茱萸二升

上九味㕮咀,以水六升、酒六升合煮取五升,分五服。旧方用枣三十枚,今以霍乱病法多痞,故除之。如退枣,入葛根二两佳。霍乱四逆,加半夏一合,附子小者一枚;恶寒,乃与大附子。

又方　治吐下而汗出,小便复利,或下利清谷,里寒外热,脉微欲绝,或发热恶寒,四肢拘急,手足厥方。

甘草一两　干姜一两半　附子一枚

上三味㕮咀,以水三升煮取一升二合,温分再服。强者可与大附子一枚,干姜至三两。《广济方》:若吐后吸吸少气,及下而腹满者,加人参一两。

通脉四逆汤　治吐利已断,汗出而厥,四肢拘急不解,脉微欲绝方。

大附子一枚　甘草一两半　干姜三两,强者四两

上三味㕮咀,以水三升煮取一升二合,分二服,脉出即愈。若面色赤者,加葱白九茎;腹中痛者,去葱,加芍药二两;呕逆,加生姜三两;咽痛,去芍药,加桔梗一两;利止脉不出者,去桔梗,加人参二两。皆与方相应,乃服之。仲景用通脉四逆加猪胆汁汤。

竹叶汤 治霍乱吐利,已服理中四顺等汤,热不解者方。

竹叶一握 小麦一升 生姜十累 甘草 人参 附子 芍药各一两 白术三两 橘皮 当归 桂心各二两

上十一味㕮咀,以水一斗半先煮竹叶、小麦,取八升,去滓下药,煮取三升,分三服。上气者,加吴茱萸半升,即瘥。理中四顺汤皆大热,若有热,宜竹叶汤。《古今录验》无芍药。

甘草泻心汤 治妇人霍乱呕逆,吐涎沫,医反下之,心下即痞,当先治其涎沫,可服小青龙汤,涎沫止,次治其痞,可与此方。

甘草四两 干姜 黄芩各三两 黄连一两 半夏半升 大枣十二枚

上六味㕮咀,以水一斗煮取六升,分六服。

小青龙汤 治妇人霍乱呕吐方。见第十八卷中。

附子粳米汤 治霍乱四逆,吐少呕多者方。

中附子一枚 粳米五合 半夏半升 大枣十枚 干姜仲景方无甘草各一两

上六味㕮咀,以水八升煮,取米熟,去滓,分三服。

理中散 治老年羸劣,冷气恶心,食饮不化,心腹虚满,拘急短气,霍乱呕逆,四肢厥冷,心烦气闷,流汗,扶老方。

麦门冬 干姜各六两 人参 白术 甘草各五两 附子 茯苓各三两

上七味治下筛,以白汤三合服方寸匕。常服将蜜丸如梧子大,酒服二十丸。

人参汤 治毒冷霍乱,吐利烦呕,转筋,肉冷汗出,手足指皆肿,喘息垂死绝,语音不出,百方不效,脉不通者,服此汤,取瘥乃止,随吐续服勿止,并灸之方。

人参　附子　厚朴　茯苓　甘草　橘皮　当归　葛根　干姜

桂心各二两

上十味㕮咀,以水七升煮取二升半,分为三服。

治霍乱蛊毒,宿食不消,积冷,心腹烦满,鬼气方。

上用极咸盐汤三升,热饮一升,刺口令吐宿食使尽,不吐更服,吐讫复饮,三吐乃往,静止。此法大胜诸治,俗人以为田舍浅近法,鄙而不用,守死而已。凡有此病,即须先用之。

治霍乱方。

扁豆　香薷各一升

上二味,以水六升煮取二升,分服。单用亦得。

治霍乱洞下不止者方。

上用艾一把,水三升煮取一升,顿服之,良。

又方　香薷一把,水四升煮取一升,顿服之。青木香亦佳。

治霍乱吐下腹痛方。

以桃叶,煎汁,服一升,立止,冬用皮。

治霍乱引饮,辄干呕方。

用生姜五两㕮咀,以水五升煮取二升半,分二服。高良姜大佳。

杜若丸　治霍乱,人将远行预备方。

杜若　藿香　白术　橘皮　吴茱萸　干姜　人参　厚朴　木香　鸡舌香　瞿麦　桂心　薄荷　女萎　茴香

上十五味等分,为末,蜜丸如梧子,酒下二十丸。

治霍乱,永不发,丸方。

虎掌　薇衔各二两　枳实　附子　人参　槟榔　干姜各三两

厚朴六两　皂荚三寸　白术五两

上十味为末,蜜丸如梧子大,每服酒下二十丸,日三。武德中,有德行妮名净明,患此已久,或一月一发,或一月再发,发即至死,时在朝太医蒋许甘巢之徒亦不能识,余以霍乱治之,处此方,得愈,故疏而记之。

凡先服石人,因霍乱吐下,服诸热药,吐下得止,因即变虚,心烦,手足热,口燥,欲得水,呕逆迷闷,脉急数者,及时行热病后毒未尽,因霍乱吐下仍发热,胸欲裂者,以此解之方。

茺蔚　人参　厚朴　知母　栝楼根　茯苓　犀角　蓝子　枳实　桔梗　橘皮　葛根　黄芩　甘草各二两

上十四味㕮咀,以水一斗煮取三升,分为三服。

治中热,霍乱暴利,心烦脉数,欲得冷水者方。

以新汲井水,顿服一升,立愈。先患胃口冷者勿服之。

治霍乱,医所不治秘方。

用童女月经衣取血烧末,酒服方寸匕。百方不瘥者用之。

治霍乱转筋方。

用蓼一把去两头,以水二升煮取一升,顿服之。一方作梨叶。

又方　烧旧木梳灰,为末,酒服一枚小者,永瘥。

又方　车毂中脂涂足心下,瘥。

治霍乱转筋入腹,无奈何者方。

作极咸盐汤,于槽中暖渍之。

又方　以醋煮青布,揾之,冷即易。

治转筋不止者方。

男子则以手挽其阴牵之,女子则挽其乳近左右边。

灸法

论曰:凡霍乱灸之,或虽未能立瘥,终无死忧。不可逆灸。或但先下后吐,当随病状灸之。

若先心痛及先吐者,灸巨阙七壮。在心下一寸。不效,更灸如前数。

若先腹痛者,灸太仓三七壮。穴在心厌下四寸,脐上一寸。不止,更灸如前数。

若吐下不禁,两手阴阳脉俱疾数者灸心蔽骨下三寸,又脐下三寸,各六十七壮。

若干呕者,灸间使各七壮。在手腕后三寸两筋间。不瘥,更灸如前数。

若呕哕者,灸心主各七壮。在掌腕上约中。吐不止,更灸如前数。

若手足逆冷,灸三阴交各七壮。在足内踝直上三寸廉骨际。未瘥,更灸如前数。

若先下利者,灸谷门二七壮。在脐傍二寸,男左女右,一名大肠募。不瘥,更灸如前数。

若下不止者,灸大都七壮。在足大趾本节后内侧白肉际。

若泄利所伤,烦欲死者,灸慈宫二七壮。在横骨两边各二寸半,横骨在脐下横门骨是。转筋在两臂及胸中者,灸手掌白肉际七壮,又灸膻中、中府、巨阙、胃脘、尺泽,并治筋拘头足,皆愈。

走哺转筋,灸踵踝白肉际各三七壮,又灸小腹下横骨中央,随年壮。

转筋四厥,灸两乳根黑白际各一壮。

转筋,灸涌泉六七壮。在足心下当拇趾大筋上。又灸足大趾下约中一壮。

转筋不止,灸足踵聚筋上白肉际七壮,立愈。

转筋入腹,痛欲死,四人持手足,灸脐上一寸十四壮,自不动,勿复持之。又灸股里大筋去阴一寸。

霍乱转筋,令病人合面正卧,伸两手着身,以绳横量两肘尖头,依绳下侠脊骨两边相去各一寸半,灸一百壮,无不瘥。《肘后》云:此华佗法。

霍乱已死,有暖气者,灸承筋七壮。取绳量围足从趾至跟,匝,捻取等折一半以度,令一头至跟踏地处,引延上至度头即是穴。起死人,又以盐内脐中,灸二七壮。

杂补第七 论一首 方三十首

论曰:彭祖云:使人力壮不老,房室不劳损,气力颜色不衰者,莫过麋角。其法:刮为末十两,用生附子一枚合之,酒服方寸匕,日三,大良。亦可熬令微黄,单服之,亦令人不老,然迟缓不及附子者。又以雀卵和为丸,弥佳,服之二十日,大效。

琥珀散 治虚劳百病,除阴痿精清,力不足,大小便不利如淋状,脑门受寒,气结在关元,强行阴阳,精少余沥,腰脊痛,四肢重,咽干口燥,食无常味,乏气力,远视䀮䀮,惊悸不安,五脏虚劳,上气满闷方。

琥珀研,一两 芜菁子 胡麻子 车前子 蛇床子 菟丝子 枸杞子 菴䕡子 麦门冬各一升 橘皮 肉苁蓉 松脂 牡蛎各四两 松子 柏子 荏子各三升 桂心 石韦 石斛 滑石 茯苓 芎䓖 人参 杜蘅 续断 远志 当归 牛膝 牡丹各三两 通草十四分上三十味各治下筛,合捣二千杵,盛以韦囊,先食服方寸匕,日三夜一。用牛羊乳汁煎令熟,长服令人强性,轻体益气,消谷能食,耐寒暑,百病除,虽御十女不劳损,令精实如膏,服后七十日可得行房,久服老而更少,发白反黑,齿落重生。

苁蓉散　主轻身益气,强骨,补髓不足,使阴气强盛方。

肉苁蓉　五味子　远志　甘草各一斤　生地黄三十斤,取汁　楮子　慎火草　干漆各二升

上八味,以地黄汁浸一宿出,曝干,复渍令汁尽,为散,空腹酒服方寸匕,日三服。三十日力倍常,虽御十女,无损。

秃鸡散　有房室人常服,勿绝方。

蛇床子　菟丝子　远志　防风　五味子　巴戟　杜仲　苁蓉等分

上八味治下筛,酒服方寸匕,日二。无室勿服。

天雄散　治五劳七伤,阴痿不起,衰损者方。

天雄　五味子　远志各一两　苁蓉十分　蛇床子　菟丝子各六两

上六味治下筛,酒服方寸匕,日三,常服勿止。

治阴下湿痒生疮,失精阴痿方。

牡蒙　菟丝子　柏子仁　蛇床子　苁蓉各二两

上五味治下筛,酒服方寸匕,日三,以知为度。

治阴痿,精薄而冷方。

苁蓉　钟乳　远志　蛇床子　续断　薯蓣　鹿茸各三两

上七味治下筛,酒下方寸匕,日二。欲多房室,倍蛇床;欲坚,倍远志,欲大,倍鹿茸;欲多精,倍钟乳。

治五劳七伤,庶事衰恶方。

巴戟天　蛇床子　天雄　薯蓣各三分　雄蚕蛾十枚　五味子　石斛　苁蓉各二分　菟丝子　牛膝　远志各一分

上十一味治下筛,以酒服方寸匕,日三。

石硫黄散　极益房,补虚损方。

石硫黄　白石英　鹿茸　远志　蛇床子　五味子　天雄　僵蚕　白马茎　菟丝子　女萎各等分

上十一味治下筛,酒服方寸匕,日三。无房勿服。

又方　萝摩六两　五味子　酸枣仁　柏子仁　干地黄　枸杞根皮各三两

上六味治下筛,酒服方寸匕,日三。

又方　车前子茎叶根治下筛,服方寸匕,强阴益精。

常饵补方。

枸杞子一斤　天雄三两　苁蓉　石斛　干姜　菟丝子　远志　续断各五两　干地黄十两

上九味治下筛,酒服方寸匕,日二。食无所忌。服药十日,侯茎头紫色,乃可行房。

治男子阴气衰,腰背痛,苦寒,茎消少精,小便余沥出,失精,囊下湿痒,虚乏,服此令人充实,肌肤肥悦方。

巴戟天　菟丝子　杜仲　桑螵蛸　石斛

上五味等分,治下筛,酒服方寸匕,日一,常服佳。

又方　薯蓣　巴戟天　山茱萸　丹参　人参各五分　蛇床子　五味子各四分　天雄　细辛各三分　桂心二分　干地黄十分

上十一味治下筛,酒服方寸匕,日二夜一。

又方　五味子　蛇床子各二两　续断　牛膝各三两　车前子　苁蓉各四两

上六味治下筛,酒服方寸匕,日二。

杜仲散 益气补虚,治男子羸瘦短气,五脏痿损,腰痛,不能房室方。

杜仲 蛇床子 五味子 干地黄各六分 苁蓉 远志各八分 木防己 巴戟天各七分 菟丝子一钱

上九味治下筛,食前酒服方寸匕,日二,长服不绝佳。

苁蓉散 补虚益阳,治阳气不足,阴囊湿痒,尿有余沥,漏泄虚损,云为不起方。又方见前。

苁蓉 续断各八分 蛇床子九分 五味子 天雄 薯蓣各七分 远志六分 干地黄 巴戟天各五分

上九味治下筛,酒服方寸匕,日三。凡病皆由醉饱后或疲极之余而合阴阳,致成此病也。

白马茎丸 治空房独怒,见敌不兴,口干汗出,失精,囊下湿痒,尿有余沥,卵偏大引疼,膝冷胫酸,目中晾晾,小腹急,腰脊强,男子百病方。

白马茎 石韦 天雄 远志 赤石脂 蛇床子 菖蒲 薯蓣 杜仲 栝楼根 肉苁蓉 石斛 续断 牛膝 山茱萸 柏子仁 细辛 防风各八分

上十八味为末,白蜜丸如梧子大,酒服四丸,日再服,渐加至二十丸,七日知,一月日百病愈。

治阴痿方。

雄鸡肝一具 鲤鱼胆一枚

上二味阴干百日,为末,雀卵和丸,如小豆大吞一丸。

又方 菟丝子一升 雄鸡肝三具

上二味为末,雀卵和丸,如小豆大每服一丸,日三。

又方　干漆　白术　甘草　菟丝子　苁蓉　牛膝　巴戟天
五味子　桂心各三两　石南　石龙芮各一升　干地黄四两

上十二味为末,蜜和,丸如梧桐子,酒服二十丸,日三。

又方　用蜂房灰,夜卧傅阴上,即热起。无房室不可用。

又方　治阳不起。右用原蚕蛾未连者一升,阴干,去头足毛
羽,为末,白蜜丸如梧子大,每用一丸,夜卧盐汤下。可行十室,菖
蒲酒止之。

又方　磁石五斤研,清酒三斗渍二七日,每服三合,日三夜一。

又方　常服天门冬,亦佳。

又方　五味子一斤新好者,治下筛,酒服方寸匕,日三,稍加至
三匕。无所慎,忌食猪鱼大蒜大醋。服一剂即得力,百日已上可御
十女,服药常令相续不绝,四时勿废,功能自知。

又方　菟丝子　五味子　蛇床子各等分

上三味为末,蜜丸如梧子大,饮食服三丸,日三。

又方　蛇床子　菟丝子　杜仲各五分　苁蓉　五味子

上五味为末,蜜丸如梧子,每服酒下十四丸,日二夜一。

又方　壮阳道方。

蛇床子末,三两　菟丝汁,二合

上二味相和,用涂,茎上日五遍。

冷暖适性方。

蛇床子　苁蓉　远志各三分　附子

上四味为末,以唾和,丸如梧桐子大,涂茎头内玉泉中。

一行当百思想不忘方。

蛇床子三分　天雄　远志各二分　桂心一分　无食子一枚

上五味为末,唾丸如梧子,涂茎头内玉泉中,稍时遍体。

卷之六十三　消渴

消渴第一论六首　方五十三首　灸法七首

论曰：凡积久饮酒，未有不成消渴。然大寒凝海而酒不冻，明其酒性酷热，物无以加。脯炙盐咸，此味酒客耽嗜，不离其口，三觞之后，制不由己，饮啖无度，咀嚼鲊酱，不择酸咸，积年长夜，酣兴不解，遂使三膲猛热，五脏干燥。木石犹且焦枯，在人何能不渴？治之愈否，属在病者。若能如方节慎，旬月可瘳；不自爱惜，死不旋踵。方书医药，实多有效，其如不慎者何？其所慎有三：一饮酒，二房室，三咸食及面。能慎此者，虽不服药，而自可无他。不知此者，纵有金丹，亦不可救，深思慎之。

又曰：消渴之人，愈与未愈，常须思虑有大痈。何者？消渴之人，必于大骨节间发痈疽而卒，所以戒之在大痈也，当预备痈药以防之。

有人病渴利，始发于春，经一夏服栝蒌豉汁，得其力，渴渐瘥，然小便犹数甚，昼夜二十余行，常至三四升，极瘥不减二升也，转久便止，渐食肥腻，日就羸瘦，咽哽唇口焦燥，吸吸少气，不得多语，心烦热，两脚酸，食乃兼倍于常，而不为气力者，当知此病皆虚热之所致。治法，可长服栝蒌汁以除热，牛乳杏酪善于补，此法最有益。

治消渴，除肠胃热实方。

麦门冬　茯苓　黄连　石膏　葳蕤各八分　人参　龙胆　黄芩各六分　升麻四分　枳实五分　生姜屑　枸杞子《外台》用地骨皮

栝楼根各十分

上十三味为末，蜜丸如梧子大，以茆根粟米汁服十丸，日二。若渴，则与此饮至足，大麻亦得。饮方如下：

茅根切，一升　粟米三合

上二味以水六升煮取米熟，用下前药。

又方　栝楼根　生姜　生麦门冬汁　芦根切，各二升　茅根切，三升

上五味㕮咀，以水一斗煮取三升，分三服。

茯神汤　泄热止渴，治胃腑实热，引饮常渴方。

茯神二两，《外台》作茯苓　栝楼根　生麦门冬各五两　知母各四两　生地黄六两　姜蕤　小麦二升　大枣二十枚　淡竹叶切，三升

上九味㕮咀，以水三斗煮小麦竹叶，取九升，去滓下药，煮取四升，分四服，服食不问早晚，但渴即进。非但止治胃渴，通治渴患，热者。

猪肚丸　治消渴方。

猪肚治如食法，一具　黄连　梁米各五两　栝楼根　茯神各四两　知母三两　麦门冬二两

上七味为末，内猪肚中缝塞，安甑中极烂蒸，乘热入药，臼中捣可丸，若强与蜜和，丸如梧子大，饮服三十丸，日二，加至五十丸，随渴即服之。

又方　栝楼根　麦门冬　铅丹各八分　茯神一作茯苓　甘草各六分

上五味治下筛，以浆水服方寸匕，日三。《外台》无茯神。

又方　黄芪　茯神　栝楼根　甘草　麦门冬各三两　干地黄

五两

上六味㕮咀,以水八升煮取二升半,去滓,分三服,日进一剂,服十剂佳。

浮萍丸　治消渴方。

干浮萍　栝楼根各等分

上二味为末,以人乳汁和,丸如梧子,空腹饮服二十丸,日三。三年病者三日愈。治虚热大佳。

治消渴,日饮水一石者方。

铅丹二两　附子一两　葛根　栝楼根各三两

上四味为末,蜜丸如梧子,饮服十丸,日三。渴则服之,春夏减附子。

黄连丸　治渴方。

黄连一斤　生地黄一斤,张文仲云十斤

上二味,绞地黄取汁,浸黄连,出曝,燥,复内汁中,令汁尽,干捣末,蜜丸梧子,服二十丸,日三,食前后无拘。亦可为散,以酒服方寸匕。

栝蒌粉　治大渴秘方。

上深掘大栝蒌根,厚削皮至白处止,寸切,水浸一日一夜,易水,经五日取出,烂捣碎研之,以绢袋滤如出粉法,干之,水服方寸匕,日二四。亦可作粉,粥乳酪中食之,不限多少,取瘥止。

又方　栝蒌粉和鸡子,曝干,更捣为末,水服方寸匕,日三。丸服亦得。

又方　水和栝蒌散,服方寸匕。亦可蜜丸,如梧子大服三十丸。

又方　取七家井索近桶口结,烧作灰,井华水服之,不过三服必瘥。

又方　浓煮竹根，汁饮之，瘥止。

又方　取渍豉汁，任性多少饮之。

又方　以青粱米煮取汁，饮之，以瘥止。

论曰：夫内消之为病，当由热中所致。小便多于所饮，令人虚极短气。夫内消者，食物皆消作小便也，而又不渴。正观十年，梓州刺史李文博先服白石英既久，忽房道强盛，经月余渐患渴，经数日大利，日夜百行以来，百方治之，渐以增剧，四体羸惙，不能起止，精神恍惚，口舌焦干而卒。此病虽稀，甚可畏也。利时，六脉沉细微弱，服枸杞汤即效，但不能长愈。服铅丹散亦即减。其间将服除热宣丸。

枸杞汤　治渴而利者方。

枸杞枝叶一斤　黄连　栝楼根　甘草　石膏各三两

上五味㕮咀，以水一斗煮取三升，分五服，日三夜二。剧者多合，渴即饮之。

铅丹散　治消渴，止小便数兼消中方。

铅丹　胡粉　甘草　泽泻　石膏　栝楼根　白石脂《肘后》作贝母　赤石脂各五分

上八味治下筛，水服方寸匕，日三。壮人一匕半。一年病者一日愈，二年病者二日愈。渴甚者夜二服，腹痛者减之。丸服亦佳，每服十丸。伤多令人腹痛。张文仲云：腹中痛者，宜浆水汁下之。《备急方》云：不宜酒，不用麦汁下之。《古今录验方》云：服此药了，经三两日宜烂煮羊用肚，空腹服之，或作羹亦得。宜常淡食之，候小便数咸，苦即宜苁蓉丸，兼煮散将息。苁蓉丸及煮散方见《外台》第十一卷中。

茯神丸方《集验》名宣补丸,治肾消渴小便数者。

茯神　黄芪　人参　麦门冬　甘草　黄连　知母　栝楼根各三两　菟丝子三合　苁蓉　石膏　干地黄各六两

上十二味为末,以牛胆三合和蜜丸如梧子大,以茆根汤服三十丸,日二服,渐加至五十丸。

酸枣丸　治口干燥,内消方。

酸枣一升五合　醋安石榴子干五合　覆盆子　葛根各三两　栝楼根　茯苓各三两半　麦门冬四两　石蜜四两半　桂心一两六铢　乌梅十枚

上十味为末,蜜丸,口含化,不限昼夜,以口中津液为度,尽复取含。无忌。

治消中,日夜尿七八升者方

上用鹿角炙令焦,末,以酒服五分匕,日三,渐加至方寸匕。

又方　葵根如五升盆大两束《外台》云:五大斤,以水五斗煮取三斗,宿不食,平旦一服三升。

又方　沤麻汁,服一升,佳。

论曰:强中之病者,茎长兴盛,不交精液自出也,消渴之后,即作痈疽,皆由石热。凡如此等,宜服猪肾荠苨汤,制肾中石热也。又宜服白鸭通汤。方见下解石毒篇。

猪肾荠苨汤方

猪肾一具　大豆一升　荠苨三两　人参　石膏三两　茯神一本作茯苓　磁石绵裹　知母　葛根　黄芩　甘草　栝楼根各二两

上十二味㕮咀,以水一斗五升先煮猪肾、大豆、取一斗,去滓下药,煮取三升,分三服,渴乃饮之。下膲热者,夜辄合一剂,病势渐歇,即止。

增损肾沥汤 治肾气不足,消渴,小便多,腰痛方。

羊肾一具 远志 人参 泽泻 桂心 当归 茯苓 龙骨 干地黄 黄芩 甘草 芎藭各二两 五味子五合 生姜六两 大枣二十枚 麦门冬一升

上十六味,以水一斗五升先煮羊肾,取一斗二升,次下诸药散,取三升,分三服。

治下膲虚热注脾胃,从脾注肺,好渴利方。

竹叶切,三升 甘草三两 栝楼根 生姜各五两 麦门冬 茯苓各四两 大枣三十枚 小麦 地骨白皮各一升

上九味㕮咀,先以水三斗煮小麦,取一斗,去滓澄清,取八升,去上沫,取七升煮药,取三升,分三服。

治渴利虚热,引饮不止,消热止渴方。

竹叶切,二升 地骨皮 生地黄切,各一升 栝楼根 石膏各八分 茯神一作茯苓 萎蕤 知母 生姜各四分 大枣三十枚 生麦门冬一升半

上十一味㕮咀,以水一斗二升,煮取四升,分四服。

地黄丸 治面黄,手足黄,咽中干燥,短气,脉如连珠,除热,止渴利,补养方。

生地黄汁 生栝楼根汁各二升 牛羊脂二升 白蜜四升 黄连一斤,为末

上五味,合煎令可丸,如梧子大饮服五丸,日二,加至二十丸。若苦冷而渴,渴瘥,即宜别服温药。

治渴,小便数方。

贝母六分,一本作知母　茯苓　栝楼根各四分　铅丹　鸡肶胵中黄皮十四枚

上五味治下筛,饮服方寸匕,日三。瘥后常服尤佳,长绝则去铅丹,以蜜丸之,用麦饮下。

治渴利方

用生栝楼根三十斤切,以水一石煮取一斗半,去滓,以牛脂五合煎取水尽,以温酒先食服如鸡子大,日三。

治渴,小便利,复非淋者方。

榆白皮二斤切,以水一斗煮取五升,每服三合,日三。

又方　小豆藿一把,捣取汁,顿服三升。

又方　取蔷薇根水煎,服之,佳。《肘后》以治睡中遗尿。

又方　三年重鹊巢烧末,以饮服之。《肘后》以治睡中遗尿。

又方　桃胶如弹丸大含之,咽津。

又方　蜡如鸡子大,以醋一升煮二沸,适寒温,顿服之。

论曰:凡人生放恣者众,盛壮之时,不自慎惜,快情纵欲,极意房中,稍至年长,肾气虚竭,百病滋生。又年少惧不能房,多服石散,真气既尽,石气孤立,惟有虚耗,唇口干焦,精液自泄,或小便赤黄,大便干实,或渴而且利,日夜一石,或渴而不利,或不渴而利,所食之物,皆作小便,此皆由房室不节之所致也。凡平人夏月喜渴者,由心王也。心王便汗,汗则肾中虚燥,故渴而小便少也;冬月不汗,故小便多而数也。此为平人之证也,名为消渴。但小便利而不饮水者,肾实也。经云肾实则消,消者,不渴而利是也。所以服石之人于小便利者,石性归肾,肾得石则实,实则能消水浆,故利,利多则不得润养五脏,脏衰则生诸病。张仲景云:热结中焦,则为溺

血,亦令人淋闭不通。明知不必悉患小便利信矣。内有热者则喜渴,除热则止。渴兼虚者,须除热补虚,则瘥矣。

治不渴而小便大利,遂至于死者方。

用牡蛎五两,以患人尿三升煎取二升,分再服,神验。

治小便不禁,多日便一二斗,或如血色方。

麦门冬 干地黄各八分 干姜四两 蒺藜子 续断 桂心各二两 甘草一两

上七味㕮咀,以水一斗煮取二升五合,分三服。《古今录验》云:治肾消,脚瘦细,小便数。

九房散 治小便多,或不禁方。

菟丝子 黄连 蒲黄各三两 硝石一两 肉苁蓉二两

上五味治下筛,并鸡肶胵中黄皮三两同为散,饮服方寸匕,日三,如人行十里久更服。《千金翼》有五味子三两,每服空腹服之。

又方 鹿茸三寸 桂心一尺 附子大者三枚 泽泻三两 蹢躅 韭子各一升

上六味治下筛,以浆服五分匕,日三,加至一匕。

黄芪汤 治消中,虚劳少气,小便数方。

黄芪 芍药 生姜 桂心 当归 甘草二两 大枣三十枚 黄芩 干地黄 麦门冬一两

上十味㕮咀,以水一斗煮取三升,分三服,日三。

棘刺丸 治男子百病,小便过多,失精方。

棘刺芮 石龙芮 巴戟天二两 厚朴 麦门冬 菟丝子 草薢《外台》作草鞋 萎蕤 柏子仁 干地黄 小草 细辛 杜仲 牛膝 苁蓉 石斛 桂心 防葵 乌头各半两

上十九味为末,蜜和,更捣五六千杵,丸如梧子大饮下十丸,日三,加至三十丸,以知为度。

治尿数而多者方。

用羊肺一具作羹,内少羊肉,和盐豉如食法,任性食三具。

治消渴,阴脉绝,胃反而吐食者方。

茯苓八两　泽泻四两　白术　生姜　桂心各三两　甘草一两

上六味咬咀,以水一斗煮取麦三升,取汁三升,去麦下药,煮取二升半,每服八合,日再。

又方　取屋上瓦三十年者,碎如雀脑,三升,东流水二石煮取二斗,内药如下方:

白术　干地黄　生姜各八两　橘皮　人参　甘草　黄芪　远志　桂心　当归　芍药各一两　大枣三十枚

上十二味咬咀,内瓦汁中煮取三升,分四服。或单饮瓦汁亦佳。

治热病后虚热,渴,四肢烦疼方。

葛根一斤　人参　甘草各一两　竹叶一把

上四味咬咀,以水一斗五升煮取五升,渴即饮之,日三夜二。

骨填煎　治虚劳渴,无不效方。

茯苓　菟丝子　当归　山茱萸　牛膝　五味子　附子　巴戟天　石膏　麦门冬各三两　石韦　人参　苁蓉《外台》作远志　桂心各四两　大豆卷一升　天门冬五两

上十六味为末,次取生地黄栝楼根各十斤,捣绞取汁,于微火上煎之减半,便作数分,内药,并下白蜜三斤,牛髓一斤,微火煎令如糜,食如鸡子黄大,日三。亦可饮服之。

茯神散　治虚热,四肢赢乏,渴热不止,消渴补虚方。

茯神　苁蓉　萎蕤各四两　生石斛　黄连各八两　栝楼根　丹参各五两　甘草　五味子　知母　当归　人参各三两　麦蘗三升，《外台》作小麦

上十三味治下筛，以绢袋盛三方寸匕，水三升煮取一升，日二服，一煮为一服。

枸杞汤　治虚劳，口中苦渴，骨节烦热或寒者方。

枸杞根白皮切，五升　麦门冬三升　小麦二升

上三味，以水二斗煮，麦熟药成，去滓，每服一升，日再。

巴郡太守奏**三黄丸**　治男子五劳七伤，消渴，不生肌肉，妇人带下，手足寒热者方。

春三月黄芩四两　大黄三两　黄连四两

夏三月黄芩六两　大黄一两　黄连七两

秋三月黄芩六两　大黄一两　黄连三两

冬三月黄芩三两　大黄五两　黄连二两

上三味随加减和捣，以蜜为丸如大豆，饮服五丸，日三。不知，稍加至七丸，取下而已，一月病愈。久服走逐奔马，常试有验。一本云：夏三月不服。

治热渴，头痛壮热，及妇人血气上冲，闷不堪者方。

用茅根切三升，三捣取汁令尽，渴即饮之。

治岭南山瘴，风热毒气，入肾中，变寒热脚弱，虚满而渴方。

黄连不限多少　生栝楼根汁　生地黄汁　羊乳汁

上四味，以三汁和黄连末为丸，空腹饮服三十丸如梧子大，渐加至四十丸，日三。重病五日瘥，小病三日瘥。无羊乳，牛乳人乳亦得。若药苦难服，即煮小麦粥饮食之。主虚热。张文仲云黄连丸，

下名羊乳丸。

阿胶汤　治虚热,小便利而多,服石散人虚热,当风取冷,患脚气,喜发动,兼消渴肾,脉细弱方。

阿胶二挺　麻子一升　附子一枚　干姜二两　远志四两

上五味咬咀,以水七升煮取二升半,去滓,内胶令烊,分三服。说云:小便利,多白,日夜数十行至一石,五日频服,良。

灸法

论曰:凡消渴病,经百日以上者不得灸刺,灸刺则于疮上漏脓水不歇,遂至痈疽,羸瘦而死。亦忌有所误伤。但作针许大疮,所饮之水皆于疮中变成脓水而出。若水出不止者必死,慎之慎之。初得患者,可如方灸刺之。

治消渴,咽喉干,灸胃脘下腧三穴各百壮,穴在背第八椎下,横三寸灸之。一云灸胸堂五十壮,又灸足太阳五十壮。

治消渴,口干不可忍者,灸小肠腧百壮,横三间寸灸之。

消渴,口干烦闷,灸足厥阴百壮。

又　灸阳池五十壮。

消渴咳逆,灸手厥阴,随年壮。

消渴,小便数,灸两手小指头及足两小趾头,并灸项椎,佳。

又　灸当脊梁中央解间一处,与腰目上两处,凡三处。

又　灸背上脾腧下四寸,当侠脊梁灸两处。凡诸灸,皆当随年壮。

又　灸肾腧二处。

又　灸腰目。在肾腧下三寸,亦侠脊骨两傍各一寸半,左右以指按取。关元一处,又两傍各二寸二处。又阴市二处,在膝上当伏菀上行三寸,临膝取之。或三二列灸相去一寸名曰肾系者《黄帝经》云:伏兔下一寸。曲泉、阴谷、阴陵泉、复留,此诸穴断小便最佳,不损阳气,亦云止遗溺也。太溪、中封、然谷、太白、大都、跌阳、行间、大敦、隐白、涌泉,凡此诸穴各一百壮,腹背两脚凡四十七处。其肾腧、腰目、关元、水道,此可灸三十壮,五日一报,各得一百五十壮,佳。涌泉一处可灸十壮,大敦、隐白、行间,此处可灸三壮,余者悉七壮,皆五日一报,满三灸可止也。若发,灸诸阴诸阳在脚表。并灸肺腧募,按流注孔穴,壮数如灸阴家法。

　　小便数而少且难,用力辄失精者令其人舒两手合掌,并两大指令齐,急逼之,令两爪甲相近,以一炷灸两爪甲本肉际。方后自然有角,令炷当角中,小侵入爪上,此两指共用一炷也。亦灸脚大趾,与手同法,各三炷而已,经三日又灸之。

卷之六十四 淋闭

淋闭第二论一首 证二条 方六十五首 灸法十五首

论曰:热结中焦则为坚,下焦则为溺血,令人淋闭不通。此多是虚损人,服大散,下焦客热所为,亦有自然下焦热者,但自少,可善候之。凡气淋之为病,溺难涩,常有余沥;石淋之为病,茎中痛,溺不得卒出,膏淋之为病,尿似膏,自出,劳淋之为病,劳倦即,痛引气冲下,热淋之为病,热即发,甚则尿血,治之皆与气淋同。

凡人候鼻头色黄者,小便难也。

地肤子汤 治下焦结热,小便赤黄不利,数起出少,茎痛,或血出,温病后余热,及霍乱后当风,取热过度,饮酒房劳,及行步冒热,以饮逐热,热结下焦,及散石热动,关格,小腹坚,胞胀如斗,诸有此淋悉治之,立验方。

地肤子三两 知母 黄芩 猪苓 瞿麦 枳实一作松实 升麻
通草 葵子 海藻

上十味㕮咀,以水一斗煮取三升,分三服。大小便皆闭者,加大黄三两;女人房劳,肾中有热,小便难不利,小腹满痛,脉沉细者,加猪肾一具。《崔氏》云:若加肾,可用水一斗半先煮肾,取一斗汁,然后内药煎之。《小品方》不用枳实。

治百种淋,寒淋热淋劳淋,小便涩,胞中满,腹急痛方。

通草 石韦 甘草 王不留行各三两 冬葵子 滑石 瞿麦

白术　芍药各三两

上九味㕮咀,以水一斗煎取三升,分三服。《古今录验》有当归二两,治下筛,以麦粥清服方寸匕,日三。

又方　滑石　石韦　栝楼根各二两

上三味治下筛,大麦饮服方寸匕,日三。

治诸种淋方。

葵根八两　茅根　石首鱼头石各三两　甘草一两　通草二两贝子五合　天麻根五两

上七味㕮咀,以水一斗二升煮取五升,分五服,日三夜二。亦主石淋。

又方　榆木　车前子　冬瓜子各一升　鲤鱼齿　桃胶　通草地脉各二两　瞿麦四两

上八味㕮咀,以水一斗煮取三升,分三服,日三。

又方　细白沙三升熬令极热,以酒三升淋取汁,服一合。

治淋痛方。

滑石四两　贝子七枚,烧碎　茯苓　白术　通草　芍药各二两

上六味治下筛,酒服方寸匕,日二服,十日瘥。

又方　葵子五合　茯苓　白术　当归各二两

上四味㕮咀,以水七升煮取二升,分三服,日三。

又方　取猪脂酒服三合,日三。小儿服一合。腊月者。

治小便不利,茎中疼痛,小腹急痛方。

通草　茯苓各三两　葶苈二两

上三味治下筛,以水服方寸匕,日三。

又方　蒲黄　滑石各等分

上二味治下筛,酒服方寸匕,日三。

治小便不利,膀胱胀,水气流肿方。

水上浮萍曝干,为末,服方寸匕,日三。

治小便不通方。

滑石三两　葵子二两　榆白皮一两

上三味治下筛,煮麻子汁一升半,取一升,以散二方寸匕和,分三服,即通。

又方　水四升洗甑带,取汁煮葵子,取二升半,分三服。

又方　胡燕屎豉各一合和捣,丸如梧子,服三丸,日三。

又方　发去垢烧末,葵子各一升,以饮服方寸匕,日三。

又方　石首鱼头石为末,水服方寸匕。日三。

又方　石槽塞灰土,井华水服之,日三。

又方　鲤鱼齿烧灰,末,酒服方寸匕,日三。

又方　车前子末方寸匕,日三,服百日止。

治卒不得小便方。

吞鸡子白,取瘥。葛氏云:吞黄。

又方　车前草一把　桑白皮半两

上二味㕮咀,以水三升煎取一升,顿服之。

治妇人卒不得小便方。

郁李仁二十枚熬,末,服之,立下。

又方　紫菀末,井华水服三指撮,立通。血出者,四五度服之。

治黄疸后小便淋沥方。

猪肾一具,切　茯苓一斤　瞿麦六两　车前根切,二斗　黄芩三两
椒目三合,绵裹　泽泻　地肤子各四两

上八味㕮咀,以水二斗煮车前,取一斗六升,去滓下猪肾,煮取一斗三升,去肾下药,煮取三升,分三服。

治气淋方　水三升煮船底苔如鸭子大,取二升,顿服。

又方　水三升煮豉一升,一沸去滓,内盐一合,顿服。亦可单煮豉汁服之。

又方　水一斗煮比轮钱三百文,取三升温服之。

又方　捣葵子末,汤服方寸匕。

又方　空腹单茹蜀葵一满口。

又方　熬盐,热熨小腹,冷复易。亦治小便血。《肘后方》治小便不通。

灸法

脐中着盐,灸二壮。《葛氏》云:治小便不通。

灸关元五十壮。又灸侠玉泉相去一寸半三十壮。

治石淋方。

车前子一升,绢袋盛,水九升煮取二升。先经宿不得食。平旦空腹顿服之,石即出。《备急方》云:治热淋。

又方　取浮石使满一手,许治下筛,以水三升、醋一升煮取二升,澄清,服一升,不过三服石出。亦治嗽。淳酒煮之。

又方　桃胶枣许大,夏以冷水三合冬以汤三合和服,日三,当下石子如豆卵,石尽止。亦治小见病淋。

灸法

石淋,脐下三十六种病,不得小便灸关元三十壮。

又　灸气门三十壮。

又　灸水泉三十壮。足大敦是也。

治膏淋方。

捣葎草汁二升,醋二合和,空腹顿服之,当尿如小豆汁也。又浓煮汁饮,亦治淋沥。苏澄用疗尿血。

治五劳七伤,八风十二痹,劳结为血淋,热结为肉淋,小便不通,茎中及小腹痛不可忍者方。

滑石　桂心　冬葵子　王不留行　通草　车前子各二分　甘遂一分　石韦四分

上八味治下筛,以麻子饮五合和服方寸匕,日三,尿沙石出。一方加榆木白皮三分。

灸法

劳淋,灸足太阴百壮,在内踝上三寸,三报之。

治热淋方。

大枣二十七枚　葵根切一升,冬用子,夏用苗

上二味,以水三升煮取一升二合,分二服。热,加黄芩一两;出难,加滑石二两;末血,加茜根三两;痛者,加芍药二两。加药,亦加水也。

又方　白茅根切四斤,以水一斗五升煮取五升,服一升,日三夜二。

又方　常煮冬葵根作饮,服之。

治血淋,小便磣痛方。

鸡苏二两　通草　滑石各五两　竹叶一把　生地黄半斤　小蓟根一两

上六味㕮咀,以水九升煎取三升,去滓,分三服,温服。

石韦散 治血淋方。

石韦　当归　蒲黄　芍药

上四味各等分,治下筛,酒服方寸匕,日三。

又方　以水五升煮生大麻根十枚,取二升,顿服。亦治小便出血。

又方　以水四升煮大豆叶一把,取二升,顿服。

又方　以水三升煮葵子一升,取汁,日三服。亦治虚劳尿血。

灸法

血淋,灸丹田,随年壮。又灸伏留五十壮。一云随年壮。

五淋,不得小便,灸悬泉十四壮。穴在内踝前一寸斜行小脉上是。中封之别名。

五淋,灸大敦三十壮。

卒淋,灸外踝尖七壮。

淋病,九部诸疾,灸足太阳五十壮。

淋病,不得小便,阴上痛,灸足太冲五十壮。

腹中满,小便数起,灸玉泉下一寸,名尿胞,一名屈骨端,灸二七壮,小儿以意减之。

治遗尿,小便涩方。

牡蛎　鹿茸各四两　桑耳三两,《录验》无　阿胶二两

上四味㕮咀,以水七升煮取二升,分二服,日二。

又方　防己　葵子　防风各二两

上三味㕮咀,以水五升煮取二升半,分三服。散服亦佳。

治小便失禁方,以水三升煮鸡肠,取一升,分三服。

治失禁出不自觉方。

上用豆酱汁和灶突墨如豆大,内尿孔中。《范汪方》治胞转,亦治小儿。

治尿床方。

以取羊肚系盛水令满,线缚两头,熟煮,即开取中水,顿服,立瘥。

又方　取鸡肶胫一具,并肠烧末,酒服。男雌女雄。

又方　取羊胞盛水满中,炭火烧之,尽肉空腹食,不过四五度,瘥。

又方　以新炊热饭一盏泻尿床处,拌与食之,勿令知,良。

灸法

遗溺失禁,出不自知,灸阴陵泉,随年壮。

遗溺　灸遗道,侠玉泉五寸。又灸阳陵泉,又灸足阳明,各随年壮。

小便失禁　灸大敦七壮。又灸行间七壮。

尿床　垂两手两髀上,尽指头上有陷处灸七壮。又灸脐下横文七壮。

尿血第三方十三首

治房劳伤中尿血方。

牡蛎　桂心　黄芩　车前子各等分

上四味治下筛,以饮服方寸匕,稍加至二匕,日三服。

治小便血方。

生地黄八两　柏叶一把　黄芩　阿胶各二两

上四味㕮咀,以水八升煮取三升,去滓下胶,分三服。一方加甘草二两。

又方　菟丝子　蒲黄　白芷　荆实　干地黄　酸枣《小品》作败酱　芎劳　葵子　当归　茯苓各等分

上十味为末,蜜丸,如梧子,饮服五丸,日三,稍加至十丸。

又方　戎盐六分　甘草　蒲黄　鹿角胶　芍药各二两　矾石三两　大枣十枚

上七味㕮咀，以水九升煮取二升，分三服。

又方　胡麻三升捣细末，以东流水二升渍一宿，平旦绞去滓，煮一两沸，顿服。

又方　龙骨为细末，温水服方寸匕，日五六服。张文仲云：温服。

又方　酒三升煮蜀当归四两，取一升，顿服。

又方　捣荆叶取汁，酒服二合。

又方　煮车前根叶子，多饮佳。

又方　酒服乱发灰。苏澄用水服。

又方　酒服葵茎灰方寸匕，日三。

又方　刮滑石末，水和，傅，绕小腹及阴际佳。《葛氏》云：治小便不通。

又方　豉二升，酒四升煮取一升，顿服。

水肿第四

论曰：大凡水病难治，瘥后特须慎于口味。又复病水人多嗜食不廉，所以此病难愈也。代有医者，随逐时情，意在财物，不本性命。病人欲食肉于贵胜之处，劝令食羊头蹄肉，如此者未见有一愈者。又，此病百脉之中，气水俱实，治者皆欲令泻之便虚，羊头蹄极补，那得瘥愈？所以治水药多用葶苈子等诸药。《本草》云：葶苈久服，令人大虚。故水病非久虚，不得绝其根本。又有蛊胀，但腹满不肿；水胀，胀而四肢面目俱肿。大有医者不善诊候，治蛊以水药，治水以蛊药，或但见胀满，皆以水药。如此者，仲景所云愚医杀之。今录忌如下。其治蛊方具在杂方篇第七十四卷中。

丧孝　产乳　音乐　房室　喧戏　一切鱼　一切肉　一切生冷　醋滑　蒜　粘食米豆油腻

上以前并禁，不得食之，及不得用心。其不禁者，并具本方之下。其房室等，犹三年慎之，永不复发。不尔者，虽瘥复发，不可更治也。古方有十水丸，历验，多利大便而不利小便，所以不能述录也。

黄帝问岐伯曰：水与肤胀胀肠覃石瘕，何以别之？岐伯曰：水之始起也，目窠上微肿《灵枢》《太素》作微痈，如新卧起之状，颈脉动，时咳，阴股间寒，足胫肿，腹乃大，其水已成也，以手按其腹，随手而起，如裹水之状，此其候也。

肤胀，何以候之？肤胀者，寒气客于皮肤之间，鼜鼜然而坚《太素》《外台》作不坚，腹大，身尽肿，皮厚，按其腹，陷《太素》作胁而不起，腹色不变，此其候也。

鼓胀如何？鼓胀者，腹胀，身肿大，大与肤胀等，色其苍黄，腹筋起，此其候也。

肠覃如何？肠覃者，寒气客于肠外，与胃《太素》作卫气相搏，正气不得荣，因有所系，癖而内着，恶气乃起，息肉乃生，始也大如鸡卵，稍以益大，及其成也，若怀子之状，久者离岁月，按之则坚，推之则移，月事时下，此其候也。

石瘕如何？石瘕者，生于胞中，寒气客于子门，子门闭塞，气不得通，恶血当泻不泻，衃以留止，日以益大，状如怀子，月事不以时下，皆生于女子，可导而下之。

曰：肤胀鼓胀可刺耶？曰：先泻其腹之血络，后调其经，刺去其血络。

师曰：病有风水，有皮水，有正水，有石水，有黄汗。风水，其脉自浮，外证骨节疼痛，其人恶风；皮水，其脉亦浮，外证浮肿，按之没指,不恶风,其腹如鼓《要略》果酒作如故,不满不渴,当发其汗;正水,其脉沉迟,外证自喘;石水,其脉自沉,外证肠满《脉经》作痛不喘;黄汗,其脉沉迟,身体发热,胸满,四肢头面并肿,久不愈,必致痈脓。心水者,其人身体重一作肿而少气,不得卧,烦而躁,其人阴大肿;肝水者,其人腹大,不能自转侧,而胁下腹中痛,时时津液微生,小便续通;脾水者,其人腹大,四肢苦重,津液不生,但苦少气,小便难也;肺水者,其人身体肿而小便难,时时鸭溏;肾水者,其人腹大,脐肿腰痛,不得溺,阴下湿如牛鼻上汗,足为逆冷,其面反瘦。师曰:治水者,腰以下肿当利小便,腰以上肿当发汗,即愈。

问曰:有病下利后渴,饮水,小便不利,腹满因肿,何故?师云:此法当病水。若小便自利及汗出者,自当愈。一作满月当愈。

凡水病之初,先两目肿起,如老蚕色,侠颈脉动,股里冷,胫中满,按之没指,腹内转侧有声,此其候也。不即治之,须臾身体稍肿,腹中尽胀,按之随手起,水为已成,犹可治也。此病皆从虚损所致。

大病或下利后,妇人产后,饮水不即消,三膲决漏,小便不利,仍相结,渐渐生聚,遂流诸经络故也。

水有十种,不可治者有五。第一唇黑,伤肝;第二缺盆平,伤心;第三脐出,伤脾;第四背平,伤肺;第五足下平满,伤肾。此五伤,必不可治。

凡水病忌腹上出水,出水者一月死,大忌之。

中军侯黑丸 治胆玄水,先从头面至脚肿,头眩痛,身虚热,名曰玄水,体肿,大小便涩,宜此方。方见第五十八卷中。

治小肠大小腹满,暴肿,口苦燥干方。

上用巴豆三十枚和皮㕮咀,水五升煮取三升,绵内汁中,拭肿上,随手可减,日五六拭。莫近目及阴。《集验》治身暴肿如吹。

治大肠水,乍虚乍实,上下来去方。

赤小豆五升　桑白皮切,二升　鲤鱼四斤　白术八两

上四味㕮咀,以水三斗煮鱼取烂,勿用盐去鱼尽食,并取汁四升许,细细饮下。

又方　羊肉一斤　商陆切,一升

上二味,以水二斗先煮商陆令烂,去滓,后内羊肉及葱、豉、醋,一如臛法。《肘后》云:治卒肿满,身面浮大。

治膀胱石水,四肢瘦,腹肿方。

桑白皮　榖白皮　泽漆叶各三升　大豆五升　防己　射干　白术各四两

上七味㕮咀,以水一斗五升煮取六升,去滓,内好酒三升,更煮取五升,日二夜一,余者次日更服。《集验》方无尺漆、防己、射干,只四味。

又方　桑白皮六两　射干　黄芩　茯苓　白术各四两　泽泻三两　防己　大豆三升　泽漆切,一升

上九味㕮咀,以水五斗煮大豆,取三斗,去豆澄清,取一斗,下药煮取三升,空腹分三服。

治胃水,四肢肿,腹满方。

猪肾一具　茯苓四两　防己　橘皮　玄参　黄芩　杏仁　泽泻一作泽漆　桑白皮各二两　猪苓　白术各三两　大豆三升

上十二味㕮咀,以水一斗八升煮猪肾、大豆、泽泻、桑白皮,取一斗,澄清去滓,内余药煮取三升,分三服。若咳,加五味子三两。凡服三剂,间五日一剂,常用有效。

有人患气急积久不瘥,遂成水肿,如此者众,诸皮中浮水攻面目,身体从腰以上肿,皆以此汤发汗,悉愈方。

麻黄三两　甘草一两

上二味㕮咀,以水五升煮麻黄再沸,去沫,内甘草取三升,分三服,取汗,愈。慎风冷等。

治面肿,小便涩,心腹胀满方。

茯苓 杏仁各八分 橘皮 防己 葶苈各五分 苏子三合

上六味为末,蜜丸如小豆,服十丸以桑白皮汤送下,日二,加至三十丸。

治面目手足有微肿,常不能好者方。

以楮叶切二升,以水四升煮取三升,去滓,内米煮作粥,食如常食勿绝。冬则预取叶干之,准法作粥,周年永瘥。慎生冷一切食物。

治大腹水肿,气息不通,命在旦夕者方。

牛黄二分 椒目三分 昆布 海藻 牵牛子 桂心各八分 葶苈子六分

上七味为末,别捣葶苈如膏,合和,丸如梧子,饮服十丸,日二,稍加,小便利为度,大良。正观九年,汉阳王患水,医所不治,余处此方,日夜尿一二斗,五六日即瘥。瘥后有他犯,因尔殂矣。计此即是神方。《崔氏》云:蜜和为丸蜜汤服。

有人患水肿腹大,其坚如石,四肢细,小劳苦足胫肿,小饮食便气急,此终身疾,服利下药不瘥者,宜服此药,将以微,除风湿,利小便,消水谷,岁久服之,乃可得力,瘥后可常服。

鬼箭羽 丹参 白术 独活各五两 秦艽 猪苓各三两 知母 海藻 茯苓 桂心各二两

上十味㕮咀,以酒三斗浸五日,服五合,日三,任性量力渐加之。

治水肿,利小便,酒客虚热当风饮冷水,腹肿,阴胀满方。

商陆四两 甘遂一两 芒硝 芫花 吴茱萸三两

上五味为末,蜜丸,如梧子大,饮服三丸,日三。一方有大黄、芫花各二两,吴茱萸,加麝香、猪苓各一两。

大豆散　治久水,腹肚大如鼓者方。

乌豆一斗熬令香,勿令大熟,去皮,为细末,筛下,饧粥皆得服之,初服一合,稍加之。若初服多,后即嫌臭。服尽更作,取瘥止。不得食肥腻,渴则饮羹汁,慎酒肉猪鸡鱼生冷醋滑房室,得食浆粥牛羊兔鹿肉。此剧大饥渴时食之,可忍亦勿食也。此病难治,虽诸大药丸散汤膏,当时暂瘥,过后复发,惟此散瘥后不发,终身服之,终身不发矣。其所禁食物常须少啖,莫随意咸物诸杂食等。

又方　葶苈末　苍耳子各二七

上二味水调和服之,日二。

又方　椒目水沉者取熬,捣如膏,酒服方寸匕。

又方　水煮马兜铃,服之。

治水气肿,鼓胀,小便不利方。

莨菪子一升　羖羊肺一具,青羊亦佳

上二味先洗羊肺,汤微渫之,薄切,曝干作末,以三年大醋渍莨菪子一晬时,出,熬令变色,熟捣如泥,和肺末蜜,合捣三千杵,为丸,如梧子大,食后一食久,以麦门冬饮服四丸,日三,以喉中干口粘浪语为候,数日小便大利,佳。山连疗韦司业,得瘥。司业侄云表所送,云数日神验。

麦门冬饮方

麦门冬二十五枚　米二十五粒

上二味,以水一升和煮,米熟去滓,以下前件丸药,逐服作用之。

徐王煮散　治水肿,利小便方。

牛角䚡　防己　羌活　人参　丹参　牛膝　升麻　防风　秦艽　生姜屑　榖皮　紫菀　杏仁　附子　石斛各二两　桑白皮六两

橘皮　白术　泽泻　茯苓　郁李仁　猪苓　黄连各一两

上二十三味治下筛,为粗散,以水一升五合煮三寸匕,取一升,顿服,日再。不能者但一服。二三月以前可服。主利多而小便涩者,用之大验。

褚澄汉防己散　治水肿上气方。

汉防己　泽漆叶　石韦　泽泻各五两　桑根白皮　白术　丹参　赤茯苓　橘皮　通草各三两　生姜十两　郁李仁五合

上十二味治下筛,为粗散,以水一升半煮三方寸匕,取八合,去滓,顿服,日三,取小便利为度。

茯苓丸　治水肿,甄权为安康公处者方。

茯苓　白术　椒目各四分　木防己　葶苈　泽泻各五分　甘遂十二分　赤小豆　前胡　芫花　桂心各二分　芒硝七分,别研

上十二味为末,蜜和丸如梧子,蜜汤下五丸,日一,稍加,以知为度。

治水肿,利小便方。

大黄　白术一作葶苈　木防己各等分

上三味为末,蜜丸,如梧子饮下十丸,利小便为度,不知加之。

又方　牵牛子末,水服方寸匕,日一,以小便利为度。

又方　葶苈四两,生用　桂心一两

上二味为末,蜜丸,如梧子大饮下七丸,日二,以知为度。

又方　郁李仁末　面各一升

上二味和作饼子七枚,烧熟,空腹热食四枚,不知,加一枚,以至七枚。

又方　水银三两,煮三日三夜　葶苈子　椒目各一升　芒硝五两　衣鱼二七枚　水萍　瓜蒂　滑石各二两

上八味,捣葶苈令细,下水银更捣,令不见水银止,别捣椒目令细,捣瓜蒂水萍,下筛合和,余药以蜜和,更捣三万杵,成丸,初服一丸如梧子,次服二丸,次服三丸,次服四丸,次服五丸,次服六丸,至七日,还从一丸起,次服二丸,如是每至六丸,还从一丸起。始服药,当咽喉上有疬子肿起,颊车肿满,齿龈皆肿,唾碎血出,勿怪也,不经三五日即消,所苦皆瘥,以上服药。若下多,停药以止利。药至五下止,病未瘥更服,病瘥止。此治诸体肉肥厚,按之不陷,甚者臂粗,着衣袖不受,及十种大水,医不治者,悉主之,神验。《深师》《集验》《陶氏》《古今录验》无衣鱼、水萍、瓜蒂、滑石。

泽漆汤　治水气,通身浮肿,四肢无力,或从消渴,或从黄疸支饮,内虚不足,荣卫不通,气不消化,贯皮肤中,喘息不安,腹中响,胀满,眼目不得视方。

泽漆根十两　鲤鱼五斤　生姜八两　赤小豆二升　茯苓三两　人参　甘草　麦门冬各二两

上八味㕮咀,以水一斗七升先煮鱼及豆,减七升,去之,内药煮取四升半,一服三合,日三。人弱服三合,再服气下喘止,可至四合,晬时小便利,肿气减,或小便溏下。小便若不利,还增一合,以大利便止。若无鲤鱼,鲖鱼亦可用。若水甚,不得卧,卧不得转侧,加泽漆一斤;渴,加栝楼根二两;咳嗽,加紫菀二两,细辛一两,款冬花一合,桂三两,增鱼汁二升。《胡洽》无小豆、麦门冬,有泽泻五两,杏仁一两。《古今录验》无小豆,治水在五脏,令人咳逆喘,上气,腹大而响,两脚肿,目下有卧蚕状,微渴,不得安卧,气奔短气,有顷乃复,小便难,少而数,肺病胸满隐痛,宜利小便,水气迫肿,翕翕寒热。

猪苓散　治虚满,通身肿,利三膲,通水道方。

猪苓　葶苈　人参　玄参　五味子　防风　泽泻　桂心　狼

毒　椒目　白术　干姜　大戟　甘草各二两　苁蓉二两半　女曲二合　赤小豆二合

上十七味治下筛,酒服方寸匕,日三夜一,老小一钱匕,以小便利为度。

治水气,通身治洪肿,百药治不瘥,待死者方。

大麻子皆取新肥者佳　赤小豆不得一粒杂,各一石

上二味,皆以新精者净拣择,以水淘洗,曝干,蒸麻子使熟,更曝令干,贮净器中。欲服,取五升麻子,熬令黄香,只宜缓火,勿令焦,极细作末,以水五升搦取汁令尽,净密器盛贮,明旦欲服,今夜以小豆一升净淘,浸至旦,干漉去水,以新水煮豆,未及好熟即漉出令干,内麻子汁中,煮令大烂熟为佳,空腹恣食,日三服。当小心闷,少时即止,五日后小便数或赤,而唾粘口干,不足怪之。服讫常须微行,未得即卧。十日后针灸三里、绝骨下气,不尔气不泄尽。服药后五日逆不可下者,取大鲤鱼一头先死者,去鳞尾等,以汤脱去滑,净洗,开肚去藏,以上件麻汁和小豆完煮令熟,作羹,入葱、豉、橘皮、生姜、紫苏调和食之。始终一切断盐。渴即饮麻汁,秋冬暖饮,春夏冷饮。常食不得至饱,止得免饥而已。慎房室瞋恚大语高声,酒面油醋生冷菜茹,一切鱼肉盐酱五辛。并治一切气病,服者皆瘥。凡作,一月日服之。麻子熟时多收,新瓮贮,拟施人也。

又方　吴茱萸　荜拨　昆布　杏仁　葶苈各等分

上五味为末,蜜丸如梧子,服五丸。勿令饱食,食讫饱闷气急,服之即散。

苦瓠丸　治大水,头面遍身肿胀方。

苦瓠白穰实捻如大豆,以面裹,煮一沸,空腹吞七枚,至午当出水一升,三四日水自出不止,大瘦乃瘥。三年内慎口味。苦瓠须好

无厌翳细理研净者,不尔有毒,不堪用。《崔氏》用子作馄饨,服二七枚。若恐虚者,牛乳服之。如此隔日作服,渐加至三七枚,以小便利为度。小便若太多,即一二日停止。

治水,通身肿方。

煎猪椒枝叶如饧,空腹服一匕,日三。痒,以汁洗之。

又方　苦瓠膜二分　葶苈子五分

上二味合捣,为丸,如小豆大,服五丸,日三。

又方　葶苈　桃人各等分

上二味皆熬,合捣,为丸服之,利小便。一方用杏仁。

又方　煎人尿令可丸,服如小豆大,日三。

又方　大枣肉七枚,苦瓠膜如枣核大,捣丸,一服三丸,如行十五里久又服三丸,水出,更服一丸,即止。

又方　捣生葶苈子,醋和服,以小便数为度。

又方　烧姜石令赤,内黑牛尿中令热,服一升,日一。

又方　单服牛尿,大良。凡病水,服无不瘥。服法先从少起,得下为度。

又方　灸足第二趾上一寸,随年壮。又灸两手大指缝头七壮。

麻黄煎　治风水,通身肿欲裂,利小便方。

麻黄　茯苓　泽泻各四两　防风　泽漆　白术各五两　杏仁大戟　清酒各一升　黄芪　猪苓各三两　独活八两　大豆二升,水七升煮取一升

上十三味㕮咀,以豆汁酒及水一斗合煮取六升,分六七服,一日一夜令尽,当小便极利为度。

大豆散　治风水,通身大肿,眼合不得开,短气欲绝方。

大豆　杏仁　清酒各一升　麻黄　木防己　防风　猪苓各四两

泽泻　黄芪　乌头各三两　生姜七两　半夏六两　茯苓　白术各五两　甘遂　甘草各二两

上十六味㕮咀,以水一斗四升煮豆,取一斗,去豆,内药及酒合煮取七升,分七服,日四夜三,得小便快利为度。肿消停药,不必尽剂。若不利小便者,加生大戟一升,葶苈二两,无不快利,万不失一。《深师方》无猪苓、泽泻、乌头、半夏、甘遂。

治风水肿方。

大豆三升　茯苓　白术各五两　防风　橘皮　半夏　生姜各五两　鳖甲　当归　防己　麻黄　猪苓各三两　大戟一两　葵子一升　桑白皮五升以水二斗煮取一斗,去滓,内前

上十五味㕮咀,内前汁中煮取五升,每服八合,日三,每服相去如人行十里久。

麻子汤　治遍身流肿方。

麻子五升　赤小豆三升　当陆一斤　防风三两　附子一两

上五味㕮咀,先捣麻子令熟,以水三斗煮麻子,取一斗三升,去滓,内药及豆,煮取四升,去滓,食豆饮汁。

大豆煎　治男子女人新久肿,得暴恶风入腹,妇人新产上圊风入脏,腹中如马鞭者,嘘吸短气,咳嗽方。

大豆一斗净择,以水五斗煮取一斗五升,澄清,内釜中,以一斗半美酒内中,更煎取九升,宿勿食,旦服三升,温覆取汗,两食顷当下去风气,肿退。慎风冷,十日平复。除日合服佳。若急不可待,逐急合服,肿不尽退加之。肿瘥,更服三升。若十分瘥,勿服。病中亦可任性饮之,使酒气相接。《肘后》云:肿差后渴,慎勿多饮。

又方　楮皮枝叶一大束切,煮取汁,随多少酿酒,但饮醉为佳,不过三四日肿少退,瘥后可常服之。一方用猪椒皮枝叶。

又方　鲤鱼长一尺五寸,以尿淹渍一宿,平旦以木篦从口中贯至尾,微火炙令微熟,去皮,宿勿食,空腹顿服之。不能者,分再服。勿与盐。

膏治表　凡肿病,须百方内外攻之,不可一概方。

生当陆一斤　猪膏一斤,煎可得二斗

上二味和煎令黄,去滓,以摩肿。亦可服少许,并涂以纸覆上,燥辄傅之,不过三日瘥。

麝香散　治妇人短气虚羸,遍身浮肿,皮肤急,人所稀见方。

麝香三铢　雄黄六铢　芫花　甘遂各二分

上四味治下筛,酒服钱五匕,老小以意增减。亦可为丸,如小豆大强者服七丸。《小品》无雄黄。《深师》以蜜丸如大豆,服二丸,日三,治三焦决漏,水在胸外,名曰水病。腹满大在腹表,用大麝香丸。《华池》《肘后》有人参二分,为丸服。

治虚劳浮肿方　灸太冲百壮。又灸肾腧。

卷之六十五　疔肿

疔肿第一论二首　证十五条　方二十九首　灸法一首

论曰：夫禀形之类，须存摄养。将息失度，百病萌生。故四时代谢，阴阳递兴，此二无更相击怒，当是时也，必有暴气。夫暴气者，每月之中必有。卒然大风大雾，大寒大热，若不时避，人忽遇之，此皆入人四体，顿折皮肤，流注经脉，遂使腠理壅隔，荣卫结滞，阴阳之气不得宣泄，变成痈疽疔毒，恶疮诸肿。至于疔肿，若不预识，令人死不逮辰。若着讫，乃欲求方，其人已入木矣。所以养生之士，须早识此方，凡是疮痍，无所逃。

凡疗疔肿，皆刺中心至痛，又刺四边十余下，令血出，去血傅药，药气得入针孔中，佳。若不达疮内，疗不得力。

又其肿好着口中颊边舌上，见赤黑如珠子，磣痛应心是也。是秋冬寒毒，久结皮中，变作此疾。不即疗之，日夜根长，流人诸脉数道，如箭入身捉人，不得动摇。若不慎口味房室，死不旋踵。经五六日不瘥，眼中见火神惛，口干心烦，即死也。

一曰麻子疔，其状肉上起头，大如黍米，色稍黑，四边微赤，多痒。忌食麻子及衣布，并入麻田中行。

二曰石疔，其状皮肉相连，色乌黑如黑豆，甚硬，刺之肉内阴阴微疼。忌瓦砾砖石之属。

三曰雄疔，其状顶头黑黡，四畔仰，疮饱浆起，有水出，色黄，大如钱孔,形高。忌房事。

四曰雌疗,其状疮头稍黄,向里黡,亦如灸疮,四畔㿠浆起,心凹色赤,大如钱孔。忌房事。

五曰火疗,其状如汤火烧灼,疮头黑黡,四边有㿠浆,又如赤粟米。忌火灸烁。

六曰烂疗,其状色稍黑,有田瘢,疮中溃溃则有脓水流出,疮形大小如匙面。忌沸热食烂臭物。

七曰三十六疗,其状头黑浮起,形如黑豆,四畔起大,赤色,今日生一,明日二,后日三,乃至十。若满三十六,药所不能治,如未满三十六者可治。俗名黑皰。忌嗔怒畜积愁恨。

八曰蛇眼疗,其状疮头黑皮上浮,生形如小豆,状似蛇眼大,体硬。忌恶眼看,并嫉妒人见之及毒药。

九曰盐肤疗,其状大如匙面,四畔皆赤,有黑粟粒起。忌食咸物。

十曰水洗疗,其状大如钱形,或如钱孔大,疮头白里黑黡,汁出中硬。忌饮浆水水洗渡河。

十一曰刀镰疗,其状疮阔狭如薤叶大,长一寸,左侧肉黑如烧烁。忌刺及刀镰切割。铁刃所伤,可以药治。

十二曰浮沤疗,其状疮体曲圆,少许不合,长而狭如薤叶大,内黄外黑,黑处刺不痛,内黄处刺之则痛。

十三曰牛拘疗,其状肉㿠起,掐不破。

上十三种疮,初起必先痒后痛,先寒后热,热定则寒,多四肢沉重,头痛,心惊,眼花。则大重者则呕逆,呕逆难治。其麻子疗一种,始末惟痒。所录忌者,不得犯触,犯触者即难疗。其浮沤疗、牛拘疗两种,无所禁忌,纵不疗亦不能杀人,其状寒热与诸疗同,皆以此方疗之,万不失一。欲知犯触之状,但脊强,疮痛极甚,不可忍者,是也。

治十三种疗方。

用枸杞。其药有四名:春名天精,夏名枸杞,秋名却老,冬名地骨。春三月上建日采叶,夏三月上建日采枝,秋三月上建日采子,冬三月上建日采根。凡四时初逢建日,取枝叶子根等四味,并曝干。若得五月五日午时合和,大良。如不得依法采者,但得一种亦得。用绯缯一片以裹药,取匝为限,乱发鸡子大,牛黄梧子大,反钩棘针二十七枚末,赤小豆七粒末,先于绯上薄布乱发,以牛黄末等布上,曝即卷绯缯作团,以发作绳,十字缚之,熨斗中急火熬令沸,沸定后自干,即刮取,捣作末,绢筛,以一方寸匕,取枸杞四味合捣,绢筛,取二匕,和合前一匕,共三匕,令相得,入分为一分,早朝空腹酒服一分,日二。

齐州荣姥方 凡是疗肿皆用治之。

牡蛎九两,烂者　钟乳　枸杞根皮各二两　白石英一两　桔梗一两半　白姜石一斤,软黄者

上六味各捣,绢筛,合和令调。先取伏龙肝九升为末,以清酒一斗二升搅令浑,澄清取二升和药,捻作饼子,大六分,厚二分。其浊滓仍置盆中,布饼子于笼上,以一幅纸藉盆上,以泥酒气蒸之,仍数搅令气散发。经半日,药饼子干,乃内瓦缸中,每一重纸一重药遍布,勿令相着。以泥密封三七日,干,以纸袋贮置,干处举之。用法:以针刺疮中心,深至疮根,并刺四畔令血出,以刀刮取药如大豆许,内疮上。若病重困,日三四度轻者一二度着。重二日根烂始

出,轻者半日一日烂出。当看疮浮起,是根出之候。若根出已烂者,勿停药,仍着之。药甚安稳,令生肌易。其病在口咽及胸腹中者,必外有肿异相也。寒热不快,疑是此病,即以饮或清水和药如二杏仁许,服之,日夜三四服,自然消烂,或以物剔吐根出,即瘥。若根不出亦瘥。当看精神,自觉醒悟。合药以五月五日为上时,七月七日次之,九月九日、腊月腊日皆可。若急须药,他日亦得,要之不及良日也。修合须清净烧香,不得触秽,毋令孝子、不具足人、产妇、六畜鸡犬等见之。凡有此病者,忌房室、猪羊鸡鱼生韭蒜葱芸苔胡葵酒醋面等。若犯诸忌而发动者,取枸杞根汤和药服,并如后方。其二方本是一家,智者评论以后方最是真本。

赵娆方

姜石二十五两　牡蛎十两,崔氏作七两　茯苓三两　枸杞根皮四两

上四味各捣筛合和,先取新枸杞根合皮切六升,水一斗半煎取五升,去滓,内狗屎《崔氏》云尿二升,搅令调,澄取清,和煎药熟捣,捻作饼子,阴干。病者以两刃针当头直刺疮,痛彻拔针出,刮取药末,着急内疮孔中。勿令歇气,并遍封疮头上,即胀起,针挑根即出。重者半日已上,或已消烂。挑根不出亦自瘥,勿忧。其病在中者,外当有肿相应,并皆恶寒发热,疑有以水半盏,刮取药如桐子大五枚和服之,日夜三服,即自消也。

若须根出,服药经一日,以鸡羽剔吐,即随吐根出。若不出,根亦自消烂。在外者亦日夜三度傅药,根出后常傅勿住,即生肉易瘥。若犯诸忌而发动者,取枸杞根合皮骨切三升,以水五升取二升,去滓,研药末一钱匕,和枸杞汁一盏服之,日二三服,并单饮枸杞汁弥佳。又以枸杞汁搅白狗屎,取汁服之,更良。合讫即用,不

待干。所言曰狗屎是狗食骨,其屎色如灰,故直言狗白屎也。如预造取,五月五日、七月七日、九月九日、腊月腊日者尤良,神验。或有人忽喉中痛,乍寒乍热者,即是其病,当急以此疗之。无故而痛,恶寒发热者,亦是此病,但依前服之,立瘥。前后二方,同是二法,其用一同。亦主痛疽,甚效。

治疔肿病,忌见麻勃,见之即死者方。

胡麻　烛烬　针沙各等分

上三味为末,以醋和傅之。

又方　石灰三分　马齿菜二分

上二味捣,以鸡子白和傅之。

又方　针刺四边及中心,涂雄黄末,立愈,神验。一云涂黄土。

又方　鼠新坌土和小儿尿,和傅之。

又方　铁衣末和人乳汁,傅之,立可。

又方　小豆花为末,傅之,瘥。

又方　以人屎尖傅之,立瘥。

又方　以四神丹一枚,当头上安,经宿根即出矣。

治一切疔肿方　用苍耳根茎苗子,但取一色,烧为灰,醋泔淀和泥,涂上,干即易,不过十度,根即拔,神良。余以正观四年,忽口角上生疔肿,造甘子振家,每为贴药,经十日不瘥。余以此药涂之,得愈。已后常作此药以救人,无有不瘥者,故特论之以传后嗣。疔肿方殆有千首,皆不及此虽,齐州荣姥方亦不能胜此物造次易得也。

又方　取铁浆,每饮一斗,立瘥。

又方　面和腊月猪脂,封上,瘥。

又方　蒺藜子一升,烧灰,酽醋和,封上,经宿便瘥。或针破头封上,更封。

又方　皂荚子取仁,作末傅之,五日内瘥。

玉山韩光方　韩光治疗肿人也,正观初衢州徐使君访得此方。

艾蒿一担烧作灰,于竹筒中淋取汁,以一二合和石灰如面浆,以针刺疮中,至痛即点之,点三遍,其根自拔,亦大神验。正观中用治三十余人得瘥,故录之。

鱼脐疗疮,似新火针疮,四边赤,中央黑,可针刺之,若不痛即杀人,治之方。

以腊月鱼头灰和发灰等分,以鸡溏屎和,傅上。此疮见之甚可,即能杀人。《外台》不用发灰,以鸡子清和涂。

又方　以寒食饧傅之,良。硬者烧灰涂帖,即瘥。

治鱼脐疮,头白似肿,痛不可忍者方。

先以针刺疮四畔作,捣白苣取汁,滴着疮孔内。

又方　傅水獭屎,大良。

治赤根疗方　熬白粉令黑,蜜和傅之,良。

又方　以新坌鼠壤水和涂之,热则易。

又方　马牙齿捣末,腊月猪脂和傅之,根即拔烧灰亦可。

犯疗疮方。

芜菁根　铁生衣各等分

上二味和捣,以大针刺作孔,复削芜菁根如针大,以前铁生衣涂上,刺孔中,又涂所捣者封上,仍以方寸匕,绯帛涂,帖之,有脓出即易,须臾拔根出,立瘥。忌油腻生冷醋滑五辛陈臭粘食。

又方　刺疮头及四畔令汁极出,捣生栗黄,傅上,以面围之,勿令黄出,从旦至午,即根拔矣。

又方 以面围疮如前法,以针乱刺疮,铜器煮醋令沸,泻着面围中,令容一盏,冷则易之,三度根即出。

又方 取蛇蜕皮如鸡子大,以水四升煮三四沸,去滓顿服,立瘥。

又方 烧蛇蜕皮灰,以鸡子清和涂,瘥。

又方 取苍耳苗捣,取汁一二升,饮之,滓傅上,立瘥。

又方 灸掌后横纹后五指,男左女右,七壮即瘥。已用得效。疗肿灸法虽多,然此一法甚验,出于意表也。

卷之六十六　痈疽

痈疽第二_{脉七首　论一首　方八十七首　禁法二首　灸法三首}

脉数,身无热,即内有痈。

诸浮数脉,当发热,而反洗洗恶寒,若有痛处,当结为痈。

脉微而迟,必发热。脉弱而数,此为振寒,当发痈肿。

脉浮而数,身体无热,其形默默,胃中微燥,不知痛处,其人当发痈肿。

脉滑而数,滑则为实,数则为热;滑即为荣,数即为卫。荣卫相逢,即结为痈。热之所过,即为痈脓,身有痛处,时时苦,有疮。

问曰:寸口脉微而涩,法当亡血若汗出。设不汗者,当云何?答曰:若身有疮,被刀器所伤,亡血故也。

趺阳脉滑而数,法当下重。少阴脉滑而数,妇人阴中生疮。

论曰:夫痈疽初发至微,人皆不以为急,此实奇患,惟宜速治。稍迟缓,乃即病成,以此致祸者不一。但发背,外皮薄为痈,外皮厚为疽,宜急治之。

凡痈疽始发,或似小疖,或复大痛,或复小痛,或发如米粒大白脓子,此皆微候,宜善察之。见有小异,即须大惊忙,急须攻治及断口味,速服诸汤,下去热毒。若无医药处,即灸当头百壮。其大重者,灸四面及中央二三百壮,数灸,不必多也,复薄以冷药,种种救疗,必速瘥也。

凡用药帖,法皆当疮头处,其药开孔,令泄热气,亦当头以火针针入四分,即瘥。

凡痈疽、瘤、石痈、结筋、瘰疬,皆不可就针角。针角者,少有不及祸也。

凡痈无问大小,已觉,即取胶如手掌大,暖水浸令软纳纳然,称大小当头上开一孔如钱孔大,帖肿上令相当,须臾干急。若未有脓者,即定不长。已作脓者,当自出。若以锋针当孔上刺出脓,大好,至瘥乃洗去胶。

凡肿,根广一寸已下名疖,一寸已上名小痈,如豆粒大者名疱子。皆始作,急服五香连翘汤下之,数剂取瘥,乃止。

凡痈,高而光大者不大热,其肉正平无尖而紫者,不须攻之,但以竹叶黄芪汤申其气耳,肉正平为无脓也。痈卒痛,以八味黄芪散傅之,大痈七日,小痈五日。其自有坚强者,宁生破。发乳若热,手不可得近者,先内服王不留行散,外摩发背膏。若背生破无苦,在乳宜令极熟,候手按之,随手即起者疮熟也,须针之。针法要得着脓,以意消息,胸背不过一寸。斟量不得脓,即与食肉膏散着兑头,内痈口中。如体气热歇,即服木占斯散。五日后痈欲着痂者,即服排脓内塞散。

凡痈,破之后便绵惙欲死,内寒外热^{文阙}肿自有似痈而非者,当以手按肿上,无所连,乃是风毒耳,勿针之,宜服升麻汤,外摩膏。破痈,口当令上留三分,近下一分针之,务令极熟,熟便不痛。破后败坏不瘥者,作猪蹄汤洗之,日二度,夏用二日,冬用六七日。用汤半剂亦可。夫痈坏后有恶肉者,宜猪蹄汤洗去秽,次傅食肉膏散,恶肉尽后,傅生肉膏散,及摩四边,令好肉速生。当断绝房室,忌风冷,勿自劳烦,待筋脉平复,乃可任意耳。缘新肉易伤,伤则里溃,溃则重发,发即难救,慎之慎之。白痂最忌。

凡诸暴肿,一一不同,无问近远,皆服五香连翘汤,刺去血,小豆末傅之。其间数数以针刺去血。若失疗已溃烂者,犹服五香汤及漏芦汤下之。随热多少,依方用之,外以升麻汤搨洗熨之方见丹毒篇,摩升麻膏方见丹毒篇。若生息肉者,以白蔄茹散傅之,青黑肉去尽即停,好肉生,傅升麻膏。如肌不生,傅一物黄芪散。若傅白蔄茹,青黑恶肉不尽者,可以漆头蔄茹散半钱,和白蔄茹散三钱,稍稍傅之。其散各取当色单捣下筛,直尔成散用之。此数法《集验》用治缓疽。

或身中忽有痛处,如遭打扑之状,名曰气痛。痛不可忍,游走不住,发作有时,痛则小热,痛定则寒。此皆由冬时受温气,至春暴寒,风来折之,不成温病,乃作气痛。宜先服五香连翘汤,摩丹参膏,又以白酒煎杨柳皮,及暖熨之。有赤气点点者,即刺出血也。其五香连翘汤及小竹沥汤,可服数剂,勿以一剂未瘥便住,药以谓无效,即祸至矣。中间将白薇散,佳。又有气肿痛,其状如痈肿,无头虚肿,色不变,但皮急痛,不得手近,亦须服此五香,次白针写之,次与蒺藜散傅之。

胸中痛,短气者,当入暗室中,以手指捺左眼,视若见光者,胸中有结痈。若不见光者,是癥疽内发出也。

《经》云:气宿于经络中,血气俱涩不行,拥结为痈疽也。不言热之所作,其后为痈。又阳气凑集,寒化为热,热盛则肉腐为脓也。由人体有热,被寒冷搏之而脉凝结不行,热气拥结成痈疽。方有灸法,亦有温治法。以其中冷未成热之时,其用冷药帖薄之。治热已成,以消热令不成脓也。赤色,肿有尖头者,藜芦膏傅之。一云醋和蚌蛤灰涂,干则易之。

余平生数病痈疽,得效者皆即记之。考其病源,多是药气所作。或有上世服石,遂令子孙多有此疾。食中尤不宜食面及酒蒜,及慎温床厚被。能慎之者,可得终身无他。此皆躬自验之,故特论之也。

五香连翘汤 凡一切恶核瘰疬,痈疽恶肿患,皆方。

青木香 沉香 丁香 薰陆香 麝香 连翘 射干 升麻 独活 寄生 通草各二两 大黄三两

上十二味㕮咀,以水九升煮取四升,内竹沥二升,更煮取三升,分三服,取快利。《肘后方》有紫葛、甘草,无通草。治恶肉恶脉恶核,风结肿气痛。《要籍喻义》有黄芪、甘草、芒硝各六分。《千金翼》云:未瘥,中间常服,佳。与小儿篇方相重,小有异处。

黄芪竹叶汤 治痈疽发背方。

黄芪 甘草 黄芩 芍药 麦门冬各三两 当归 人参 石膏 芎䓖 半夏各二两 生姜五两 生地黄八两 大枣三十枚 淡竹叶一握

上十四味㕮咀,以水一斗二升先煮竹叶,取一斗,去滓,内药煮取三升,分四服,相去如人行二十里久,日三夜一。

八味黄芪散方

黄芪 芎䓖 大黄 黄连 芍药 莽草 黄芩 栀子仁各等分

上八味治下筛,鸡子白和如泥,涂故帛上,随肿大小傅之,干则易。若已开口,封疮上,须开头令歇气。

王不留行散 治痈肿不能溃,困苦无聊赖方。

王不留行子三合,《千金翼》作一升 龙骨 当归各二两 野葛皮

半分　干姜　桂心各一两　栝楼根六分

上七味治下筛，食后温酒服方寸匕，日三，以四服习习为度。不知，稍加之。令人安稳，不觉脓自溃，即着疮痂平复，神良。此殷浩仲堪方。隋济闍黎所名为神散，痈肿即消。《千金翼》云：治痈疽及诸杂肿已溃，皆服之。

内补散　治痈疽发背，妇人乳痈诸疖，未溃者便消，不消者令速溃疾愈方。

木占斯　人参　干姜一云干地黄　桂心　细辛　厚朴　败酱防风　栝楼根　桔梗　甘草各一两

上十一味治下筛，酒服方寸匕。药入咽，觉流入疮中。若痈疽灸之不能发坏者，可服之。未坏者去败酱，已发脓者内败酱。服药日七八服，夜二三服，以多为善。若病在下，当脓血出，此为肠痈也。诸病在里，惟服此药，即觉其力，痛者即不痛。长服治诸疮及疽痔，疮已溃便早愈。医人不知用此药。发背无有治者。若始觉背上有不好处而渴者，即勤服之。若药力行，觉渴止，便消散。若虽已坏，但日夜服之，勿住药肿自消散，不觉去时。欲长服者，当去败酱。妇人乳痈，宜速服之。一方无桂心，一名木占斯散，主痈肿坚结。若已坏者速愈，未坏者使不成痈，便消。张文仲无桂心。刘涓子云：此是华陀方。

排脓内塞散　治大疮热退，脓血不止，疮中肉虚疼痛方。

防风　茯苓　白芷　桔梗　远志　甘草　人参　芎䓖　当归黄芪各一两　厚朴二两　桂心二分　附子二枚　赤小豆五合，酒浸熬之

上十四味治下筛，酒服方寸匕，日三夜一。

猪蹄汤　治痈疽发背方。

猪蹄一具，治如食法　黄芪　黄连　芍药各三两　黄芩二两　蔷

薇根　狼牙根各八两

上七味㕮咀,以水三斗煮猪蹄令熟,澄清取二斗,下诸药煮取一斗,去滓洗疮,一食顷以帛拭干,帖生肉膏,日一。如痛,加当归甘草各二两。

又方　治痈疽发十指,或起膀胱,及发背后生恶肉者方。

猪蹄一具,治如食法　当归　大黄　芎䓖　芍药　黄芩　独活
莽草各一两

上八味㕮咀,以水三斗煮猪蹄,取八升,去之,内诸药煮取四升,去滓,渍疮两食顷,洗之,拭令干,傅麝香膏。

麝香膏　治痈疽及发背,诸恶疮,去恶肉方。

麝香　茴茹一作珍珠　雄黄　矾石各一两

上四味治下筛,以猪膏调如泥,涂之,恶肉尽止,却傅生肉膏。

食恶肉膏方

大黄　芎䓖　莽草　珍珠　雌黄　附子生用,各一两　白蔹
矾石　黄芩　茴茹各二两　雄黄半两

上十一味㕮咀,以猪脂一升半煎五六沸,去滓,内茴茹、矾石末,搅调,傅之疮中,恶肉尽乃止。

治痈肿,恶肉不尽者方。

蒴藋灰一作藋灰　石灰《肘后》作白炭灰

上二味各淋取汁,合煎如膏,膏成傅之,食恶肉,亦去黑子。此药过十日不中用。

又方　生地黄汁煎如胶,作饼子帖之,日四五度。

食恶肉散方

硫黄　丹砂　麝香　漆头茴茹　马齿矾　雄黄　雌黄　白矾

各二分

上八味治下筛，以粉之，吮食恶肉。《千金翼》薄帖篇无白矾、雄黄，有藜芦，云亦膏和傅之。又处疗痈疽篇无丹砂。《广济方》疗痈肿脓溃，疮中有紫肉，破不消，以此散兑或内蚀之。

又方　蔺茹　矾石　雄黄　硫黄各二分

上四味治下筛，内疮中。恶肉尽即止，不得过好肉也。

生肉膏　治痈疽发背坏后生肉方。

生地黄一斤　辛夷二两　独活　当归　大黄　黄芪　芎䓖　白芷　芍药　黄芩　续断各一两　薤白五两

上十二味㕮咀，以腊月猪脂四升煎，取白芷黄下之，去滓傅之，立瘥。

又方　甘草　当归　白芷　苁蓉　蜀椒　细辛各二两　乌啄六分，生用　蛇衔一两　薤白二十茎　干地黄三两

上十味㕮咀，以醋半升渍一宿，次内猪膏三斤煎令沸，三上三下，膏成涂之，立瘥。

蛇衔生肉膏　治痈疽金疮败坏者方。

蛇衔　当归各六分　干地黄三两　黄连　黄芪　黄芩　大黄　续断　蜀椒　芍药　白芨　芎䓖　莽草　白芷　附子　甘草　细辛各一两　薤白一把

上十八味㕮咀，醋渍再宿，腊月猪脂七升煎，三上三下，醋尽下之，去滓取傅，日二夜一。《崔氏》有大戟、独活各一两，无地黄、黄连、黄芪、续断、白芨、芎、白芷、甘草。

五香汤　治热毒气卒肿痛，结作核，或似痈疖而非，使人头痛，寒热气急者，数日不除杀人。

青木香　藿香　薰陆香　沉香　丁香各一两

上五味㕮咀,以水五升煮取二升,分三服。不瘥,更服,并以滓傅肿上。《千金翼》以麝香代藿香。

漏芦汤　下之之方。

漏芦　白芨　黄芩　麻黄　白薇　枳实　升麻　芍药　甘草各二两　大黄三两

上十味㕮咀,以水一斗煮取三升,分三服,快下之。无药处单用大黄亦得。《肘后》云:治痈疽丹疹,毒肿恶肉。《千金翼》无白薇。刘涓子无芍药,有连翘,治时行热毒,变作赤色,痈疽丹疹,毒肿及眼赤痛,生鄣翳。若热盛者,可加芒硝二两。《经心录》无白薇,有知母、犀角、芒硝各二两。此方与小儿篇方相重,分两服法异。

丹参膏方

丹参　蒴藋　莽草　蜀椒　踯躅各二两　秦艽　独活　白芨牛膝　菊花　乌头　防己各三两

上十二味㕮咀,以醋二升渍一宿,夏半日。如急要,便煎取,猪脂四升煎令醋气歇,慢火煎,去滓,用傅患处,日五六度。《肘后》用防风,不用防己,治恶肉恶核,瘰疬,风结诸肿,云此膏亦可服。

小竹沥汤　治气痛方。

淡竹沥三升　射干　杏仁　独活　枳实　白术　防己　防风秦艽　芍药　甘草　茵芋　茯苓　黄芩　麻黄各二两

上十五味㕮咀,以水九升煮取半,下沥,煮取三升,分四服。

白薇散方

白薇　防风　射干　白术各六分　麻黄　秦艽各五分　当归防己　乌头　青木香　天门冬　枳实　独活　萎蕤　山茱萸各四

分　柴胡　白芷各二分　莽草　蜀椒各二分

上十九味治下筛，以浆水服方寸匕，日三，加至二匕。

蒺藜散　治气肿痛方。

上用蒺藜子一升熬令黄，为末，以麻油和如泥，炒令焦黑，以傅故熟布上，如肿大小，勿开孔，帖之。无蒺藜，用小豆末和鸡子如前，干易之妙。

藜芦膏　治赤色肿有尖头者方。

藜芦二分　黄连　矾石　雄黄　松脂　黄芩各八分

上六味为末，猪脂二升二合煎令烊，调和，以傅上。瘑癣头疮极效，又治浅疮经年，抓搔痒处成孔者。

瞿麦散　治痈排脓，止痛，利小便方。

瞿麦一两　芍药　桂心　赤小豆酒浸，熬　麦门冬　芎藭　黄芪　当归　白蔹各二两

上九味治下筛，先食酒下方寸匕，日三。《千金翼》用细辛、薏苡仁、白芷，不用桂心、麦门冬、白蔹，治诸痈溃及未溃，疮中疼痛，脓血不绝，不可忍者。

薏苡仁散　治肿痈令自溃，长肉方。

薏苡仁　桂心　白蔹　当归　苁蓉　干姜各二两

上六味治下筛，先食温酒服方寸匕，日三夜二。

黄芪茯苓汤　治痈疽溃后，脓太多，虚热方。

黄芪　麦门冬各三两　生姜四两　五味子四合　芎藭　茯苓　桂心各二两　大枣二十枚

上八味㕮咀，以水一斗半煮取四升，分六服。《千金翼》有远志、当归、人参各二两，甘草六两。

内消散 治凡是痈疽,皆宜服之方。

赤小豆醋浸,一升,熬　人参　甘草　瞿麦　当归　猪苓　黄芩各二两　白蔹　薏苡仁　黄芪各三两　防风一两　升麻四两

上十二味治下筛,以酒服方寸匕,日三夜二,长服取瘥。

猬皮散 治痈疽脓血内漏,诸漏败坏,男发背,女乳房,及五痔方。

猬皮　蜂房各一具　地榆　附子　桂心　当归　续断各五分　干姜　蜀椒　藁本各四分　厚朴六分

上十一味治下筛,空腹以酒服方寸匕,日三,取瘥。加斑蝥七枚,益良。

凡患肿,皆因宿热所致,须服冷药,瘥后有患冷利不止者方。

人参　龙骨　赤石脂　甘草　干姜各二两　附子一枚

上六味㕮咀,以水八升煮取二升半,分三服,每服八合。

栀子汤 治表里俱热,三焦不实,身体生疮,及发痈疖,大小便不利方。

栀子仁二十枚　芒硝二两　黄芩　甘草　知母各三两　大黄四两

上六味㕮咀,以水五升煮减半,下大黄,取一升八合,去滓,内芒硝,分三服。

五利汤 治年四十已还强壮,常大患热,发痈疽无定处,大小便不通方。《刘涓子》名大黄汤。

芒硝一两　升麻　黄芩各二两　大黄三两　栀子仁五两

上五味㕮咀,以水五升煮取二升四合,去滓,下芒硝,分四服,快利即止。

干地黄丸　凡壮热人能长服之,终身不患痈疽,令人肥悦,耐劳苦方。

干地黄五两　芍药　甘草　桂心　黄芪　黄芩　远志各二两　石斛　当归　大黄各三两　巴戟天　栝楼根　人参各一两　天门冬　苁蓉各四两

上十五味为末,蜜丸,如梧子酒服十丸,日三,加至二十丸。

又方　治虚热,消疮疖方。

干地黄四两　大黄六两　芍药　王不留行　茯苓　甘草　远志　麦门冬　人参　升麻　黄芩各三两　桂心六两

上十二味为末,蜜和丸,如梧子大酒服十丸,日三,加至二十丸。久服令人肥健。一方有枳实三两。《外台》无甘草、远志、麦门冬、人参、升麻、黄芩。

又方　治虚劳客热,数发痈肿疮疖,经年不除方。

干地黄四两　黄芪　黄芩　大黄　黄连　泽泻　细辛各三两　甘草　桂心　芍药　茯苓　干漆各二两　人参一两　天门冬五两

上十四味为末,蜜丸,如梧子大酒服十丸,日三夜一,加至二十丸。久服延年,终身不发痈疽。凡方中用大黄薄切,五升米下蒸熟,曝干用之。热多,倍大黄。《要籍喻义》无泽泻。

地黄煎　补虚除热,散乳石,去痈疖痔疾,悉宜服之之方。

生地黄随多少,三捣三压,取汁令尽,铜器中汤上煮,勿盖覆令泄气,得减半出之,布绞去粗碎结浊滓秽,再煎令如饧,丸如弹丸许酒服,日三,勿加之,百日痈疽永不发。

枸杞汤　治虚劳,轻身益气,令人有力,一切痈疽永不发方。

枸杞三十斤剉,叶生至未落可用茎,叶落至未生可用根,以水一石煮取五斗,去滓淀,将滓更入釜,与水依前,煮取五斗,并前为一斛,澄清去淀,釜中煎,取二斗许,更入小铜锅子煎,令连连如饧止,或器盛,重汤煮更好。每日早朝服一合半,日再,初服一合,渐加。

治风湿体痛,不能饮食,兼痈疽后补虚羸方。

蔷薇根　枸杞根各一百斤　食蜜　生地黄各十斤

上四味㕮咀,先以水煮二根令味浓,取二斛,去淀,次内地黄煮令烂,绞去滓,微火煎令如粥,次内蜜和令相得,每食后服如弹丸许。

搨肿方

大黄　黄芩　白蔹　芒硝各三分

上四味㕮咀,以水六升煮取三升,故帛四重蘸汁中,以搨肿处,干即易之,无度数,昼夜为之。

又方　治痈疽始作,肿赤焮热,长甚速方。

青木香　犀角　大黄　栀子仁　紫檀香　升麻　黄芩　羚羊角　黄连　甘草　芒硝　射干　黄柏　白蔹各二分　地黄汁五合　麝香一分,研入

上十六味㕮咀,以水五升煮取二升,小冷,故帛两重蘸汤中,搨肿处,干即易之,日夜数百度。

又方　治颈项及胸背有大肿赤发,即封之令不成脓方。

朴硝五两　香豉　生地黄汁各半斤

上三味合捣,煮令地黄烂熟,傅肿处,厚二分,日三四易,至瘥止。此兼治一切肿。

又方　治痈肿痛烦闷方。

生楸叶十重帖之,以帛裹令缓急得所,日二易,止痛,兼消肿蚀脓,甚良,胜于他物。如冬月,先收干者,临用以盐润之。亦可薄削

楸皮用之。

又方　治大人小儿痈肿方。

生猪脑傅纸上,帖之,干则易,日三度。

又方　芥子为末汤和,傅纸上,帖之。《千金翼》以猪胆和涂之。

又方　白姜为末,蒜和捣,傅上。

又方　捣马鞭草,傅上,即头出。

又方　灸两足大拇趾奇中,立瘥,仍随病左右。

治痈始觉肿,令消方。

大黄　通草　葶苈　莽草

上四味各等分为末,以水合傅上,干则易之。

又方　以茛菪末三指撮,水和服之,日三,神良。

治痈方　芫花为末,胶和如粥,傅之。

治痈疽发腹背阴匿处,通身有数十痈者方。

取干牛粪烧灰治下筛,以鸡子白调涂之,干复易。

若已结脓,使聚长者方。

栝楼根为末,苦酒和傅上,燥复易。赤小豆亦佳。

治痈有脓,令溃方　鸡羽三七枚烧末,服之即溃。

又方　人乳和面,傅上,比晓脓血尽出,不用近手。

又方　箔经绳烧末,腊月猪脂和,傅下畔,即溃,不须针灸。

治痈肿发背初作及经十日已上,肿赤焮热,毒气盛,日夜疼痛,百药不效方。

孵鸡子一枚　新出狗屎如鸡子大

上二味搅调和,微火熬令稀稠得所,捻作饼子,于肿头坚处帖之,以纸帖上,以帛抹之,时时看视,觉饼子热即易,勿令转动及歇气,经一宿定。如多日患者,三日帖之,一日一易,至瘥止。此方秽恶,不可施之贵胜,然其愈疾,一切诸方皆不可及,自外诸方还复备员设仪注而已。学者当晓此方,以备诸急尔。

乌麻膏 治诸漏恶疮,一十三般丁肿,五色游肿,痈疖毒热,狐刺蛇毒,狂犬虫狼六畜所伤,不可识者,二十年漏,金疮中风,皆以此膏帖之,恶脓尽即瘥,止痛生肌,一帖不换药,惟一日一度拭去膏上脓,再帖至,瘥止。

生乌麻油一斤　黄丹四两　蜡四分,皆大两大斤

上三味,以腊日前一日从午内油铜器中,微火煎,至明旦,看油减一分,下黄丹消尽,下蜡令沫消,药成,至午时出。惟男子合之,毋令小儿女子六畜等见。

治诸肿帖方。

紫葛十分　大黄五分　青木香一分　玄参　白蔹　黄芩　黄连
榆白皮　升麻　由跋各三分　赤小豆一合

上十一味治下筛,以生地黄汁和如泥,傅肿上,干则易。无地黄汁,与米醋和之。

松脂膏 治痈肿方。

松脂一斤半　猪脂一合半　黄芩　黄芪　黄连　当归　大黄
芍药　芎䓖　蜡各一两

上十味其八味㕮咀,合二脂,微火煎,三上三下,绵及布绞去滓,火炙傅纸上,随肿大小帖之,日易,即瘥。

又方　松脂一斤　猪脂半斤　大黄一两　白蜡四两　细辛　防
风　黄芩　芎䓖　白蔹　当归　芍药　莽草　黄柏　白芷　黄连
各半两

上十五味㕮咀,先煎二脂、白蜡令烊,次内诸药,三上三下,以绵及布,绞着水中为饼,取少许火炙之,傅油纸上,帖疮处。《千金翼》有黄芪一两。

治痈疽痔漏,恶疮,妇人妒乳,漆疮方。

野葛　芍药　薤白　当归　通草各二分　附子一分

上六味㕮咀,醋浸半日,先煎猪脂八合令烟出,内乱发一分令消尽,下之待冷,又内松脂八分,蜡二分,更着火上和次内诸药煎令沸,三上三下,去滓,以故帛傅药,帖肿上,干即易。如春,月去附子。其发须尽洗去垢,不尔令疮痛。

青龙五生膏　治痈疽痔漏恶疮,脓血出,皆以此方导之。

生梧桐白皮　生桑白皮　生青竹茹　生柏白皮　生龙胆各五两　蜂房　猬皮　蛇蜕皮　雄黄　雌黄各一两　蜀椒　附子　芎䓖各五分

上十三味㕮咀,以三年苦酒二斗浸一宿,于炭火上炙干,捣,下细筛,以猪脂二升半微火煎,搅令相得如饴,着新末水中新白瓷器中盛,稍稍随病深浅傅之,并以清酒服如枣核大,日一。

灭瘢膏　治诸色痈肿恶疮瘥后有瘢痕方。

安息香一作女萎　矾石　狼毒　羊蹄躅　乌头　附子　野葛　白芷　乌贼骨　皂荚　天雄　芍药　芎䓖　赤石脂　大黄　当归　莽草　石膏　干地黄　地榆　白术　续断　鬼臼　蜀椒　巴豆　细辛各一两

上二十六味捣末,用成煎猪脂四斤和,以此为准,煎,三上三下,以好盐一大匙下之,膏成。须服者与服,须摩之忌近眼,服之忌妊娠人。若灭瘢者,以布揩令伤,傅之。鼻中息肉者,取如大豆,内鼻中。如瘀血者,酒服如枣核大。痔漏者,以绵裹如梅子大,内下部。中风者,摩患上,取瘥。崩中者亦内。若灭瘢,取少许,和鹰屎白傅之。取腊日合,神效。《千金翼》有矾石一两。

治脓溃后疮不合方。

烧鼠皮一枚,为末,傅疮孔中。

又方　熟嚼大豆,以傅之。

又方　炒乌麻令黑,熟捣,以傅之。

又方　以牛屎傅之,干即易。

又方　烧破蒲席灰,腊月猪脂和,内孔中。

治痈久不瘥方。

马齿菜捣汁,煎以傅之。

治痈疖溃后脓不断,及为诸物刺伤疮不瘥方。

石硫黄粉二分

上一味,取筋一片碓碎头少湿,内硫黄中,以刺疮孔,疮瘥为度。

治痈肉中如眼,诸药所不效者方。

取附子削令如棋子,安肿上,以唾帖以火灸之,令附子欲焦,复唾湿以火灸之,如是三度,令附子热气彻内,即瘥。此法极妙也。

炼石散　治痈有坚如石核者,复大,色不变,或作石痈方。

粗理黄石一斤　鹿角八两,烧　白蔹三两

上三味,以醋五升,先烧石令赤,内醋中,不限数,醋减半止细捣末,以余醋和如泥,厚傅之,干则易,取消止,尽更合。诸漏及瘰疬,其药悉皆用之。仍火针针头破,傅药。又单磨鹿角半夏末,和傅之,不如前方佳也。

治石痈坚如石,不作脓者方。

生商陆根捣,傅之,干即易,取软为度。又治湿漏,诸痈疖。

又方　蜀桑根白皮阴干,捣末,烊胶,以酒和药,傅肿,根即拔。

又方　莨菪子为末,醋和以傅疮头,根即拔。

又方　蛇蜕皮帖之,经宿便瘥。

又方　栎子一枚,以醋于青石上磨之,以涂肿上,干更涂,不过十度即愈。

又方　梁上尘　葵根茎灰各等分

上二味醋和,傅之,即瘥。

又方　当上灸百壮,石子当碎出。如不出,益壮乃佳。凡发肿至坚有根者,名曰石痈。

禁肿法。

凡春初雷始发声时,急以两手指雷声,声止乃止,后七日勿洗手。此后有一切肿,及蝎螫恶注肿疮,摩之,随手即消。

书肿法。

太乙甲乙不生　末乙二不成,壬癸死

以丹书,闭气书肿上,立瘥。

治恶毒肿,或着阴卵,或着一边,疼痛挛急,引入小腹,不可忍者,一宿杀人方。

以取茴香草捣汁,饮一升,日三四服。滓傅肿上。冬月阙生者,根亦可用。此是外国神方,于永乐年末用之,起死回生神验。

治风劳毒肿,疼痛挛急,或牵引小腹及腰髀痛方。

用桃仁一升,研如常法,以酒三升搅和,顿服之,厚衣被盖令汗,不过三剂,瘥。

治脚肿向上至腹,即杀人者方。

上用赤小豆一斗,以水三斗煮令烂,出豆,以汁浸脚至膝,每日一度,瘥止。若已入腹,不须浸,但煮豆食之。忌盐菜米面等。渴饮汁,瘥乃止。

麻子小豆汤 治毒肿无定处,或赤色恶寒,或心腹刺痛,烦闷者,此是毒气深重所致方。

麻子 赤小豆各五升 生商陆二升 附子二两 射干三两 升麻四两

上六味㕮咀,以水四斗先煮四味,取二斗半,去滓,次研麻子碎,和汁煮一沸,滤去滓,取汁烂煮豆,其汁,每服五合,日二夜一,当利小便为度,肿内退即瘥,并食豆。

治一切肿毒疼痛不可忍者方。

以取蓖麻子熟捣,傅之,即瘥。

治诸疮着白痂复发方。

大蒜 鼻屎 书墨

上三味各等分为末,傅之,日三。

治疖子方。

凡疖无头者,吞葵子一枚,不得多服。

又方 生椒末 釜下土

上二味各等分,醋和涂之。《千金翼》有曲末,为三味。

又方 狗头骨 芸苔子

上二味各等分为末,醋和,傅之。

又方 烧葛蔓灰封上,自消。牛粪灰封之亦佳。

又方 鼠粘根叶帖之。

又方 水和雀屎,傅之。

卷之六十七　发背

发背第三论一首　方十五首

论曰：凡发背，皆因服食五石寒食更生散所致，亦有单服钟乳而发者。此是上代有服之者。其候率多于背两胛间起，初如粟米大，或痛或痒，仍作赤色。人皆初不以为事，日渐长大，不过十日，遂至于死。其临困之时，已阔三寸，高一寸，疮有数十孔，以手按之，诸孔中皆脓出，寻时失音。所以养生者，小觉背上痒痛有异，即火急取净土，水和如泥，捻作饼子，厚二分，阔一寸半，以粗艾大作炷，灸泥饼上，帖着疮上灸之，一炷一易饼子。若粟米大时，可灸七饼子，即瘥。如榆荚大，灸七七饼炷即瘥。如钱大，可日夜灸之，不限炷数，仍服五香连翘汤及铁浆诸药攻之，乃愈。又法，诸发背未作大脓，可以冷水射之，浸石令冷熨之，日夜莫住，瘥乃止。此病忌面酒五辛等。亦有当两肩上发者。

凡服石人，皆须劳役四体，无令自安，如其不尔者，多有发动。亦不得逐便恣意取暖，称已适情。必须遗欲以取寒冻，虽当时不宁，于后在身多有所益，终无发动之虑耳。

凡肿起背胛间，头白如黍粟，四边相连，肿赤黑，令人闷乱，即名发背也。禁房室酒肉蒜面。若不灸治，即又内杀人。若灸，当疮上七八百壮。有人不识，多作杂种治者，皆死。

治发背及痈肿已溃未溃方。

香豉三升,少与水和,熟捣成强泥,依肿作饼子,厚三分已上,有孔勿覆孔上,布豉饼,以艾列其上灸之,使温温而热,勿令破肉,如热痛即急易之,患当减快,得安稳,一日二度灸之。如先有疮孔,孔中得汁出,即瘥。

治痈疽发背已溃未溃及诸毒肿方。

栝楼根　榆白皮　胡燕窠　鼠坌土

上四味各等分为末,以女人月经衣水洗取汁,和如泥,封肿上,干即易。溃者四面封之,已觉即封,从一日至五日合瘥。

治发背,背上初欲结肿方。

大黄　升麻　黄芩　甘草各三两　栀子三七枚

上五味㕮咀,以水九升煮取三升,分三服,取快利便止,不利更进。

内补散　治痈疽发背已溃,排脓生肉方。

当归　桂心各二两　人参　芎䓖　厚朴　防风　甘草　白芷　桔梗各一两

上九味治下筛,酒服方寸匕,日三夜二。未瘥,更服勿绝。《外台》无防风、甘草、白芷。

又方　治痈疽发背方。

蜀椒　干姜　黄芩　人参各一分　桂心一分　小豆一合半　白敛　甘草　附子　防风各一两　芎䓖二两

上十一味治下筛,酒服方寸匕,日三夜二。

李根皮散　治痈疽发背及少小瘰疬方。

李根皮一升　栝楼根　半夏各五两　通草　白敛　桔梗　厚朴　黄芩　附子各一两　甘草　当归各二两　葛根三两　桂心　芍药各四两　芎䓖六两

上十五味治下筛,酒服方寸匕,日三。疮大困者,夜再服之。

曾有人患骨从疮中出,兼有三十余痛疖,服此散瘥。

大内塞排脓散　治发背痛肿经年,瘥后复发,此因大风,或结气在内,经脉闭塞,至夏月已来出攻于背,久不治,积聚作脓血,为疮内漏方。

山茱萸　五味子　茯苓　干姜各六两　甘草　石斛　人参

桂心　芍药各五分　巴戟天　麦门冬　干地黄　苁蓉　远志各八分

当归　石韦　芎䓖各四分　附子二分　地胆　菟丝子三分

上二十味治下筛,酒服方寸匕,日三夜一,稍加之。长服终身不患痛疖。

治发背方。

用乱发灰,酒服方寸匕。亦治瘰疬。

又方　猪脂傅上,日四五度。亦治发乳。《救急方》云:取猪羊脂切作片,冷水浸,帖上,暖易之,五六十片瘥。若初帖少许即寒,寒定好眠,甚妙。

又方　三年醋滓,微火煎令稠,和牛脂傅上。

又方　猪狗牙烧灰,醋和傅上,日三四易。

又方　烧古蚌灰,鸡子白和傅之,日三易。

又方　饮铁浆二升,取利。

又方　蛇头灰醋和傅之,日三易。

又方　烧鹿角灰,醋和傅之,日四五易。

丹毒第四论一首　方三十八首

论曰:丹毒一名天火,肉中忽有赤,如丹涂之色,大者如手掌,甚者遍身,有痒有肿,无定色。有白丹者,肉中肿起,痒而腹痛,微虚肿如吹状,瘾疹起也;有鸡冠丹者,赤色而起,大者如连钱,小者如麻豆粒状,肉上粟粟如鸡冠肌理也,一名茱萸丹;有水丹者,由遍体热起,遇水湿搏之结丹,晃晃黄赤色,如有水在皮中,喜着股及阴处。此虽小疾,不治令人至死,治之。

升麻膏方

升麻 白薇《肘后》作白蔹 漏芦 连翘 芒硝 黄芩各二两 蛇衔 枳实各三两 蒴藋四两 栀子四十枚

上十味微捣碎,以水三升浸半日,以猪膏五升煎令水气尽,去滓,膏成,傅上诸丹皆用之,及热疮肿上,日三。《经心录》无枳实,以治诸毒肿。

升麻汤 治丹毒方。

升麻 漏芦 芒硝各二两 黄芩三两 蒴藋五两 栀子二十枚

上六味㕮咀,以水一斗浸良久,煮取七升,冷,以故帛染汁,揲诸丹毒上,常令湿,揲后须服饮之并漏芦汤,方并见前痈肿条中,服之立瘥。《小品》用治丹疹诸毒肿。

单方

水苔 生蛇衔 生地黄 生菘菜 蒴藋叶 慎火草 五叶藤豆叶 浮萍

已上取一味,单捣涂之。

大黄 栀子 黄芩 芒硝

已上取一味,下水和用。

上十三味,或捣成末单用一味,立瘥。

又方 凡天下极冷,无过藻菜最冷。但有患热毒肿并丹等,取渠中藻菜细切熟捣,傅之,厚三分,干即易。

治诸丹神验方

以芸苔菜熟捣,厚封之,随手即消。如余热气未愈,但三日内封之,便醒醒,好瘥止。纵干,亦封之勿歇,以绝本。余以正观七年二月八日于内江县饮多,至夜,睡中觉四体骨肉疼痛,比至晓,头痛目眩,额左角上如弹丸大肿痛,不得手近,至午时至于右角,至夜诸处皆到,其眼遂闭合不得开,几致殒毙。县令周公以种种药治,不瘥。经七日,余自处此方,其验如神,故疏之,以传来世云耳。

治五色油丹方　俗名油肿,若犯者多致死,不可轻之。

缚母猪枕头卧,甚良。

又方　牛屎涂之,干即易。

治赤流肿丹毒方。

取榆根白皮为末,鸡子白和,傅之。《千金翼》又用鸡子白和蒲席末傅。

又方　捣大麻子,水和傅之。

又方　以煎羊脂,摩之。得青羊脂最良。《集验方》云:治人面目身体卒赤黑丹起如疥状,不治自剧,遍身即杀人。

治小儿丹毒方。

捣马齿苋一握,取汁饮之,以滓傅其上。

又方　捣赤小豆五合,水和取汁,饮一合,良。以滓涂五心。

又方　浓煮大豆汁,涂之,良,瘥后亦无瘢痕。

又方　腊月猪脂和釜下土,傅之,干即易。

治小儿五色丹方。

猪槽下烂泥傅之,干即易。《集验方》治卒赤黑丹。

又方　捣蒴藋叶傅之。

又方　服黄龙汤二合,并傅患上,佳。

治小儿白丹方　右用烧猪屎灰,鸡子白和傅之,良。

治小儿赤丹方　右捣芸苔叶汁服三合,滓傅上,良。《千金翼》云:芸苔末,以鸡子白和涂之。

治小儿赤丹班驳者方。

以唾和胡粉，从外向内傅之。

又方　锻铁屎，以猪脂和傅之。

又方　屋尘以腊月猪脂，和傅之。

治小儿火丹赤如朱，走皮中方。

以醋和豉，傅之。

又方　鲤鱼血傅之，良。

又方　捣茬子傅之，良。

又方　猪屎水和，绞取汁，服少许，良。

治小儿天火毒，肉中有赤如丹色，大者如手，甚者遍身，或痛或痒或肿方。

用赤小豆二升为末，鸡子白和如薄泥，傅之，干则易，便瘥。一切丹并用此方，皆瘥。

又方　生麻油涂之。

治小儿骨火丹，其疮见骨方。

捣大小蒜，厚封之。着足踝者是。

治小儿殃火丹毒着两胁及腋下者方。

用伏龙肝为末，油和傅之，干则易。若入腹及阴，以慎火草取汁服之。

治小儿尿灶丹，初从两股起，及脐间，走入阴头，皆赤色者方。

切桑白皮二升，以水二升，煮取汁，浴之，良。

又方　烧李根为灰，以田中流水和，傅之，良。

治小儿朱田火丹，病一日一夜即成疮，先从背起，渐至遍身，如枣大，正赤色者方。

用浓煮棘根汁，洗之。已成疮者，赤小豆末傅之。未成疮者，鸡子白和小豆末,以傅。凡方中用鸡子者,皆取先破者用之,完者无力。

治小儿天灶火丹,病从髀间起,小儿未满百日,犯行路灶君,若热流下,令阴头赤肿血出方。

用伏龙肝捣末,鸡子白和傅之,日三,良。

又方　鲫鱼肉剉,五合　赤小豆末,三合

上二味和捣,少水和,傅之,良。

治小儿野火丹,病偏身皆赤者方　右用油涂之。

治小儿茱萸丹,病初从背起,遍身如细缬,一宿成疮者方

右用赤小豆为末,以粉之。如未成疮者,鸡子白和以傅之。

治小儿废灶火丹,初从足跌起,正赤色者方　右以枣根煮汁,沐浴五六度。

瘾疹第五论一首　方二十九首　灸法一首

论曰:《素问》云:风邪客于肌中则肌虚,真气发散,又枝寒搏皮肤,外发腠理,开毫毛,淫气妄行之,则为痒也。所以有风疹搔痒,皆由于此。又有赤疹者,忽起如蚊蚋啄,烦痒极者,重沓垄起,搔之逐手起。又有白疹者,亦如此。赤疹,热时即发,冷即止。白疹,天阴冷即发。白疹,宜煮矾石汁拭之,或煮蒴藋,和少酒以浴之,良《姚氏》以治赤疹,或煮石南汁拭之,良。余一切如治丹方法。俗呼为风屎,亦名风尸。

石南汤　治六十四种风,淫液走人皮中如虫行,腰脊强直,五缓六急,手足拘挛,瘾疹搔之作疮,风尸身痒,卒面目肿起,手不得上头,口噤不能言方。此方但是瘾疹,宜服之,瘥。方见前风懿篇。

治风瘙瘾疹,心迷闷乱方。

天雄　牛膝　桂心　知母各四分　栝楼根　白术各五分　防风

六分　人参二分　干姜　细辛各三分

上十味治下筛,酒服半钱匕,加至一匕为度。

又方　巴豆二两,以水七升煮取三升,故帛染汁拭之,大人小儿以意加减。

又方　矾石二两为末,酒三升渍令消,帛染拭病上。

又方　吴茱萸一升,酒五升煮取一升半,帛染拭病上。

治瘑痒,皮中风虚方。

枳实三升　松叶切,一升　独活　苁蓉　黄芪　秦艽各四两　丹参　蒴藋各五两

上八味㕮咀,以酒二斗浸六宿,每服二合,日二,稍加之。

治风瘑瘾疹方。

白术三两　戎盐　矾石各半两　黄连　黄芩　细辛　芎䓖　茵芋各二两

上八味㕮咀,以浆水一斗煮取三升,洗之,日三,良。

又方　马蔺子　蒴藋　矾石　茺蔚子　蒺藜子　茵芋　羊桃　萹竹各二两

上八味㕮咀,以浆水二斗煮取一斗二升,内矾石洗之,日三。

又方　蒴藋　防风　羊桃　石南　茵芋　芫花　蒺藜　矾石各一两

上八味㕮咀,以浆水一斗煮取五升,去滓,内矾石令小沸,温浴之。

又方　蛇床子二升　防风八两　生蒺藜二两

上三味㕮咀,以水一斗煮取五升,拭病上,日三五遍。

又方　酪和盐熟煮,摩之,随手即消,良。

又方　石灰淋取汁,洗之,良。

又方　白芷根叶煮汁,洗之。

又方　大豆三升,酒六升煮四五沸,每服一盏,日三。

又方　牛膝为末,酒下方寸匕,日三。并治骨疽癫病及瘑瘭。

又方　芥子末,浆服方寸匕,日三。

又方　白术末,酒服方寸匕,日三。

治瘾疹痒痛方。

大黄　升麻　黄柏　当归　防风　芍药　黄芩　青木香　甘草各二两　枫香五两　芒硝一两　地黄汁一升

上十二味㕮咀,以水一斗煮取三升半,去滓,下芒硝令消,帛染搨病上一炊久,日四五度。

治举体痒痛如虫啮,痒而搔之皮便脱落作疮方。

蒺藜子三升　蛇床子　茺蔚子各二升　防风五两　大戟一斤大黄二两　矾石三两

上七味㕮咀,酒四升、水七升煮取四升,去滓,内矾石,以帛染拭之。

又方　灸曲池二穴,小儿随年壮,发即灸之,神良。

治风瘙肿疮,痒在头面,搨洗方。

大黄　芒硝各四分　莽草二分,一作甘草三两　黄连六分　黄芩八分　蒺藜子五合

上六味㕮咀,以水七升煮取三升,去滓下硝,以帛染搨洗,日一度。勿近目。

治身体赤瘾疹而痒,搔之随手肿起方。

莽草二分　当归　芎䓖　大戟　细辛　芍药　芫花　蜀椒附子　踯躅各四分　猪膏二升半

上取十味㕮咀,以酒渍一宿,猪膏煎之,候附子色黄膏成,去

滓,以傅病上,日三。

青羊脂膏 治风热赤疹,搔之逐手作疮方。

青羊脂<small>四两</small> 甘草 芍药<small>各三两</small> 寒水石 白芷 白蔹 黄芩
防风 黄芪 升麻<small>各四分</small> 竹叶<small>切</small> 石膏<small>各一升</small>

上十二味㕮咀,先以水八升煮石膏竹叶,取四升,去滓,浸诸
药,以不中水猪脂二升合煎,膏成,傅病上,良。

治瘾疹每疗不瘥者方。

用景天一斤,一名慎火草,细捣取汁,傅上,热炙手摩之再三
度,瘥。

又方 芒硝八两,水一斗煮取四升,适寒温绵梁拭之。

又方 黄连<small>切</small> 芒硝<small>各五两</small>

上二味,以水六升煮取半,去滓,洗之,日四五度。

治暴气在表,攻皮上瘾疹作疮方。

煮槐枝叶洗之。

治小儿患瘾疹入腹,体肿强而舌干方。

用芜菁子为末,酒服方寸匕,日三。

又方 蚕沙二升,水二升煮,去滓,洗之,良。

又方 车前子为末,粉之,良。

又方 盐汤洗了,以蓼子挼傅之。

卷之六十八　瘭疽

瘭疽第六论一首　方十五条

论曰:瘭疽者,肉中忽生点子如豆粒,小者如黍粟,极者如梅李,或赤或黑,或青或白,其状不定,有根不浮,肿痛伤之应心,根深至肌,经久便四面悉肿,疱黯熟紫黑色,能烂坏筋骨。若毒散,逐脉至脏杀人。南人名为搨着毒,厚肉处即割去之,亦烧铁烙之,令焦如炭,或灸百壮,或饮葵根汁,或饮蓝青汁,若犀角汁及升麻汁、竹沥黄龙汤等诸单方治,专去其热取瘥。其病喜着十指,故与代指相似,人不识之,呼作代指。不急治,亦逐脉上入脏杀人。南方人得之,皆斩去其指。初指头先作黯疱,后始肿赤黑黯,瘆痛入心是也。

代指者,先肿焮热痛,色不黯,缘爪甲边结脓,剧者爪皆脱落,此谓之代指病也。但得一物冷药汁搨渍之,佳。若热盛,服漏芦汤及搨渍之,傅升麻膏亦可,针去血不妨,洗渍涂膏也。

复有恶肉病者,身上忽有肉如赤豆粒,突出便,推出如牛马乳,上如鸡冠状,不治自长出不止,亦不痛痒。此由春冬时受恶风入肌脉中,变成此疾。治之宜服漏芦汤,外烧铁烙之,日日为之,令焦尽,即以升麻膏傅上,积日乃瘥。

又有赤脉病者,身上忽有赤脉络起,陇耸如死蚯蚓之状,视之如有水在脉中,长短皆逐脉所处。此由春冬受恶风入络脉中,其血肉瘀所作也。宜五香连翘汤及竹沥等治之。刺去其血,仍傅丹参膏,亦用白鸡屎涂之,良。

恶核病者,肉中忽有核,累大如梅李核,小者如豆粒,皮肉瘰痛,壮热,瘰索恶寒是也。与诸疮根瘰疬结筋相似。其疮根瘰疬因疮而生,是缓无毒。恶核病卒然而起,有毒,若不治,入腹烦闷杀人。皆由冬月受温风,至春夏有暴寒相搏,气结成此毒也。但服五香汤主之,又以小豆末傅之,亦煮汤渍,时时洗之,消后以丹参膏傅之,令余核尽消。凡恶核,初似被射工毒,无常定处,多恻恻然痛,或时不痛。人不痛者便不忧,不忧则救迟,迟即杀人,是以宜早防之。尤忌鱼鸡猪牛马驴等肉。其疾初如粟米,或似麻子,在肉里而坚似炮,长甚速。初得多恶寒,须臾即短气。取吴茱萸五合作末,水一升和之,绞取汁,顿服,以滓傅上,须臾服此汁,令毒散止,即不入腹也,入腹则致祸矣,切慎之。

凡瘑病,喜发四肢,其状赤脉起如编绳,急痛壮热。其发于脚,喜从腨起至踝,亦如编绳,故云瘑病也。发于肾,喜着腋下。皆由久劳热气盛,为湿凉所折,气结筋中,成此病也。若不即治,其久溃脓,亦令人筋挛缩也。若不消溃,其热气不散,多作瞤病。漏芦汤主之。泻后锋针数针,去恶血气,针泻其根,核上傅小豆末,取消为度。又用治丹法治之,亦用治瘑三味甘草散傅之。若溃,傅膏散如瘑法。

恶核瘑病瘰疬等,多起岭表,中土鲜有。南方人所食杂类繁多,感病亦复不一。仕人往彼,深须预防。防之无法,必遭其毒。惟须五香汤、小豆散、吴茱萸,皆其要药。

凡附骨疽者,以其无破《外台》作故,附骨成脓,故名附骨疽。喜着大节解中,丈夫产妇喜着腨中,小儿亦着脊背。大人急着者,先觉痛,不得动摇,按之应骨痛,经日便觉皮肉渐急,洪肿如肥状是也。小儿才手近便六腑呼,即是肢节有痛候也。大人缓者,先觉肌烘烘然,经日便觉痛痹不随。小儿四肢不能动摇,亦如不随状。看肢节解中,若有崩烘烘处,不知是附骨疽,令遍身或肿,不至溃,体皆有青黯,大人亦有不别,呼为贼风风肿,不知是疽也。凡人身体患热,当风取凉,风入骨解中,风热相搏,便成附骨疽。其候嗜眠沉重,忽忽耳鸣。又秋夏露卧,为冷所折,风热伏结,而作此疾。急者热多风少,缓者风多热少。小儿未知取风冷,何故而有此疾? 由其血盛肌嫩,为风折之,即使凝结故也。凡初得附骨疽,即须急服漏芦汤下之,傅小豆散,得消。可服五香连翘汤,方在痈疽条中。

　　凡贼风,其人体卒无热,中暴风冷,即骨解深痛,不废转动,按之应骨痛,久即结痛,或结瘰疬。其附骨疽久即肿而结脓,以此为异宜。若治附骨作贼风,则增益病深脓多。若治贼风作附骨,即加风冷,遂成瘰疬偏枯挛曲之疾也。疗之之效,皆在善始耳。此非天下至精,其孰能与于此? 若候附骨与贼风为异者,附骨之始,未肿但痛而已,其贼风但痛不热,附骨则其上壮热,四体乍寒乍热,小便赤,大便涩而无汗。若得下却热,并开发腠理,便得消也。纵不消尽,亦得浮浅近外。凡贼风,但夜痛,骨不可按抑,不得回转,痛处不壮热,亦不乍寒乍热,多觉身体索索然冷,欲得热熨,痛处即小宽,时复有汗出,此为贼风证也。宜针灸熨煿,诸服治风药即愈。方在风条中。

　　又有风热毒相搏为肿,其状先肿上生瘭浆,如火灼处,名曰风热毒,治之一如丹法。

　　又有洪烛疮,身上忽生瘭浆,如沸汤洒,剧者遍头面,亦有胸胁腰腹肿缓,通体如火汤灼瘭起者是也。治之法,急服漏芦汤下之,外以升麻膏傅之。其间傅升麻膏若无效,一依傅丹方。

凡热疮起,便生白脓黄烂,疮起即浅,但出黄汁,名肥疮。

浸淫疮者,浅掻之蔓延长不止,瘑痒者初如疥,掻之转生汁,相连者是也。

瘑疮者,初作亦如肥疮,一着手足,常相对生,随月生死,痛痒坼裂,春夏秋冬随瘥剧者是也。

有久痈余疮,败为深疽者,在臑胫间喜生疮,中水恶露寒冻不瘥,经年成骨疽,亦名胻疮。深烂青黑,四边坚强,中央脓血汁出,百药不瘥,汁溃,好肉处皆虚肿,亦有碎骨出者。可温赤龙皮汤渍方见七十卷肠痈篇,夏月日日洗,冬月四日一洗。青肉多可傅白蔄茹散,食去恶肉,可三日傅之止,后长傅家猪屎散,得瘥止。取猪屎烧灰作末如粉,致疮中令满,白汁出吮去,随更傅之,瘥止。若更青肉,复着白蔄茹散,如前法家猪屎散,取平复。

凡骨疽百疗不瘥者,可疮上以次灸之,三日三夜便瘥。如疮不瘥,瘥而复发,骨从孔中出者,名为骨疽。取先死乌雌鸡一只,去肉取骨,熬焦如炭,取三家牛梧木刮取屑,三家甑箪各一两,皆烧成炭,合导疮中,碎骨当出数片,瘥。

治瘰疬秘方。

射干　甘草　枳实　升麻　干地黄　黄芩各二两　麝香二分
前胡三分　犀角六分　大黄十分

上十味㕮咀,以水九升煮取三升,下大黄一沸,去滓,内麝,分三服,瘥止,不限剂数。此方世所不传,神良无比。《外台》无黄芩。云《翼》、深师加黄芩、麻黄、升麻、松叶、白薇、枳实。

治瘰疬诸疽,十指头焮赤痒痛方。《千金翼》名猪蹄汤。

白芷　大黄　芎劳　黄芩　黄连　甘草　细辛　藁本　当归

藜芦　莽草各一两

上十一味㕮咀,以水二斗先煮猪蹄一具,取一斗煮药,取五升浸疮,即瘥。

治瘰疬浸淫多汁,日渐大方。

黄连二两　胡粉　甘草　蔄茹各二分

上四味治下筛,以粉疮上,日三四度。

治瘰疬着手足肩背,累累如米起,色白,刮之汁出,瘥后复发方。

黄芪六分　升麻四分　款冬花二分　附子　苦参范注无　赤小

豆各一分

上六味治下筛,酒服方寸匕稍加,日三服。

又方　虎屎白者以马屎和,曝干,烧为灰,粉之,良。

又方　青木香　滑石　龙骨三两　胡粉一两　米粉一升

上五味为末,稍以粉病上,日三。

又方　灶屋尘　灶突墨　釜下土各一升

上三味合研令匀,以水一斗煮三沸,取汁洗,日三四度。

治瘰疬着手足肩背,忽发累累如赤豆,刮之汁出者方。

鲫鱼长三寸者　乱发鸡子大　猪脂一升

上三味煎为膏,傅之。

又方　熬芜菁子捣碎,帛裹,展转傅上,良。

又方　以麻子熬,作末,摩上,良。

又方　酒和面傅之。

又方　以猪胆傅之,良。

又方　剥去疮痂,温醋沺清洗之,以胡燕窠和百日男儿屎如膏,傅之。

又方　乱发灰服方寸匕,日三。亦治发背。

又方　煮芸苔菜,取汁一升,服之,并食干熟芸苔数顿,少与盐酱。冬月研子,水和服之。

又方　枸杞根并葵根叶煮汁,煎令如糖,随意服之。

又方　腊月糖昼夜连浸,数日乃愈。

治疽溃后方。

以盐汤洗拭了,烧皂荚灰粉上,良。

又方　以牛耳中垢傅之,良。

又方　梁上尘和车轩中脂,傅之。

又方　以生麻油渟绵裹,布疮上,虫出。

又方　以沸汤灌疮中三四遍汤一作锡。

治疽似痈而小有异,脓如小豆汁,今日去,明日满者方。

芸苔熟捣,湿布袋盛之,埋热灰中,更互熨之,不过再三度安瘥。冬用干者。

又方　皂荚煎汤洗疮,拭干,以蘗皮为末傅之,勿令作痂。

治疽卒着五指,筋急不得屈伸者方。

灸踝骨中央数十壮,或至百壮。

治风疽方　凡脚踹及曲脉中痒,搔则黄汁出。是也。灸法见后。

以青竹筒一枚,径一寸半,长三尺,当中着大豆一升,以糠、马屎二物烧为火,当竹筒中烧之,以器承两头取汁,先以沺清和盐,热洗疮了,即涂豆汁,不过三度,极效。

又方　嚼胡麻傅,以绵裹之,日易,神良。

治石疽,状如痤疖而皮厚方。

捣穀子,傅之。亦治金疮。

治久痈疮败,坏成骨疽方。

用末龙骨,粉疮四面,厚二分,以膏着疮中,日二易,虫出如发,尽愈。膏方如下:

大虾蟆一枚,自死者　乱发一块,鸡子大　猪脂一斤

上三味取二味,内脂中煎略消尽,下待冷,更内盐一合,搅和充前用。

治疮久不瘥,瘥而复发,骨从孔中出,名为骨疽方。

以猪胆和楸叶捣,封之。

又方　捣白杨叶末,傅之。

又方　捣芜菁子,傅之,帛裹,日一易。

又方　穿地作坑,口小里大,深三尺,取干鸡屎二升,以艾及荆叶捣碎,和鸡屎令可燃火,坑中烧之令烟出,内疽于坑中熏之,以衣拥坑口勿泄气,半日当有虫出,甚效。

治附骨疽方。

槲皮烧末,饮服方寸匕。

又方　新剥鼠皮如钱孔大,贴肿上,即脓出。已溃者,取脊上脂贴之。

又方　灸间使后一寸,随年壮,立瘥。

治久疽方。

用鲫鱼破腹勿损,内白盐于腹中,以针缝之,于铜器中火上煎之令干,作末,傅疽疮中。无脓者,以猪脂和傅上,小痛痛无怪也,十日瘥。

苦瓠散 治浸淫疮方。疮表里相当,名浸淫疮。

苦瓠一两　蜂房　蛇蜕半两　大豆半合　梁上尘一合

上五味治下筛,以粉为粥和,傅纸上,贴之,日三。《古今录》无大豆。

又方　以煎饼乘热搨之。亦治细癣。

又方　猪牙车骨年久者搥破,烧令脂出,热涂之。

又方　取苦楝皮若枝,烧作灰,傅上,干者猪脂和涂之。并治小儿秃疮及诸恶疮。

治瘑疮方。

用醋一升温令沸,以生蘿一把内中,封疮上,瘥为度。

又方　捣桃叶,和鲤鱼鲊,糂封之。亦可以鲊傅上。

又方　炒腊月糖,傅之。

又方　烧故履系为末,傅之。

又方　烧松根取脂,涂之。

治燥瘑方。

用醋和灰,涂之。

又方　热牛屎涂之。

治湿瘑方。

烧干虾蟆,猪脂和,敷之。

治瘑疥百疗不瘥方。

楝实一升　桃皮　苦参　地榆根各五两

上四味㕮咀,以水一斗煮取五升,稍温洗之,日一度。

治久瘑疥湿疮,浸淫日广,痒不可堪,搔之黄汁出,瘥后复发方。

上用羊蹄根净去土,细切熟熬,以醋和熟捣,净洗疮,傅上一时间,以冷水洗之,日一度。又阴干作末,痒时搔则汁出,以粉之,又以生葱根揩之。《千金翼》无葱字。

治一切瘑疮。凡脚腨及曲脉中痒搔,则黄汁出是名风疽。

灸足大趾奇间二七壮。又灸大趾头亦佳。

治诸疮因风致肿方。

烧白芋灰,温汤和,厚三分傅疮上,干即易,五六度,瘥。

又方 栎根皮三十斤剉,以水三斛煮令热,下盐一把,令的的然热以浸疮,当出脓血,日日为之,瘥止。

治恶露疮方。

以捣薤菜,傅疮口,以大艾炷灸药上,令热入内,即瘥。

治恶疮方。

矾石 松脂 乱发 蜡各一分 猪膏四两

上五味,煎发候消,内矾石,次内松脂,次内蜡,去滓,先刮洗疮,令净,然后用药涂之,日再三。不痛久疮,时愈新疮,迟愈瘑疥,痒疮头秃者,皆即愈,生发胜飞黄膏。

又方 烧篇竹灰,和楮白汁,涂之。

又方 羊屎、麻根烧烟断,膏和封。上有汁者干傅之。

又方 面一升作饼,大小以覆疮,灸上令热,汁出尽,瘥。

治恶疮似火烂,洗汤。

用白马屎曝干,以河水和煮十沸,绞取汁,洗之。

治恶疮,其大如钱,名曰马疥方。

以水渍自死蛇一头,令烂去骨,以汁涂之,随手瘥。

治恶疮十年不瘥似癞者方。

用蛇蜕皮一枚烧为末,下筛,猪脂和傅之。醋和亦得。

又方　苦瓟一枚咬咀,煮取汁,洗之,日三度。又煎以涂癣,甚良。当先以泔净洗,乃涂,三日瘥。

又方　烧猳猪屎,傅之。

又方　盐汤洗,捣地黄叶,贴之。

又方　烧茛菪子为末,傅之。

又方　烧鲫鱼灰,和酱清,傅之。

乌膏　治恶疮方。

雄黄　雌黄　芎䓖　升麻　乌头　防己　竹灰　黄连　黄柏　水银各二分　胡粉一分　蜡三两　杏仁三十枚　巴豆二十枚　松脂　乱发各一鸡子大

上十六味咬咀,以猪膏三升急煎令发消,去滓,停小冷,以珍珠三钱匕搅令相得,以傅之。凡用膏,先净洗疮,拭干乃傅上,傅讫,以赤石脂黄连散粉之。《千金翼》无竹灰、水银、蜡。

治种种诸疮不愈者方。

水银一两　黄连二两　经墨三分

上三味治下筛,以不中水猪膏和傅上,不过再三度,瘥,神良。若欲多作,任人。水银大须熟研。其药唯不治金疮。

治反花疮,并治积年诸疮方。

取牛蒡根熟捣,和腊月猪脂,封上,瘥止。并治久不瘥诸肿恶疮漏疮等,皆瘥。

又方　取马齿菜捣,封,上瘥止。

又方　取蜘蛛膜贴上,数易之,瘥止。

治身疮及头疮不止方。

取菖蒲为末,傅上,日三夜二。

治疮久不瘥者方。

芜荑　藜芦各一两　姜黄　青矾　雄黄各一分　苦参　沙参各三两　附子一枚

上八味治下筛，先以蓝汁洗疮，去痂，干拭傅上，小儿一炊久剥去之，大人半日才利，再傅，不过三四度，愈。

治诸疮久不瘥，并治六畜方。

用枣膏三升，水三斗煮取一斗半，数洗取愈。

治代指方。

用甘草二两咬咀，水五升煮取一升半，渍之。若无，用芒硝代。

又方　以唾和白砒砂，先搜面作碗子，盛唾，次着砒砂如唾许，以爪指着中，一日瘥。

又方　以毛杂黄土作泥，泥指上，厚五分，次内糠，灰中煨之，令热可忍，泥干即易，不过数度，瘥。

又方　刺指热饭中二七遍。

又方　以麻沸汤渍之，即愈。

又方　单煮地榆作汤，渍之半日。

又方　取菱黄葱叶煮沸，渍之。

又方　以蜀椒四合，水一升煮三沸，渍之。

又方　先刺去脓血，炙鱼鲊皮令温，以缠裹周匝，痛止便愈。

治指痛欲脱方。

用猪脂和盐煮令消，热内指中，一食久住。《千金翼》和干姜。

治手足指掣痛不可忍方。

用酱清和蜜，温涂之。

又方　灸指端七壮，立瘥。

治手足指逆胪方。此缘厕上搔头所致。

还坐厕上,以指到捋二七下,即瘥。

又方　青珠一分　干姜二分

上二味捣,以粉疮上,日三。

治手足皲裂,逆胪代指方。

酒搦猪胰,洗之。慎风冷。

治冬月冒涉冻凌,面目手足皲瘃,及治热痛欲瘃者方。

用麦窠煮令浓,热洗之。

治冻指瘃欲堕方。

用马屎三升,以水煮令沸,渍半日,愈。

治手足皲劈破裂,血出疼痛方。

用猪脂着热酒中,洗之。

治手足皲痛方。

煮茄子根,洗之。

又方　芎䓖三分　蜀椒二分　白芷　防风　盐各一两

上五味㕮咀,以水四升煎取浓,涂之。或猪脂煎更良。

治尸脚方　凡人脚无冬夏常折裂者是。

用鸡屎一升,水二升煮数沸,停水冷,渍半日,瘥止。亦用马屎。

又方　烊胶,胶干,故帛贴上。

治割甲侵肉不瘥方。

以硇砂、矾石为末,裹之,以瘥为候。

又方　捣鬼针草苗汁,鼠粘草根和腊月猪脂,傅之。

卷之六十九　痔漏

九漏第一<small>瘰疬附</small>　论一首　方八十三首　灸法十六首

论曰:夫九漏之为病者,寒热瘰疬在于颈腋者,何气使生? 此皆鼠瘘寒热之毒气也,堤留于脉而不去者也。鼠瘘之本,皆根在于脏,其末上出于颈腋之下,其浮于脉中,而未着于肌肉,而外为脓血者易去。去之奈何? 曰:请从其末,引其本,可使衰去而绝其寒热。审按其道以予之,徐往来以去之。其小如麦者,一刺知,三刺已。决其死生奈何? 曰:反其目,视其中,有赤脉从上下贯瞳子,见一脉,一岁死,见一脉半,一岁半死,见二脉,二岁死,见二脉半,二岁半死,见三脉,三岁死。赤脉不下贯瞳子,可治也。

凡项边腋下先作瘰疬者,欲作漏也。宜禁五辛酒面及诸热食。凡漏有似石痈,累累然作疬子,有核在两颈及腋下,不痛不热。治者皆练石散傅其外,内服五香连翘汤下之。已溃者治如痈法。诸漏结核未破者,火针针,使着核结中,无不瘥者。何谓九漏? 一曰狼漏,二曰鼠漏,三曰蝼蛄漏,四曰蛊漏,五曰蚍蜉漏,六曰蛴螬漏,七曰浮沮漏,八曰瘰疬漏,九曰转脉漏。

空青商陆散　治狼漏始发于颈,肿无头有根,起于缺盆之上,连延耳根肿大,此得之忧患,气上不得下,其根在肝<small>一作肺</small>,空青主之,商陆为之佐方。

空青　猬脑<small>各二分</small>　猬肝<small>一具,干</small>　芎䒷<small>半分</small>　独活　黄芩　鳖

甲 妇人蓐草 商陆 斑蝥 干姜 地胆 当归 茴香 矾石各
一分 蜀椒三十粒

上十六味治下筛,以酒服方寸匕,日三服,十五日服之。

狸骨知母散 治鼠漏始发于颈,无头尾如鼹鼠,使人寒热脱
肉,此得之食有鼠毒不去,其根在胃,狸骨主之,知母为之佐方。

狸骨 知母 桂心 鲮鲤甲 山龟壳 甘草 雄黄 干姜各
等分

上八味治下筛,饮服方寸匕,日三。仍以蜜和,内疮中,无不
瘥。先灸作疮,后以药傅之。已作疮,不用灸。

地黄膏 治鼠漏疮瘘复发及不愈,出脓血不止方。

以不中水猪脂,咬咀生地黄,内脂中,令脂与地黄足相淹和,煎
六七沸,其疮,先用桑灰汁洗去恶汁,次以地黄膏傅上,日一易。

治鼠漏方。

用蛇虺所吞鼠,烧末,服方寸匕,日再,不过三服。此大验,但
难遇耳。并傅疮中,佳。

又方 死鼠一枚,中形者 乱发如鸡子大一枚

上二味,以腊月猪脂煎之,令消尽,膏成,分作二分,一分稍稍
涂疮,一分稍稍酒服之,瘥。鼠子当从疮中出,良。

荏子桔梗丸 治蝼蛄漏始发于颈项,状如肿,此得之食瓜果,
实毒不去,其根在大肠,荏子主之,桔梗为之佐方。

荏子 龙骨各半两 附子一两 蜀椒百粒 桂心 桔梗 干姜
矾石 独活 芎䓖各一分

上十味为末,以枣二十枚合捣,醋浆和,丸如大豆,温浆下五丸
加至十丸。

雄黄黄芩散　治蜂漏始发于颈，瘰疬三四处，俱相连已溃，此得之饮流水，中有风毒不去，其根在脾，雄黄主之，黄芩为之佐。

雄黄　黄芩各一两　蜂房一具　茴香　吴茱萸　干姜各半两　蜀椒二百粒　鳖甲

上八味治下筛，傅疮口上，日一度，十日止。

礜石防风散　治蚍蜉漏始发于颈，初得如伤寒，此得之食中有蚍蜉毒不去，其根在肾，礜石主之，防风为之佐。

礜石　防风　知母　雌黄　桃白皮　干地黄　独活　青黛　斑蝥　白芷　松脂一作柏脂　芍药　海藻　当归各三分　白术　猬皮各四分　蜀椒百粒

上十七味治下筛，饮服一钱匕，日三。

矾石白术散　治蛴螬漏始发于颈下，无头尾，如枣核块累，移在皮中，使人寒热心满，此得之因喜怒哭泣，其根在心，矾石主之，白术为之佐。

矾石　白术　空青　当归各二分　细辛一两　猬皮　斑蝥　枸杞　地胆各一分　干乌脑二七豆许

上十味治下筛，以醋浆服方寸匕，日三。病在上侧轮卧，在下高枕卧，使药流下。

地胆甘草散　治浮沮漏始发于颈，如两指，使人寒热欲卧，此得之因思虑忧愁，其根在胆，地胆主之，甘草为之佐。

地胆　雄黄　干姜　续断　石决明　菴䕡根　龙胆各三分　细辛二分　大黄半分　甘草一分

上十味治下筛，傅疮，日四五度。《古今录验》无雄黄，有琉黄。

雌黄芍药圆　治瘰疬漏始发于颈，有根，初苦痛，令人寒热，此得之因新沐湿结发,汗流于颈所致,其根在肾,雌黄主之,芍药为之佐。

雌黄 芍药 茯苓 续断 干地黄 空青 礜石 干姜 桔梗 蜀椒 恒山 虎肾 狸肉 乌脑 斑蝥 矾石各一分 附子一两

上十七味为末,蜜丸,如大豆酒服十丸,日二。

斑蝥白芷圆 治转脉漏始发于颈,濯濯脉转,若惊惕,身振寒热,此得之因惊卧失枕,其根在小肠《集验》作心,斑蝥主之,白芷为之佐。

斑蝥 白芷 绿青 大黄各一分 升麻 钟乳 甘草 防风 地胆 续断 麝香 礜石各一分 人参 当归 桂心各二两 白术 麦门冬各一两

上十七味为末,蜜丸,如大豆酒服十丸,日二。勿食菜,慎房室百日。《外台》无大黄、桂心、麦门冬、白术、钟乳。

治九漏方

空青 商陆 知母 狸骨 桔梗 防风 茬子 矾石 黄芩 白芷 芍药 甘草 雌黄 白术 礜石 地胆 斑蝥 雄黄各等分

上十八味为末,蜜丸,如大豆以醋服三丸,三十日知,四十日愈,六十日平复,百日慎房室。一方为散,醋服一刀圭,日二,老小半。

又方 猬皮半枚 鲮鲤甲 樗鸡各四枚 鹳骨六分 蜥蜴 蜈蚣各一枚 蜀椒 附子 当归 蜂房 地榆 桂心 通草 干漆 牡丹 薏苡仁 蒺藜子 漏芦一作藋芦 龙胆一作龙骨 土瓜各二分 斑蝥四分 蛇床子 苦参 大黄 雄黄 蛇蜕皮 菌茹 细

辛各二分

上二十八味治下筛,酒服五分匕,以知为度,日一服。

又方　斑蝥七十枚　猬皮　珍珠　雄黄各等分

上四味治下筛,酒服半钱匕,日三。

又方　末成炼松脂填疮孔令满,日三四度,七日瘥,有神验。

又方　斑蝥二七枚　雄黄　桂心　犀角各一两

上四味治下筛,酒服一钱匕,日再服,病从小便出。

又方　马齿苋阴干　腊月烛烬各等分

上二味为末,以腊月猪脂和,其疮先以暖泔清洗净,拭干,然后以药傅之,日三。

又方　干牛屎　干人屎各等分

上二味捣,先用绵幕上,绵上着屎,虫闻屎香即出。若瘥,即举绵去之,更别取屎及绵着其上如前,虫尽乃止。

又方　苦瓟四枚大如盏者,各穿一孔如指大,置汤中煮十数沸,取一竹筒,长一尺,一头内瓟孔中,一头注疮孔上,冷则易之,遍止。

治一切漏方

斑蝥四十枚　豉四十九粒　元青二十枚　生大豆黄　地胆各十枚

蜈蚣一升半　犀角　牛黄各枣核大

上八味为末,蜜丸,如梧子大饮服二丸,须臾多作酸浆粥,冷饮之。病从小便出,尿盆中相视,如有虫形状,又似胶汁,此病出也。间日一服,饮粥如常。小弱者隔三四日。候无虫出,疮渐瘥。特忌油腻,一切器物皆须灰洗,乃作食。《崔氏》云:治九漏,初服药少夜食,明旦服二丸,至七日甚虚冈,可煮食蔓菁菜羹,自余脂腻酸口味果子之类,并不得食。人强隔日一服,人弱两三日一服,瘥后仍作二十日将息。不能将息,便不须服。

又方 煮盐花,以面拥病上,内盐花面匡中,厚二寸,其下以桑叶三重藉盐,候冷热得所可忍,冷则无益,热则以肉,一日一度,候瘰疬根株势消则止。若已作疮者,捣稊谷为末,粉之。

又方 槲北阴白皮三十斤剉,碎以水一石煮取一斗,去滓,煎如糖,又取都厕上雌雄鼠屎各十四枚,烧令汁尽为末,内煎中,又温酒一升,投煎中合搅之,赢人服五合,当有虫出。

又方 霜下匏花曝干为末,傅之。

又方 捣二瓜根,傅之,燥则易,不限时节。

又方 死蛇去皮肉,取骨为末,合和,封疮上。大痛,以杏仁膏摩之,止。

又方 死蛇和腊月猪脂合烧灰,为末,内孔中。

又方 烧死蜣螂,为末,醋和涂。又死蛇灰醋和,傅之。

又方 故布裹盐如弹丸大,烧令赤,为末,酒服。

又方 服白马屎汁一升。

又方 水研杏仁,服之。

又方 猪脂一升,酒五合,煎沸,顿服之。

又方 盐、面和烧灰,傅之。

又方 正月雄狐屎阴干,捣末,水和服。

治漏作疮孔方。

用露蜂房为末,腊月猪脂和,傅孔上。

治漏发心胸以下者方。

松脂 武都雄黄各三两

上二味和为块,刀子刮为散,饮服一方寸匕,日二,不瘥更合。

治漏方

锻落铁屑　狗颊车连齿骨炙　虎粪　鹿皮合毛烧为灰,各等分

上四味治下筛,以猪膏和,内疮中,须臾即易,日五六度。

治一切冷瘘方。

用烧人所吐蛔虫为灰,先用甘草汤洗去疮恶,然后着灰,无不瘥者。慎口味。

治鼠瘘肿核痛,未成脓者方。

以柏叶傅肿上,熬盐着叶上,熨之,令热气下即消。

治风漏及鼠漏方。

赤小豆　白蔹　黄芪　牡蛎各等分

上四味治下筛,酒服方寸匕,日三。

治蝼蛄瘘方。

先以泔清煮槲叶,取汁洗疮,拭干,次以槲叶灰内疮中。

治蜂瘘方论。

初生状如桃而痒,搔之则引大如鸡子,如覆手者。熬盐,熨之三宿。四日不瘥,至百日成瘘,其状大如四五寸石,广三寸,中生蜂作孔,乃有数百。以石硫黄随多少,燃烧令汁出,着疮孔中,须臾间见蜂数十,蜂尽乃瘥。

治蜂瘘方。

以人屎、蛇蜕灰,腊月猪膏和,傅之。

又方　鸦头灰,傅之。

又方　取蜂窠烧灰,腊月猪膏和,傅孔中。

治蚁漏孔容针,亦有三四孔者方。

用猬皮肝心烧灰为末,酒服一钱匕。

又方 死蛇腹中鼠,取腊月猪脂煎候焦,去滓,傅之。

又方 取大鳖鲊,烧耕垡土令赤,以苦酒浸垡土,时合壁土,故热,以鳖鲊着壁土上,展转令热,傅疮上。

又方 鲮鲤甲二七枚烧末,以猪膏和,傅疮上。

又方 半夏一枚捣末,以鸭脂和,傅疮上。

治瘰疬瘘横阔作头状若杏仁形,亦作瘰疬方。

用雄鸡屎烧灰,腊月猪脂和,封之。

治蛣蜣瘘方。

用牛屎烧灰,腊月猪脂,和傅之。

又方 蛣蜣丸即蛣蜣所食屎也,为末傅之。

又方 干牛屎为末,傅之,痒即拨却,更厚封,瘥乃止。

又方 热牛屎涂之,数易,应有蛣蜣出。

治蚯蚓瘘方。

鸡屎　蚯蚓屎

上二味为末,用社猪下颔髓和,傅之。

治蝎瘘五六孔皆相通者方。

捣茅根汁,着孔中。

治虾蟆瘘方。

用五月五日蛇头及野猪脂同水衣封之,佳。

治蛇瘘方。

用蛇蜕皮烧灰,腊月猪脂和,封之。

治蛙瘘方。

用蛇腹中蛙烧灰,封之。

治颠当瘘方。

以捣土瓜根,傅至瘥。慎口味。

治雀瘘方。

取母猪屎烧灰,腊月猪膏,和傅上,当有虫出如雀形。

治脓瘘方。

用桃花末,以猪脂和封之,佳。

治石瘘两头出者,其状坚实,令人寒热方。

以大鈹针破之,次用鼠粘叶二分为末,和鸡子白一枚,封之。

又方　捣槐子,和井花水封之。

灸漏方。

葶苈子二合　豉一升

上二味和捣令极熟,作饼子如大钱,厚二分许,取一枚当疮孔上,作大艾炷如小指大,灸饼上,三炷一易,三饼九炷,隔三日复一灸。《外台》灸瘰疬。《古今录验》云:不可灸头疮,葶苈气入脑杀人。

又方　捣生商陆根,捻作饼子如钱大,厚三分,安漏上,以艾灸上,饼干易之,灸三四升艾,瘥。《外台》灸瘰疬。

又方　七月七日日未出时取麻花,五月五日取艾,等分合捣,作炷,用灸疮上百壮。《外台》灸瘰疬。

九漏,灸肩井二百壮。

漏,灸鸠尾骨下宛宛中七十壮。

诸漏,灸瘘周四畔,瘥。

诸恶漏中冷息肉,灸足内踝上各三壮,二年六壮。

寒热,胸满颈痛,四肢不举,腋下肿,上气,胸中有音,喉中鸣,天池主之。

寒热颈颔肿后溪主之。

寒热,酸痛痛,四肢不举,腋下肿为刀瘘,喉痹,髀膝胫骨摇,酸痹不仁阳辅主之。

寒热颈腋下肿申脉主之。

胸中满,腋下肿,马刀瘘,善自啮舌颊,天牖中肿,寒热,胸胁腰膝外廉痛临泣主之。

寒热颈肿,丘墟主之。

腋下肿,马刀肩肿,吻伤,太冲主之。

寒热,颈瘰疬,大迎主之。

五白膏 治鼠漏及瘰疬方。

白马屎 白牛屎 白猪屎 白羊屎 白鸡屎各一升 漏芦二斤

上六味各于石上烧作灰,研,绢筛之,以猪膏一升三合煎乱发一两半,令极沸尽消,乃内诸末,微火上煎五六沸,药成,去疮痂,以盐汤洗,新帛拭干,然后傅膏。若无痂,犹须汤洗。日再。若着膏,当以帛裹上,勿令中风冷。神验。

曾青散 治寒热瘰疬及鼠瘘方。

曾青 茌子 礜石一作矾石 附子各半两 栝楼根 露蜂房 当归 防风 芎䓖 黄芪 黄芩 狸骨 甘草各二两 细辛 干姜各一两 斑蝥 元青各五枚

上十七味治下筛,以酒服一方寸匕,日再。

治寒热瘰疬方。

土瓜根 连翘 龙胆 黄连 栝楼根 苦参 芍药 恒山各一两

上八味治下筛,酒服五分匕,日三。《千金翼》、《外台》有狸骨一枚。又《千金翼》一方有当归,无栝楼、恒山。

蔷薇丸　治身体有热气,瘰疬及常有细疮,并口中生疮方。

蔷薇根三两　黄芪　黄芩　鼠李根皮　栝楼根　芍药　苦参　石龙芮　防风一作防己　白蔹　龙胆各一两　栀子仁四两

上十二味为末,蜜丸,如梧子大饮服十五丸,日再。《千金翼》有黄柏一两。

治瘰疬方。

用白僵蚕治下筛,水服五分匕,日三服,十日瘥。

又方　狸头一枚炙,捣筛,饮服方寸匕,日二。

又方　故鞋内毡替烧末,五匕和酒一升,平旦向日服之,强行,须又吐鼠出,三朝服。《外台》不同。

又方　狸头蹄骨等炙黄,捣筛为散,饮服一钱匕,日二。

又方　猫两眼阴干,烧灰,井花水服方寸匕,日再。

又方　干猫舌为末,傅疮上。

又方　狼屎灰,傅之。

又方　狐头狸头灰,傅之。

又方　五月五日取一切种种杂草,煮取汁,洗之。

又方　猫脑　莽草

上二味各等分为末,着孔中。

灸瘰疬法　一切瘰疬在项上,及触处但有肉结疑,似作瘘及痈疖者,以独蒜截两头留心,大作艾炷,称蒜大小,帖疬子上,灸之,勿令上破肉,但取热而已,七壮一易蒜,日日灸之,取消止。一切瘰疬,灸两胯里患病处宛宛中,日一壮,七日止,神验。又灸五里人迎各三十壮。又灸耳后发际直脉七壮。又灸患人背两边腋下后文上,随年壮。

卷之七十　痔漏

肠痈第二论三首　方三十三首　灸法二首

论曰：卒得肠痈而不晓其病候，愚医治之，错则杀人。肠痈之为病，小腹重而强，抑之则痛，小便数似淋，时时污出，复恶寒，其身皮皆甲错，腹皮急如肿状，其脉数者小有脓也《巢源》云：数者，已有脓也，其脉迟紧者未有脓也，甚者腹胀大，转侧闻水声，或绕脐生疮，或脓从脐中出，或大便出脓血。

问曰：宫羽林妇病，医脉之，何以知妇人肠中有脓，为下之即愈？师曰：寸口脉滑而数，滑则为实，数则为热，滑则为荣。数则为卫。卫数下降，荣滑上升，荣卫相干，血为浊败，少腹痞坚，小便或涩，或复污出，或复恶寒，脓为已成。设脉迟紧，即为瘀血，血下则愈。

大黄牡丹汤

大黄四两　牡丹三两　芒硝二两　瓜子一升　桃仁五十枚

上五味㕮咀，以水五升煮取一升，顿服，当下脓血。《删繁方》用芒硝半合，瓜子五合。刘涓子用硝石三合。云：肠痈之病，少腹痞坚，或在膀胱左右，其色或白，坚大如掌，热，小便欲调，时白汗出。其脉迟坚者未成脓，可下之，当有血。脉数脓成，不复可下。《肘后》名瓜子汤。

肠痈汤方

牡丹　甘草　败酱　生姜　茯苓各二两　桔梗　薏苡仁　麦门冬各三两　丹参　芍药各四两　生地黄五两

上十一味㕮咀，以水一斗煮取三升，分三服，日三。

又方　薏苡仁一升　牡丹皮　桃仁各三两　瓜瓣仁二升

上四味㕮咀，以水六升煮取二升，分再服。《姚氏》不用桃仁，用杏仁。《崔氏》有芒硝二两。云：腹中疗痛，烦毒不安，或胀满不下饮食，小便涩，此病多是肠痈，人多不识。妇人产后虚热者，多是此病。纵非痈疽，但是便服此药，无伤损也。

又方　雄鸡顶上毛并屎烧作末，空心酒服之。

又方　截取檐头尖少许，烧灰，水和服，当作孔出脓血愈。凡肠痈，其状两耳轮文理甲错，初患腹中苦痛，或绕脐有疮如粟，皮热，便脓血出，似赤白下，不治必死方。

马蹄灰以鸡子白和涂，即拔气，不过再。

又方　瓜子三升捣末，以水三升煮取一升五合，分三服。

又方　死人冢上土作泥，涂之。

治内痈未作头者方。

用伏鸡屎服之，即瘥。

又方　马牙灰，鸡子和涂之，干则易。

灸肠痈法。

屈两肘，正灸肘头锐骨各百壮，则下脓血，即瘥。

论曰：产后宜勤济乳，不宜令汁蓄积，蓄积不去，便结不复出，恶汁于内，引热温壮结，坚牵掣痛，大渴引饮，乳急痛，手不得近，成妒乳，非痈也。急灸两手鱼际各二十七壮，断痈脉也，不复恶手近乳，汁亦自出，便可手助迸㨪之，则乳汁大出，皆如脓状。内服连翘汤，外以小豆薄涂之，便瘥。

妇人女子乳头生小浅热疮痒，搔之黄汁出，浸淫为长，百种治不瘥者,动经年月,名为妒乳。妇人饮儿者,乳皆欲断,世谓苟抄乳是也。宜以赤龙皮汤及天麻汤洗之,傅二物飞乌膏及飞乌散,佳。若始作者,可傅黄芩漏芦散及黄连胡粉散,并佳。

赤龙皮汤方

用槲皮切三升,以水一斗煮取五升,夏冷用之,冬温用之,分以洗乳。亦洗诸深败烂久疮,洗竟,傅膏散。

天麻汤方

用天麻草切五升,以水一斗半煮取一斗,随寒热分洗乳,以杀痒也。此草叶如麻,冬生,夏着花,赤如鼠尾花也。亦以洗浸淫黄烂热疮痒疽湿阴蚀小儿头疮,洗竟,傅膏散。

飞乌膏方

倾粉是烧朱砂作水银上黑烟也,一作湘粉　矾石各三两

上二味为末,以甲煎和如脂,以傅乳疮,日三傅。作散者不须和汁,自着者可用散。及诸热疮黄烂疮浸淫汁痒丈夫阴蚀痒湿疮小儿头疮月蚀口边肥疮瘑疮等,并皆主之。

黄连胡粉散

黄连二两　胡粉十分　水银一两

上三味,黄连为末相和,软皮裹熟挼之,自能和合,纵不得成一家,亦得水银细散入粉中也,以傅乳疮诸湿疮黄烂肥疮等。若干,着甲煎为膏。

治妒乳乳生疮方。

蜂房　猪甲中土　车辙中土各等分

上三味为末,苦酒和,傅之。

鹿角散　治妇人乳生疮,头汁出,疼痛欲死不可忍者方。

鹿角三分　甘草一分

上二味治下筛,和以鸡子黄于铜器中,置温处,炙上傅之,日再,即愈,神验不传。

治妒乳方。

以葵茎灰捣筛,饮服方寸匕,日三,即愈。《集验方》直捣为散,不为灰。

又方　烧自死蛇为灰,和以猪膏涂之,大良。

灸法

以蒲横度口,以度从乳上行,灸度头二七壮。

论曰:产后不自饮儿,并失儿无儿饮乳,乳蓄喜结痈。不饮儿令乳上肿者,以鸡子白和小豆散傅乳房,令消结也。若饮儿不泄者,数捻去之。亦可令大孩子含水使口中,令为嗍取滞乳汁,吐去之。不含水漱去热,喜令乳头作疮,乳孔塞也。

凡女人多患乳痈,年四十已下治之多瘥,年五十已上慎勿治,治之多死,不治自得终天年。

连翘汤　治妒乳乳痈方。

连翘　芒硝各一两　芍药　射干　升麻　防己　杏仁　黄芩
大黄　柴胡　甘草各三两

上十一味㕮咀,以水九升煮取二升五合,分三服。

治乳痈方

麦门冬一升　黄芩　芍药　茯苓各二两　桑寄生　人参　黄芪
防风　甘草　粘糖八两　大枣五枚

上十一味㕮咀,以水一斗煮取三升,去滓,内糖一沸,分四服。

又方　先服前件汤,五日后服此丸即愈方。

天门冬五两　泽兰五分　大黄十分　升麻六分　羌活　桑寄生
防风　人参　黄芪　干地黄　白芷　通草各二分　黄芩　枳实
五味子　茯神　天雄　芎䓖　当归各一分

上十九味为末，蜜丸，酒服二十丸，日加至四十丸。

治乳痈始作方。《广济方》云：治乳痈大坚硬，赤紫色，衣不得近，痛不可忍者

大黄　楝实　芍药　马蹄各等分

上四味，治下筛，饮服方寸匕，取汁出，瘥。《广济方》云：酒服方寸匕，覆取汁，当睡着觉后肿处散，不痛，经宿乃消。

排脓散　治乳痈除恶肉方。

苁蓉　铁精　桂心　细辛　黄芩　芍药　人参　防己一作防
风　干姜　当归各三分　甘草五分

上一十二味治下筛，酒服方寸匕，日三夜一。服药十日，脓血出多，勿怪。

又方　生地黄三升　芒硝三合　豉一升

上三味合捣，傅上，热即易之，取瘥止。一切痈肿皆用之。一方单用地黄傅之。

治妒乳乳痈肿方。

取研米槌二枚，炙令热，以絮及故帛擒乳上，以槌更互熨之，瘥止。已用立效。

治乳痈坚方。

以水罐中盛醋泔清，烧石令热，内中，沸止更烧如前，少热，内乳渍之，及冷更烧石内渍，不过三度烧石，愈。

又方　黄芩　白蔹　芍药各等分

上三味为末,以浆水饮服半钱匕,日三。若左乳汁结者,即将去右乳汁,若右乳汁结者,可捋去左乳汁。《小品》云:治妒乳。

治乳痈方

大黄　鼠屎新者,各一分　黄连二分

上三味,捣为末,以黍米粥清和,傅乳四边,痛止即愈。无黍米,粟米粳米亦得。

又方　大黄　莽草　生姜各一分　伏龙肝十二分

上四味捣为末,以醋和,涂乳,痛即止,有效。

又方　鹿角下筛,以猪脂上清汁服方寸匕,不过再服。亦可以醋浆水服。

又方　取葱白捣,傅之,并绞汁一升,顿服,即愈。

治乳痈二三百日,众疗不瘥,但坚紫色,**青柳根熨方**。

以柳根削取上皮,捣令熟,熬令温,盛着练囊中,熨乳上,干则易之,一宿即愈。

蒺藜丸　治妇人乳肿痛,除热方。

蒺藜子　大黄各一两　败酱一分　桂心　人参　薏苡仁　附子　黄连　黄芪　鸡骨　当归　枳实　芍药　通草各二分

上十四味为末,蜜丸,如梧子大未食饮服三丸,不知,益至五丸,日三。无所忌。一方无大黄、败酱、黄连、通草,为散,酒服方寸匕。

卷之七十一　痔漏

五痔第三<small>论一首　方二十六首　灸法二首</small>

论曰：夫五痔者，一曰牡痔，二曰牝痔，三曰脉痔，四曰肠痔，五曰血痔。牡痔者，肛边如鼠乳，时时溃脓血出；牝痔者，肛肿痛生疮；脉痔者，肛边有疮痒痛；肠痔者，肛边核痛，发寒热；血痔者，大便清血，随大便污衣。又，五痔有气痔，寒温劳湿即发，蛇蜕皮主之；牡痔，生肉如鼠乳在孔中，颇出见外，妨于更衣，鳖甲主之；牝痔《集验》作酒痔，从孔中起，外肿五六日，自溃出脓血，猬皮主之；肠痔，更衣挺出，久乃缩，母猪左足悬蹄甲主之；脉痔，更衣出清血，蜂房主之。五药皆下筛等分，随其病倍其主药，为三分，且以井花水服半方寸匕，病甚者旦暮服之，亦可四五服。禁寒冷食猪肉生鱼菜房室，惟得食干白肉。病瘥之后百日，乃通房内。又，用药导下部，有疮内药疮中，无疮内孔中。又，用野葛烧末，刀圭内药中，服药五日知，二十日若三十日愈。痔痛，通忌蓴菜。

治五痔众医所不能愈者方。

秦艽　白芷　厚朴　紫参　乱发　紫菀<small>各一两</small>　雷丸　藁本<small>各二两</small>　石南　䗪虫<small>各一两</small>　贯众　虻虫<small>半升</small>　猪后悬蹄<small>十四枚</small>

上十三味合捣下筛，以羊髓脂煎和丸，如梧子大，空腹饮下十五丸，日二，若剧者夜一服。四日肛边痒上，八日脓血尽，鼠乳悉瘥，满六十日终身不复发，久服益善。忌鱼猪肉等。

槐子丸　治燥湿痔,痔有雄雌,皆主之方。

槐子　干漆　秦艽　吴茱萸根白皮各四两　白芷　桂心　黄芩　黄芪　白蔹　牡蛎　龙骨　雷丸　丁香　木香　蒺藜　附子各二两

上十六味为末,蜜丸,如梧子大饮服二十丸,日三。《千金翼》无白蔹。深师无黄芪。云:治苦暴有干燥肿痛者,有崩血无数者,有鼠乳附核者,有肠中烦痒者,三五年皆杀人。主忌饮酒及作劳,犯之即发。

小槐实丸　治五痔十年者方。

槐子三斤　白糖二斤　矾石　硫黄各一斤　大黄　干漆　龙骨各十两

上七味,四味捣筛,其二种石及糖并细切,内铜器中,一石米下蒸之,以绵绞取汁,和药末,并手丸如梧子大,阴干,酒服二十丸,日三,稍增至三十丸。

槐子酒　治同前。

槐子二斗　槐东南枝细判,一石　槐东南根细判,三石

上三味,内大釜中以十六斛水,煮取五斛,澄取清,更煎取一石六斗,炊两斛黍米,上曲二十斤酿之,搅令调,封泥七日,酒熟取清,饮适性,常令小小醉,合时更煮滓取汁。淘米及洗器不得用水,须知此事忌生水故也。

又方　涂熊胆,取瘥止。神良,一切方皆不及此。

又方　七月七日多采槐子,熟捣取汁,内铜器中,重绵密盖,着宅中高门上,曝二十日已上,煎成如鼠屎大,内谷道中,日三。亦主瘘及百种疮。

又方　取生槐白皮十两,熟捣,丸如弹丸,绵裹,内下部中。此

病宜常食蒻竹叶及煮虀粥,大佳也。

又方　取鲤鱼肠三具,以火炙令香,绵裹内谷道一食久,虫当出食鱼肠,数数易之,尽三具瘥。一方炙肠令香,坐上,虫出。经月有效。

又方　虎头　犀角

上二味为末,和不中水猪脂,大如鸡子,涂疮上,取瘥。

治五痔及脱肛方。

槐白皮二两　猪脂半斤　漆子　桃仁各十枚　巴豆七枚　薰草　辛夷　甘草　白芷各半两　野葛六铢

上十味㕮咀,煎,三上三下,去滓,以绵沾膏,塞孔中,日四五过,虫死瘥,止痒痛大佳。

治五痔方。

猬皮方三指大,切　薰黄枣大,末　熟艾鸡子大

上三味,穿地作孔,调和取便,熏之,口中薰黄烟气出为佳,火气消尽即停。停三日将息,更熏之,凡三度,永瘥。勿犯风冷,虀臛将补,慎猪鸡等。

又方　取槐根煮,洗之。

又方　用桃根煮,洗之。

猬皮丸　治痔方亦治漏。

猬皮一具　矾石　当归　连翘　干姜　附子　续断　黄芪各二两　槐子三两　干地黄五两

上十味为末,蜜丸,如梧子大饮服十五丸,日再,加至四十丸。《集验方》无矾石、地黄。

又方　治崩中及痔方。

猬皮　人参　茯苓　白芷　禹余粮　干地黄　槐耳　续断各三两　蒲黄　黄芪　当归　艾叶　橘皮　白蔹　甘草各二两　白马蹄酒浸一宿,熬令黄　牛角䚡各四两　鳗鲡鱼头二十枚　猪悬蹄甲二十一枚,熬

上十九味为末,蜜丸,如梧子大酒服二十丸,日再,稍加。

治痔方。

上取槐耳赤鸡一斤即是槐檽,为末,饮服方寸匕,日三。

又方　以蒲黄水服方寸匕,日三,良妙。《外台》云:治肠痔每大便常有血者。

又方　取桑耳作羹,空腹饱食之,三日食之。

治痔下血及新产漏下方。

附子　好矾石各一两

上二味为末,白蜜丸,如梧子大酒服二丸,日三,稍加,不过数日便断。百日服之,终身不发。《崔氏方》有干姜一两。

治外痔方亦治恶疮癗疮。

珍珠　雄黄　雌黄各一两　竹茹三两　猪膏一斤

上五味为末,内猪膏中和调,又和乱发,半鸡子大,和东向煎,三上三下,发焦出,其痔先用盐汤洗,拭干后傅之。

治痔下部出脓血,有虫,傍生孔窍方。

以槐白皮一担剉,内釜中煮,令味极出,置大盆中,适寒温,坐其中如浴状,虫悉出,冷又易之,不过二三度瘥。

治谷道痒痛,绕缘肿起,里许欲生肉突出方。

大豆三升,以水七升急火煮取四升　槐白皮三升　甘草三两

上三味以豆汁煮取二升,浸故帛薄之,冷则易,日三五度。

槐皮膏 治谷道痒痛,痔疮方。

槐皮　楝实各五两,《外台》作尘豉　白芷各二两　当归三两　桃仁六十枚　甘草《删繁》用蜂房　赤小豆二合

上七味㕮咀,以成煎猪膏一斤微火煎,白芷色黄膏成,取摩疮上,日再,并导下部。《删繁方》无当归,治肾劳虚,或酒醉当风所损,肾藏病所为,肛门肿生疮,因酒劳伤发泻清血,肛门疼痛,蜂房膏。

治谷道痛方。

用菟丝子熬黄黑,和鸡子黄,以傅之,日二度。

又方　取杏仁熬令黄,捣作脂,以傅之。

治大便孔卒痛如鸟啄方。

以大小豆各一斗和捣,内两袋中蒸令热,更互坐之,瘥。

灸法

久冷,五痔便,灸脊中百壮。

五痔,便血失屎,灸回气百壮。穴在脊穷骨上。

疥癣第四论二首　方六十首　灸法四首

论曰:凡疮疥,小秦艽散中加乌蛇肉二两主之,黄芪酒中加乌蛇脯一尺,亦大效。《千金翼》云:黄芪酒中加乌蛇脯一尺,乌头、附子、茵芋、石南、莽草各等分。大秦艽散中加之,亦有大效。小小疥瘙,十六味小秦艽散亦相当。黄芪见第二十四卷。

凡诸疥瘙,皆用水银猪脂研令极细,涂之。

治凡有疮疥,腰胯手足皆生疵疥者方。

栝楼根四两　黄连　芍药　蔷薇根　雀李根皮　黄柏各三两苦参　黄芪　黄芩　石龙芮二两　大黄　当归　续断各一两

上十三味为末，蜜丸如梧子，以蔷薇饮服二十丸，日三，加至三十丸，瘥乃止。干疥白癣勿服。《千金翼》云：所是痈疽，皆须服之。

治寒热疮及风疥，诸杂疮方。

千年韭根　好矾石　雄黄　藜芦　瓜蒂　胡粉各一分　水银三分

上七味，以柳木研水银使尽，用猪脂一升煮藜芦、韭根、瓜蒂三沸，去滓，内诸药，和调令相得即成，以傅之，神良。《救急方》用治癣疮。

茴茹膏　治一切恶疮疥癣疽漏瘑方。

茴茹　狼牙　青葙·地榆　藜芦　当归　萹蓄　羊蹄根各二两　蛇床子　白蔹各六分　漏芦二分

上十一味捣，以苦酒渍一宿，明旦以成煎猪膏四升煎之，三上三下，膏成，绞去滓，内后药如下：

雄黄　雌黄　硫黄　矾石　胡粉　松脂各二两　水银三两

上七味细研，看水银散尽，即倾前件膏中，以十只箸搅数百遍止，用磁器密贮，举勿令泄气。煎膏法必微火，急即不中用。传药不可近目及阴。先研雄黄等令细，侯膏小冷，即和搅，傅之。

治疥疽诸疮方。

水银　胡粉各六分　黄连　黄柏各八分　姜黄十分　矾石　附子　苦参　蛇床子各三分

上九味，水银胡粉别研如泥，余为末，以成煎猪膏合和，研令调以傅之。《千金翼》无姜黄。

治久疥癣方

丹砂　雄黄　雌黄刘涓子无　乱发洗净　松脂　白蜜各一两　茴茹三两　猪脂二升　巴豆十四枚

上九味,先煎发消尽,内松脂、蜜,三上三下,去滓,内诸末中,更一沸止,以傅之。《千金翼》用蜡,不用蜜。

又方 水银 礜石—作矾石 黄连—作雄黄 蛇床子各一两

上四味为末,以猪脂七合和搅,不见水银为熟,傅之。一方加藜芦一两,又云菌茹。

治诸疮疥癣久不瘥者方。

水银—斤 腊月猪脂五斤

上二味,以铁器中垒灶,用马通熬七日七夜勿住火,出之,停冷取膏,去水银,不妨别用,以膏傅一切疮,无不应手立瘥。《千金翼》又用水银粉和猪脂涂之。

又方 特牛尿 羊蹄根各五升

上二味以牛尿渍羊蹄根一宿,日曝干,复内,尿中取尽止,作末,傅诸疮。《千金翼》云:和猪脂用更精。

又方 拔取生乌头十枚,切,煮汁洗之,瘥。

论曰:凡诸疮癣,初生时或始痛痒,即以种种单方救之,或嚼盐涂之,又以谷汁傅之,又以蒜墨和傅之《千金翼》蒜作酥,又以姜黄傅之,又以鲤鱼鲜糁傅之,又以牛李子汁傅之。若以此救不瘥,乃以前诸大方治之。

治细癣方

蛇床子 白盐—作白垩 羊蹄根各一升 赤葛根 苦参 菖蒲各半斤 黄连 莽草各三两

上八味㕮咀,以水七升煮取三升,适寒温,以洗身,如炊一石米为佳。澄清后,当微温用之,满三日止。

又方 羊蹄根于磨石上,以苦酒磨之,以傅疮。欲傅先刮疮,以火炙干，后傅四五过。《千金翼》云：捣羊蹄根，着磁器中，以白蜜和盐，用先刮疮令伤，次以蜜和者傅之，如炊一石米，又拭去，更以三年大蒜和涂之。若刮疮处不伤，即不瘥。

又方　羊蹄根五升，以桑柴灰汁煮四五沸，以洗。凡方中用羊蹄根，皆以日未出采之佳。

又方　菖蒲末五斤，以酒五升渍釜中，蒸之使味出，先绝酒一日，每服一升若半升。

又方　用干荆子烧中央，器承两头取汁，涂之，先刮上令伤，次用荆子汁。

治癣方。

煎饼热榻，不限多少，日一遍，良。亦治浸淫疮。

又方　净洗疮，取酱瓣雀屎和，傅之，瘥止。《千金翼》云：取酱和尿和涂之。

又方　水银芜荑和酥，傅之。

又方　日中午捣桃叶汁，傅之。

又方　捣刺蓟汁，傅服之。

又方　烧蛇蜕一具，酒服。

又方　服地黄汁，佳。

又方　捣羊蹄根，和乳涂之。

又方　服驴尿，良。

又方　醋煎艾，涂之。

又方　捣茛菪根，蜜和，傅之《千金翼》无根字。

治湿癣肥疮方。

用大麻淆敷之，五日瘥。

治癣久不瘥者方。

取自死蛇烧作灰，猪脂和涂，即瘥。

灸癣法。

日中时灸病处影上，三炷灸之，咒曰：癣中虫，毛戎戎，若欲治，待日中。

八月八日日出时，令病人正当东向户长跪，平举两手，持户两边，取肩头小垂际骨解宛宛中，灸之，两火俱下，各二壮若七壮，十日愈。

治小儿癣方。

以蛇床实捣末，和猪脂，以傅之。

治瘑痒方。

以水银和胡粉，傅之。

治身体瘙痒，白如癣状者方。

楮子三枚　猪胰一具　盐一升　矾石一两

上四味，以苦酒一升合捣令熟，以拭身体，日三。

治疬易方。

以三年醋磨乌贼骨，先以布摩肉令赤，傅之。

又方　醋磨硫黄，涂取止。《集验》又磨附子硫黄待使热，将卧，以布拭病上，乃以药傅之。

又方　取途中先死蜣螂捣烂，涂之，当揩令热，封上，一宿瘥。

又方　白蔹　熏陆香

上二味揩上，作末水服，下。

又方　硫黄　雌黄　槲皮烧　蛇蜕一具

上四味各等分，捣筛，以清油合和，薄涂白处，欲涂时先以巴豆半截拭白处,皮微破,然后傅之,不过三两度。

又方　硫黄　水银　矾石　灶墨各等分

上四味捣筛,内坩子中,以葱叶中涕和研,临卧傅病上。

九江散　治白癜风及二百六十种大风方。

当归七分　石南六分　附子　踯躅　秦艽　菊花　干姜　防风　雄黄　麝香　丹砂　斑蝥各四两　蜀椒　连翘　鬼箭羽　石长生　知母各八分　鬼臼十一分　人参　王不留行　石斛　天雄　乌头　独活　防己　莽草各十二分　水蛭百枚　蜈蚣三枚　虻虫　地胆各十枚

上三十味,诸虫皆去足翅,熬炙令熟,为散,以酒服方寸匕,日再。其病人发令发白,服之百日愈,发还黑。

又方　天雄　白蔹　黄芩各三两　干姜四两　附子一两　商陆　踯躅各一升

上七味治下筛,酒服五分匕,日三。

治白癜方。

矾石　硫黄

上二味各等分,为末,醋和傅之。

又方　平旦以手掉取韭头露,涂之,极效。

又方　以酒服生胡麻油一合,日三,稍稍加至五合。慎生冷猪鸡鱼蒜等。百日服五斗,瘥。

又方　取罗摩草煮,汁拭之。亦揩令伤,摘白汁涂之。

又方　石灰松脂酒主之,方在卷末。

又方　以蛇蜕皮熬,摩数百过,弃置草中。

又方　树空中水洗桂为末,唾和,涂之,日三。

又方　以水银数数拭之令热，即消瘙，乃止。

又方　灸左右手中指节去延外宛中三壮，未瘙报之。

治凡身诸处白驳，渐渐长似癣，但无瘙方。

取鳗鲡鱼脂，涂之。先揩病上使痛，然后涂。

治皮中紫赤疵痣，去魘秽方。

干漆　雌黄　矾石各三两　雄黄五两　巴豆十五枚　炭皮二斤

上六味治下筛，以鸡子白和，涂故帛，贴病上，日二易。

治赤疵方。

用墨大蒜鲤血合，涂之。

治赘疵痣方。

雄黄　硫黄　珍珠　矾石　巴豆　蔄茹　藜芦各一两

上七味治下筛，以真漆合和如泥，以涂点病上，须成疮，及去面黠皮中紫。不耐漆人不得用，以鸡子白和之。

去疣目方。

以七月七日用大豆一合拭疣目上三遍，病疣人自种豆于南屋东头第二霤中，豆生四叶，以汤沃杀，即瘥。

又方　松柏脂合和，涂之，一宿失矣。

又方　石硫黄揩六七遍。

又方　杏仁烧令黑，研膏，涂上。

又方　以猪脂痒处揩之，令少许血出，即瘥，神验不可加。

又方　每月十五日月正中时，望月以秃条箒扫三七遍，瘥。

又方　苦酒渍石灰六七日，滴取汁，点疣上，小作疣即落。

又方　取牛口中涎，数涂，自落。

又方　着艾炷疣目上，灸之三壮，即除。

恶疾大风第五论一首　方十首

论曰：恶疾大风，有多种不同。初得虽遍体无异，而眉须已落；有遍体已坏，而眉须俨然；有诸处不异好人，而四肢腹背有顽处，重者手足十指已有堕落。有患大寒而重衣不暖，有寻常患热不能暂凉；有身体枯槁者，有津汗常不止者；有身体干痒彻骨，搔之白皮如麸，手下作疮者《外台》作卒不作疮；有疮痍荼毒重叠而生，昼夜苦痛不已者；有直置顽钝不知痛痒者。其色亦有多种，有青黄赤白黑光明枯暗。此候虽种种状貌不同，而难疗易疗，皆在前人，不由医者。何则？此病一着，无问贤愚，皆难与语。何则？口顺心违，不受医教，直希望药力，不能求已，故难僚易僚，属在前人，不关医药。予尝手疗六百余人，瘥者十分有一，莫不一一亲自抚养，所以深细谙委之。姑与共语，觉难与语，不受人，即不须与疗，终有触损，病既不瘥，乃劳而无功也。

又《神仙传》有数十人皆因恶疾而致仙道，何者？皆由割弃尘累，怀颖阳之风，所以非止瘥病，乃因祸而取福也。故余所睹病者，其中颇有士大夫，乃至有异种名人，及遇斯患，皆爱恋妻孥，系着心髓，不能割舍，直望药力，未肯近求诸身。若能绝其嗜欲，断其所好，非但愈疾，因兹亦可自致神仙。余尝问诸病人，皆云自作不仁之行，久久并为极猥之业，于中仍欲更作云，为虽有悔言而无悔心。但能自新，受师教命，飡进药饵，何有不除？余以贞观年中将一病士入山，教服松脂，欲至百日，须眉皆生。由此观之，唯须求之于己，不可一仰医药者也。然有人数年患身体顽痹，羞见妻子，不告之令知，其后病成，状貌分明，乃云犯药卒患，此皆自误。然斯疾虽大,疗之于微,亦可即瘥。此疾一得,远者不过十年皆死,近者五六岁而亡,然病者自谓百年不死,深可悲悼。一遇斯疾,即须断盐,常进松脂,一切公私物务释然皆弃,犹如脱屣,凡百口味,特须断除,渐渐断谷,不交俗事,绝乎庆吊,幽隐岩谷,周年乃瘥。瘥后终身慎房事,犯之还发。兹疾有吉凶二义,得之修善即吉,若还同俗类,必是凶矣。今略述其由致,以示后之学者,可览而思焉。

蔺豆治恶疾方。

用细粒乌豆,择取摩之皮不落者,取三月四月天雄、乌头苗及根,净去土,勿洗,捣绞取汁,渍豆一宿,漉出曝干,如此七反,始堪服,初服三枚,渐加至六七枚,日一服。禁房室猪鱼鸡蒜,毕身毛发即生,犯药不瘥。

岐伯神圣散 治万病,痈疽癫疥癣,风瘘,骨肉疽败,百节痛,眉毛发落,身体淫淫跃跃痛痒,目痛眦烂,耳聋齿龋,痔瘘。

天雄 附子 茵芋《外台》作蔺草 踯躅 细辛 乌头 石南
干姜各一两 蜀椒 防风 菖蒲各二两 白术 独活各三两

上十三味治下筛,酒服方寸匕,日三,勿增之。

狼毒散 治恶疾方。

狼毒 秦艽各等分

上二味治下筛,酒服方寸匕,日三服,五十日愈。

又方 炼松脂,投冷水中二十遍,蜜丸,服二丸,遇饥即服之,日三。鼻柱断离者,二百日服之,瘥。断盐及杂食房室。又天门冬酒服,百日愈。

石灰酒 主生毛发眉须,去大风方。

石灰一作,伴水,和湿蒸令气足 松脂成炼十斤,为末 上曲一斗二

升　黍米一石

上四味,先于大锅内炒石灰,以木札着灰中,火出为度,以枸杞根判五斗,水一石五斗煮取九斗,去滓,以淋石灰三遍,澄清,以石灰汁和渍曲,用汁多少,一如酿酒法,讫,封四七日,开服,常令酒气相及为度。百无所忌,不得触风。其米泔及饭糟一事已上,不得使人畜犬鼠食之,皆令深埋却。此酒九月作,二月止,恐热。隔上热者,服后进三五口冷饭压之。妇人不能饮食,黄瘦积年及蒵风,不过一石即瘥。其松脂末初酘酿酒,摊饭时均散着饭上,待饭冷乃投之。此酒饭宜冷,不尔即醋,宜知之。

治大风眉发须落,赤白癞病,八风,十二痹,筋急,肢节缓弱,飞尸遁注,水肿痈疽,疥癣恶疮,脚挛手折,眼暗洞泄,痰饮,宿澼寒冷方。

曲二十五斤　商陆根二十五斤　马耳切

上二味合于瓮中,水一斛渍之,炊黍米一石,酿如家法,使曲米相淹,三酘毕,密封三七日,开视曲浮酒熟,澄清,温服三升,轻者二升,药发吐下为佳。宜食弱煮饭牛羊鹿肉羹,禁生冷醋滑及猪犬鸡鱼等。

治风身体如虫行方。

用盐一斗,水一石煎减半,澄清,温洗浴三四遍并疗一切风。

又方　以淳灰汁洗面,不过一月。

又方　以大豆渍饭浆水,旦旦温洗面,洗头发。不净,加少面,勿以水濯之,不过十度。

又方　成炼雄黄松脂各等分,蜜和丸,如梧桐子大饮下十丸,日三服,百日愈。慎酒肉盐豉等。

卷之七十二　解毒并杂治方

解食毒第一_论　_方

论曰：凡人跋涉山川，不谙水土，人畜饮啖，误中于毒，素不知方，多遭其毙，岂非枉横耶？然而大圣久设其法，以救活之，正为贪生嗜乐，忽而不学，一朝逢遇，便自甘心，竟不识其所以。今述神农黄帝解毒方法，好事者可少留意焉。

治诸食中毒方。

饮黄龙汤及犀角汁，无不治也。饮马尿亦良。

治饮食中毒烦满方。

苦参三两㕮咀，以酒二升半煮取一升，顿服取吐，愈。

治食百物中毒方。

掘厕傍地深一尺，以水满坑中，取厕筹七枚烧令烟，以投坑中，乃取水汁饮四五升，即愈。急者不可得，但掘地着水，即取饮之。

又方　服生韭汁数升。

又方　含贝子一枚，须臾吐食物，瘥。

治食六畜肉中毒方。

各取六畜干屎为末，水服，佳。若是自死六畜肉毒，水服黄柏末方寸匕，须臾复与，佳。

又方　烧小豆一升为末，服三方寸匕，神良。

又方　水服灶底黄土方寸匕。

治食生肉中毒方。

掘地深三尺，取下土三升，以水五升煮土五六沸，取上浮清者，饮一升立愈。

治食牛肉中毒方。

狼牙烧灰，水服方寸匕，良一作猪牙。

又方　温汤服猪脂，良。

又方　水煮甘草汁，饮之。

治食牛马肉中毒方。

饮人乳汁，良。

治食马肉血洞下欲死方。

豉二百粒　杏仁二十粒

上二味㕮咀，蒸五升米下，饭熟捣之，再服令尽。

又方　芦根汁饮以欲，即解。

治生食马肝毒，杀人方。

牡鼠屎二七枚，两头尖者是，以水研饮之。不瘥更作。

治食野菜马肝肉诸脯肉毒方。

取头垢如枣核大，吞之，起死人。

又方　烧狗屎灰，水和，绞取汁，饮之，立愈。

又方　烧猪骨为末，水服方寸匕。

治食百兽肝中毒方。

顿服猪脂一斤，佳。亦治陈肉毒。

治食狗肉不消，心中坚，或腹胀，口干大渴，心急发热，狂言妄语，或洞下方。

杏仁一升合皮研，以沸汤三升和，绞取汁，分三服，狗肉完片皆出，即静，良验。

治食猪肉中毒方。

烧猪屎为末，服方寸匕。犬屎亦佳。

治漏脯毒方。张文仲云：茅室诸水迷脯为漏脯。

捣韭汁服之，良。大豆汁亦得。

治郁肉湿脯毒方。张文仲云：肉闭在密器中，经宿者为湿脯。

烧狗屎为末，水服方寸匕。凡生肉熟肉皆不用深藏密盖，不泄气，皆杀人。又肉汁在器中密盖气不泄者，亦杀人。

治脯在黍米中毒方。

曲一两，盐两撮以水一升煮，服之，良。

治中射罔脯毒　及食饼臛中毒方。

取贝子为末，水服如豆，佳。不瘥又服。

人以雉肉作饼臛，因食皆吐下，治之方。

犀角为末，服方寸匕，得静，甚良。

治食鹅鸭肉成病，胸满面赤，不下食者方。

服秫米泔，良。

治食鱼中毒方。

煮橘皮，停极冷，饮之，立验。《肘后方》云：治食鱼中毒，面肿烦乱者。

治食鱼中毒，面肿烦乱，及食鲈鱼中毒欲死者方。

刌芦根，舂取汁，多饮良。并治蟹毒。亦可取芦苇茸汁饮之。

治食鱼鲙及生肉在胸膈中不化，吐之不出，便成癥瘕方。

厚朴三两　大黄二两

上二味，以水二升煮取一升，顿服之。

治食鱼鲙不消方。

大黄三两,切 朴硝二两

上二味,以酒二升煮取一升,顿服之。《仲景方》有橘皮一两。《肘后方》云:治食猪肉遇冷不消,必成癥,下之方,亦无橘皮。

又方 舂马鞭草,饮汁一升,即消。生姜亦良。《肘后方》云:亦宜服诸吐药。

又方 鲐鱼皮烧灰,水服。无完皮,坏刀装取之。一名鲛鱼皮。《古今录验》云:治食鲅鲭鱼伤毒。

又方 鱼皮烧灰,水服方寸匕。

又方 鱼鳞烧灰,水服方寸匕。食诸鲍鱼中毒亦用之。

治食蟹中毒方。

冬瓜汁服二升。冬瓜亦可食。

治食诸菜中毒方。

甘草 贝齿 胡粉各等分

上三种治下筛,水服方寸匕。小儿尿乳汁共服二升,亦好。

治食山中树菌中毒方。

人屎汁服一升,良。

解百药毒第二论 方 解毒

论曰:甘草解百药,此实如汤沃雪,有同神妙。有人中乌头巴豆毒,甘草入腹即定;中藜芦毒,葱汤下咽便愈;中野葛毒,土浆饮讫即止。如此之事,其验如反掌,要使人皆知之,然人皆不肯学,诚可叹息。方称大豆汁解百药毒,余每试之大悬绝,不及甘草。又能加之为甘豆汤,其验尤奇。有人服玉壶丸,吐呕不能已,百药与之不止,蓝汁入口即定。如此之事，皆须知之。此则成规，更不须试练也。解毒方中条例极多，若不指出一二，学者不可卒知余方例尔。

石药毒用白鸭屎、人参汁。

雄黄毒用防己。

铁粉毒用磁石。

礜石毒用大豆汁、白鹅骨。

防葵毒用葵根汁。

大戟毒用菖蒲汁。

桔梗毒用白粥。

甘遂毒用大豆汁。

踯躅毒用栀子汁。

鸡子毒用淳醋。

马刀毒用清水。

野芋毒用土浆、人粪汁。

杏仁毒用蓝子汁。

百药毒用甘草、荠苨、大小豆汁、蓝叶根食汁。

金银毒用水银服数两，即出。鸡子汁及屎白烧，猪脂和。水淋鸡屎汁。

芫花毒用防己、防风、甘草、桂汁。

野葛毒用鸡子清、葛根汁、甘草汁、鸭头热血、猪膏、鸡屎、人屎。

藜芦毒用雄黄、温汤、煮葱汁。

乌头天雄附子毒用大豆汁、远志、防风、枣肉、饴糖。

射罔毒用蓝汁、大小豆汁、竹沥、大麻子汁、藕芰汁、六畜血、贝齿屑、蚯蚓屎。

半夏毒用生姜汁及煮干姜汁。

莨菪毒用荠苨、甘草、犀角、蟹汁、升麻。

狼毒毒用杏仁、蓝汁、白蔹、盐汁、木占斯。

巴豆毒用煮黄连汁、大豆汁、菖蒲汁、生藿汁。《肘后》云：小豆藿、煮寒水石汁。

蜀椒毒用葵子汁、蒜桂汁、豉汁、人尿、冷水、土浆、鸡毛烧吸烟及调水服。

斑蝥元青毒用猪膏、大豆汁、戎盐、蓝汁、盐汤煮猪膏、巴豆。

服药过剂闷乱者用。

水和胡粉　　水和葛粉　　地浆　　蘘荷汁　　秔米潘　　豉汁　　干姜
黄连　　饴糖　　饮蓝汁　　吞鸡子黄

解诸菌毒：掘地作坑，以水沃中，搅令浊，澄清饮，名地浆。

解一切毒药发，不问草石，始觉恶即服此方。

豉三升　生麦门冬　葱白各八两

上三味㕮咀，以水七升煮取二升半，分三服。

鸡肠草散　解诸毒方。

鸡肠草三分　荠苨　升麻各四分　芍药　当归　甘草各二分
垩土一分　蓝子一合

上八味治下筛，水服方寸匕，多饮水为佳。若为蜂蛇等毒虫所螫，以针刺螫上血出，着药如小豆许于疮中，令湿，瘥。为射罔箭所中，削竹如钗股，长一尺五寸，以绵缠绕，水沾令湿，取药内疮中，随疮深浅，令至底止，有好血出即休。若服药有毒，水服方寸匕，毒解痛止，愈。

解毒药散方。

莽苤一分　蓝并花，二分

上二味，七月七日取蓝，阴干捣筛，水和服方寸匕，日三。

又方　中毒者，取秦燕毛二七枚烧灰，服。

解一切毒方。

母猪屎水和，服之。又水三升三合和米粉，饮之。

解鸩毒及一切毒药不止烦懑方。

甘草　蜜各四分　粱米粉一升

上三味，以水五升煮甘草，取二升，去滓，歇大热，内粉汤中，搅令匀调，内白蜜更煎，令熟如薄粥，适寒温，饮一升。

治食莨菪闷乱，如卒中风，或似热盛狂病，服药即剧方。

饮甘草汁蓝青汁，即愈。

治野葛毒以死口噤者方。

取青竹，去两节，柱两胁脐上，内冷水注之，暖即易，须臾口开，开即服药，立活。惟须数易水。

治钩吻毒困欲死，面青口噤，逆冷身痹方。《肘后方》云：钩吻、茱萸、食芥相似，而所生之傍无他草，又茎有毛，误食之杀人

莽苤八两咬咀，以水六升煮取三升，冷如人体，服五合，日三夜二。凡煮莽苤，惟令浓佳。

又方　煮桂汁饮之。

又方　啖葱涕，佳。葱涕治诸毒。

治腹中有铁方

白折炭刮取末，井花水服三钱，不过再服。

卷之七十三　解毒并杂治方

解五石毒第三_{论　方　证}

论曰：人不服石，以庶事不佳。恶疮疥癣，温疫疟疾，年年常患，寝食不安，兴居常恶，非止己事不康，生子难育，所以石在身中，万事休泰，要不可服五石也。人年三十以上，可服石药。若素肥充，亦勿妄服。四十已上，必须服之。五十以上，三年可服一剂。六十已上，二年可服一剂。七十已上，一年可服一剂。

又曰：人年五十已上，精华消歇，服石犹得其力。六十已上转恶，服石难得力。所以常须服石，令人手足温暖，骨髓充实，能消生冷，举措轻便，复耐寒暑，不着诸病，是以大须服之。凡石，皆熟炼用之。凡石之发，当必恶寒，头痛心闷，发作有时，状如温疟，但有此兆，无过取冷水淋之，得寒乃止。一切冷食，惟酒须温。其诸解法，备如后说。其发背疽肿方见别卷。

又曰：凡服石人，甚不得杂食口味。虽百品具陈，终不用重食其肉。诸杂既重，必有相贼，积聚不消，遂动诸石。如法时心，将摄得所，石药为益，善不可加。余年三十八九，尝服五六两乳，自是以来，深深体悉。至于将息节度，颇识其性，养生之士，宜留意详焉。然其乳石，必须土地清白光润，罗纹鸟翮，一切皆成，白可入服。其非土地者，慎勿服之，多皆杀人，甚于鸩毒。紫石白石，极须外内映彻，光净皎然，非此亦不可服。寒石五石更生散方，旧说此药方上古名贤无此，汉末有何侯者行用。自皇甫士安已降，有进饵者，无不发背解体而取颠覆。余自有识性已来，亲见朝野仕人遭者不一，所以宁食野葛，不服五石，明其大大猛毒，不可不慎也。有识者遇此方，即须焚之，勿久留也。今但录主对，以防先服者。其方以从烟灭，不复须存，为含生害也。

葱白豉汤 钟乳对术，又对栝蒌，其治主肺，上通头胸。术动钟乳，胸塞短气；钟乳动术，头痛目疼。又钟乳虽不对海蛤，海蛤能动钟乳，钟乳动则目疼短气。有时术动钟乳，直头痛胸塞。然钟乳与术为患，不过此也。虽所患不同，其治一也。发动之始，要有所由，始觉体中有异，与上患相应，宜速服此方。

葱白半斤 豉二升 甘草三两 人参《外台》用吴茱萸一升

上四味㕮咀，先以水一斗五升煮葱白作汤，澄取八升，内药，煮取三升，分三服。才服便使人按摩摇动，口中嚼物，然后仰卧，覆以暖衣，汗出去衣。服汤热歇，即便冷淘饭燥而已。若服此不解，复服：

甘草汤方

甘草三两 桂心二两 豉二升 葱白半斤

上四味合服如上法。若服此已解，肺家犹有客热余气，复服：

桂心汤方

桂心 麦门冬各三两 人参 甘草各二两 豉二升 葱白半斤

上六味合服如前法。此方与肘后散发身体生疮麦门冬汤方用重分两小异。

杜仲汤 硫黄对防风，又对细辛，其治主脾肾，通主腰脚。防风动硫黄，烦热，脚疼腰痛，或嗔忿无常，或下利不禁。防风、细辛能动硫黄，而硫黄不能动彼。始觉发，便服此方。

杜仲三两　枳实　甘草　李核仁各二两　香豉一升　栀子仁十四枚

上六味合服如上法。若不解,复服:

大麦奴汤方

大麦奴四两　甘草　人参　芒硝　桂心各二两　麦门冬半斤

上六味合服如上法。若服此已解,脾肾犹有余热气或冷,复服:

人参汤方

人参　干姜　甘草　当归各一两　附子一枚

上五味合服如上法。

生麦门冬汤　白石英对附子,其治主胃,通主脾肾。附子动白石英,烦热腹胀;白石英动附子,呕逆不得食,或口禁不开,或言语难,手脚疼痛。始觉,宜服此方。

生麦门冬四两　甘草　麻黄各二两　豉二升

上四味合服如上法。不解,更服:

大黄汤方　若烦,加细辛五两。

大黄三两　豉二升　甘草二两　栀子仁二十枚

上凡五味合服如上法,频服,得下便止,不下服尽。若热势未除,视瞻高而患渴,复服:

栝楼根汤方

栝楼根　大麦奴四两　甘草二两　豉二升　葱白半斤

上五味合服如上法,稍稍一两合服之,隐约得一升许,便可食少糜动口。若已解,胃中有余热,复服:

芒硝汤方

芒硝　桂心各二两　通草　甘草各三两　白术一两　大枣二十

枚　李核仁二十一枚

上七味合服如上法。若腹胀，去芒硝，用人参二两。

人参汤　紫石英对人参，其治主心肝，通主腰脚。人参动紫石英《外台》云：细辛、人参动紫石英，心急而痛，或惊悸不得眠卧，恍惚忘误，失性发狂，昏昏欲眠，或愦愦喜嗔，或瘥或剧，乍寒乍热，或耳聋目暗。又防风虽不对紫石英石英犹动，防风《巢源》、《外台》云：防风虽不对紫石英，为药中亦有人参，缘防风动人参，主发动，令人亦心痛烦热，头项强。始觉，服此方。《外台》服麻黄汤。

人参　白术各二两　甘草《外台》无　桂心各二两　细辛一两　豉二升

上六味合服如上法。若嗔盛，加大黄、黄芩、栀子各三两。若忘误狂发犹未除，服：

生麦门冬汤《外台》此方治礜石发

生麦门冬　葱白各半斤　甘草三两　人参一两　豉二升

上五味合服如上法，温床烦暖，床下着火，口中嚼物，使身稍汗，一日便解。若心有余热，更服：

人参　防风　甘草各三两　桂心二两　生姜　白术各一两

上六味合服如上法。

大麦麨方　赤石脂对桔梗，其治主心，通主胸背。桔梗动石脂，心痛寒噤，手脚逆冷，心中烦闷；赤石脂动桔梗，头痛目赤，身体壮热。始觉发，宜温清酒饮之，随能否，须酒势行则解，亦可服此方。

大麦熬令汗出燥止，勿令大焦，舂去皮，细捣绢筛，以冷水和服之。《千金翼》云：炒，去皮，净淘，蒸令熟，曝干，熬令香，乃为末。

葱白豉汤　礜石无所偏对，其治主胃。发则令人心急口噤，骨节疼强，或节节生疮。始觉发，即服此方。《外台》云：服麦门冬汤。

葱白半斤　豉一升　甘草一两

上三味，以水六升煮取二升半，分三服。若散发身体卒生疮，宜服。

生麦门冬汤方

生麦门冬五两　甘草　桂心二两　人参一两半　葱白半斤　豉二升

上六味服如解钟乳汤法。

术对钟乳，术发则头痛目疼，或举身壮热，解如钟乳法。

附子对白石英，亦对赤石脂，附子发则呕逆，手脚疼，体强，骨节痛，或项强，面目满肿。发则饮酒服䏟，自愈。若不愈，与白石英同解。

大黄黄芩汤　桔梗对赤石脂，又对茯苓，又对牡蛎。桔梗发则头痛目赤，身体壮热，解与赤石脂同。茯苓发则壮热烦闷，宜服此方。

大黄　黄芩　栀子仁三两　豉一升　葱白切，一升

上五味㕮咀，以水六升煮取二升半，分三服。

牡蛎发则四肢壮热，心腹烦闷，极渴，解与赤石脂同。干姜无所偏对。

栝蒌根汤　海蛤对栝蒌，海蛤先发则手足烦热，栝蒌先发则噤寒，清涕出，宜服此方。

栝楼根　甘草各二两　大黄二两　栀子仁十四枚

上四味合服如解钟乳法。

白石英发，先腹胀，后发热；

石硫黄发，通身热，兼腰膝痛；

礜石发,遍身发热,兼口噤;

牡蛎发,头痛而烦满热;

茯苓发,直头痛;桔梗发,头面热。

海蛤发,心中发热<small>已上除海蛤外宜浴</small>;

紫石英发,乍寒乍热;

赤石脂发,心噤身热,头目赤<small>已上三味宜酒</small>;

石硫黄、礜石、桔梗、牡蛎、茯苓,此五物发,宜浴,白石英亦可小浴,其余皆不宜浴。礜石发,宜用生熟汤;茯苓发,热多攻头,即以冷水洗身,渍之。

浴法:初热先用暖水,后用冷水,浴时慎不可洗头垂沐,可以二三升灌之。凡药宜浴便得解,即佳。不瘥,可余治之。

赤石脂、紫石英发,宜饮酒,得酒即解。凡药发,或有宜冷,或有宜饮酒,不可一概也。

又一法云:寒食散发动者云:草药气力易尽,石性沉滞,独主胃中,故令数发。欲服之时,以绢袋盛散一匕,着四合酒中,塞其口,一宿后饮尽之。其酒用多少,将御节度,自如旧法。此则药石之势俱用,石不住胃中,何由而发?事甚验也。

栀子豉汤 治食宿饭陈臭肉及羹宿菜发者方。

栀子<small>三七枚</small> 香豉<small>三升</small> 甘草<small>三两</small>

上三味㕮咀,以水八升煎取三升,分三服。方可加人参、葱白。

葱白豉汤 治因失食发,及饮酒过醉发者方。

葱白<small>一斤</small> 豉<small>一升</small> 干姜<small>五两</small> 甘草<small>二两</small>

上四味㕮咀,以水七升煮取三升,分三服。不解,宜服:

理中汤

人参　甘草　白术各三两　干姜二两

上四味㕮咀,以水六升煮取三升半,分三服。

人参汤　治因嗔怒太过发者方。

人参　枳实　甘草各九分　白术　干姜　栝楼根各六分

上六味㕮咀,以水九升煮取三升,分三服。若短气者,稍稍数饮。《千金翼》云:主散发气逆,心腹绞痛,不得气息,命在转烛者。

情色过多发,宜服黄芪汤。方本阙。

将冷太过发,则多壮热,以冷水洗浴,然后用生熟汤五六石灌,已,食少暖食,饮少热酒,行步自劳。

将热太过发,则多心闷,时时食少冷食。若夏月大热时发动,多起于渴饮多所致,水和少粉服之,不瘥复作,以瘥为度。

冷热熨法　若大小便闭塞不通,或淋沥溺血,阴中疼痛,此是热气所致,用此法即愈。

其法前以冷物熨小腹已,次以热物熨之,又以冷物熨之。若小便数,此亦是取冷所为,暖将理自愈。

治药发下利者方　干服豉即断,能多益佳。

槟榔汤丸　服散之后,忽身体浮肿,多是取冷过所致治之方。

槟榔三十枚捣碎,以水八升煮取二升,分再服。《千金翼》云:子捣作末,下筛,㕮咀其皮,以汤七升煮取三升,去滓,内子末,为再服。

治丸散发疮肿方。

蔓菁子熬　杏仁　黄连　胡粉各一两　水银二两

上五味,别捣蔓菁子杏仁如膏,以猪脂合研,令水银灭,以涂上,日三夜一。

治散发赤肿者方。

生地黄五两　大黄一两　生商陆三两　杏仁四十枚

上四味切,醋渍一宿,猪膏一升煎商陆令黑,去滓,摩肿上,日三夜一。

治散发生细疮者方。

黄连　芒硝各五两

上二味㕮咀,以水八升煮黄连,取四升,去滓,内芒硝令烊,渍布,取帖疮上,数数易换,多少皆着之。

治散发疮痛不可忍方。

冷石三两下筛为末,粉疮上,日五六度,即燥,须臾痛亦定。

治服散忽发痛方。

干姜五两㕮咀,以水五升煮取三升,去滓,内蜜一合,和绞,顿服。不瘥重作。

鸭通汤　解散除热方。

白鸭通五升,沸汤二斗半淋之,澄清,取汁二斗　栀子仁二十枚　豉三升　麻黄八两　冷石二两　甘草五两　石膏三两

上七味五味㕮咀,以鸭通汁煮取六升,去滓,内豉三沸,分服五合。若觉体冷,小便快阔,其间若热犹盛,小便赤促,服之不限五合。宜小劳当,渐进食,不可令食少,但勿便多耳。

解散,治盛热实,大小便赤方。

升麻　大黄　黄连　甘草　黄柏各三两　芍药六两　黄芩四两　栀子仁十四枚　竹叶切　豉各一升　白鸭通五合

上十一味㕮咀,以水三斗先煮鸭通、竹叶,取一斗二升,去滓澄清,取一斗,次内药煮取三升,分三服。若上气者,加杏仁五合;腹

满,加石膏三两。

下散法　治药发热困方。《千金翼》云:凡散数发热无赖,下去之。又云:诸丹及金石等同用之。

黍米三升作糜,以成煎猪脂一斤和令调,宿不食,旦空腹食之令饱,晚当下药,神良。不尽热发,更合服之。

又方　肥猪肉五斤　葱白　薤各半斤

上三味合煮治如食法,宿不食,旦服之令尽。不尽,明日更服。

又方　治发动,数数患热困,压药下之之方。

猪肾脂一具,不令中水,以火炙,承取汁,适寒温,一服三合,每日夜五六服,多至五六升,二日稍随大便下。

又方　作肥猪肉臛一升,调如常法,平旦空腹顿服令尽,少时腹中雷鸣,鸣定药下,随下以器盛取,用水淘之得石。不尽,更作如前服之。

卷之七十四　解毒并杂治方

蛊毒第四_{论　方}

论曰:蛊毒千品,种种不同。或下鲜血,或好卧暗室,不欲光明,或心性反常,乍嗔乍喜,或四肢沉重,百节酸疼,如此种种状貌,说不可尽。亦有得之三年乃死,急者一月或百日即死。其死时,皆于九孔中或于胁下肉中出去。所以出门常须带雄黄麝香神丹诸大辟恶药,则百蛊猫鬼狐狸老物精魅永不敢着人。养生之家,大须虑此。俗亦有灸法,初中蛊,于心下撩,便大炷灸一百壮,并主猫鬼,亦灸得愈。又当足小指尖上灸三壮,当有物出,酒上得者有酒出,饭上得者有饭出,肉菜上得者有肉菜出,即愈,神验,皆于灸疮上出。

凡中蛊毒,令人心腹绞切痛,如有物啮,或吐下血皆如烂肉。若不即治,蚀人五脏尽乃死矣。欲验之法,当令病人唾水,沉者是蛊,不沉者非蛊也。

凡人患积年,时复大便黑如漆,或坚或薄,或微赤者,皆是蛊也。凡人忽患下血,以断下方治,更增剧者,此是中蛊也。

凡卒患血痢,或赤或黑,无有多少,此皆是蛊毒。粗医以断痢药处之,此大非也。

世有拙医,见患蛊胀者,遍身肿满,四肢如故,小便不甚涩,以水病治之,延日服水药,经五十余日,望得痊愈,日复增加,奄至陨殁。如此者不一,学者当细寻方意,消息用之,万不失一。医方千卷,不尽其理,所以不可一一备述云耳。

　　凡人中蛊,有人行蛊毒以病人者,若服药知蛊主姓名,当使呼唤将去。若欲知蛊主姓名者,以败鼓皮烧作末,以饮服方寸匕,须臾自呼蛊主姓名,可语令去,则愈。又有以蛇涎合作蛊药,着饮食中,使人得瘕病,此一种积年乃死,疗之各自有药。江南山间人有此,不可不信之。

　　太上五蛊丸　治百蛊吐血伤中,心腹结气坚塞,咽喉语声不出,短气欲死,饮食不下,吐逆上气,去来无常,状如鬼祟,身体浮肿,心闷,烦疼寒战,梦与鬼交,狐狸作魅,卒得心痛,上叉胸胁,痛如刀刺,经年累岁,着床不起,悉主之方。

　　雄黄　椒目　巴豆　莽草　芫花　珍珠《外台》用木香　鬼臼　矾石　藜芦各四分　附子五分　獭肝一分　蜈蚣二枚　斑蝥三十枚

　　上十三味为末,蜜和,更捣二千杵,丸如小豆,先食饮服一丸,余密封勿泄药气,十丸为一剂。如不中病,后日增一丸,以下利为度。当下蛊种种,状貌不可具述。下后七日将息。服一剂,三十年百病尽除。忌五辛。

　　太乙追命丸　治百病,若中恶气,心腹胀满,不得喘息,心痛积聚,胪胀疝瘕,宿食不消,吐逆呕哕,寒热瘰疬,蛊毒,妇人产后余疾方。

　　蜈蚣一枚　丹砂　附子　矾石一作礜石　雄黄　藜芦　鬼臼各一分　巴豆二分

　　上八味为末,蜜丸如麻子,一服二丸,日一服。伤寒一二日,服一丸,当汗出,绵裹两丸,塞两耳中;下痢,服一丸,一丸塞下部;蛊毒,服二丸,在外膏和摩病上,在膈上吐,膈下利;有疮,一丸涂之,毒自出;产后余疾,服一丸;耳聋,绵裹塞耳。

治人得药杂蛊方。

斑蝥　桂心　藜芦各如脂大　斧月下土如弹丸大

上四味治下筛,水服一钱匕,下虫蛇虾蟆蜣螂毒俱出。

万病丸　治蛊注四肢浮肿,肌肤消索,咳逆,腹大如水状,死后转易如家人,一名蛊胀方。《小品》名雄黄丸。一名万病丸。

雄黄　巴豆　莽草　鬼臼各四两　蜈蚣三枚

上五味为末,蜜和,捣三千杵丸如小豆,密封勿泄气,勿宿食,平旦服空腹一丸,一炊久不知,更加一丸。当先下清水,次下蛊长数寸及下蛇,又下鰕鸡子,或白如膏。下后作葱豉粥补之,百种暖将息。

治中蛊毒,腹内坚如石,面目青黄,小便淋沥,病变无常处方。《肘后》《古今录验方》俱云:用铁精、乌鸡肝和,丸如梧子,以酒服三丸,日再,甚者不过十日。《千金》用后方,疑《千金》误。

羖羊皮方五寸　犀角　芍药　黄连　牡丹各一两　蘘荷四两半
栀子仁七枚

上七味㕮咀,以水九升煮取三升,分三服。《葛氏》《崔氏》同,无芍药、牡丹、栀子,用苦参、升麻、当归。

犀角丸　治蛊毒百病,腹暴痛,飞尸,恶气肿方。

犀角屑　鬼臼屑　桂心末　羚羊角屑各四钱匕　天雄　莽草
珍珠　雄黄各一两　贝子五枚,烧　蜈蚣五节　巴豆五十枚　麝香
射罔如鸡子黄大一枚

上十三味为末,合捣,蜜丸如小豆,服一丸,日二,含咽。不知,少增之。卒得腹满蜚尸,服如大豆许二丸;若恶气肿,以苦酒和,涂上;缝袋子盛药,系左臂,辟不祥鬼疰蛊毒,可以备急。

治蛊毒方。

茜根　蘘荷根各三两

上二味㕮咀,以水四升煮取二升,顿服。《肘后方》云:治中蛊吐血,或下血皆如烂肝者,自知蛊主姓名。

又方　猬皮灰　乱发灰各一方寸匕　生麻子汁五升　槲树北阴白皮　桃根皮各五两

上五味,先煮槲皮、桃根,取浓汁一升,和麻子汁、发灰等令匀,患人宿少食,旦服一大升,须臾着盆水,以鸡翎擿吐水中,如牛涎犊胎及诸虫并出。

又方　槲树北阴白皮一大握,长五寸,水三升煮取一升,空腹服,即吐虫出。亦治中蛊下血。

又方　猬皮灰,水服方寸匕。亦出虫。

又方　大戟　斑蝥　五月五日桃白皮。《必效方》云:以东引者火烘之,各四分。

上三味治下筛,旦空腹以水一鸡子许服八捻,用二指相着如开,顿服之。若指头相离,取药大多,恐能损人。《肘后方》云:服枣核大。不瘥,十日更一服。《必效方》云:服半方寸匕,其毒即出。不出,更一服。李饶州云:若以酒中得,则以酒服;若食中得,以饮服之。

治蛇蛊方　蛇毒入菜果中,食之令人得病,名曰蛇蛊。

大豆末,以酒渍,绞取汁,服半升。

治诸热毒,或蛊毒,鼻中及口中出血,医所不治者方。

取人屎尖七枚,烧作火色,置水中研之,顿服,即愈。亦解百毒时气热病之毒,服极神验。

治蛊吐下血方。

榉皮广五寸,长一尺　芦荻根五寸,如足大指,《小品方》用蔷薇根

上二味㕮咀,以水二升煮取一升,顿服,极下蛊。

治中蛊下血,日数十行者方。

巴豆二七枚　元青　藜芦　附子　矾石各二分

上五味为末,别治巴豆,合筛和相得,以绵裹药如大豆许,内下部中,日三,瘥。

又方　苦瓠一枚,以水二升煮取一升,稍稍服之。当下蛊及吐虾蟆蝌斗之状,一月后乃尽。《范汪方》云:苦瓠毒,当临时量用之。《肘后方》云:用苦酒二升煮。

治下血状如鸡肝,腹中搅痛难忍者方。

茜根　升麻　犀角各三两　桔梗　黄柏　黄芩各二两　地榆白蘘荷各四两

上八味㕮咀,以水九升煮取二升半,分三服。此蛊和血用之。

又方　桔梗　犀角各等分

上二味为末,酒服方寸匕,日三。不能自服,绞口与之。药下,心中当烦,须臾自静,有顷下。服至七日止,可食猪脾脏自补养。治蛊下血如鸡肝,日夜不解欲死者,皆可用。

治肠蛊先下赤,后下黄白沫,连年不瘥者方。

牛膝一两捣散,切以淳清酒一升渍一宿,平旦空腹服之,再服便愈。

北地太守酒　治万病蛊毒,风气寒热方。

乌头　甘草　芎䓖　黄芩　桂心　藜芦　附子各四两　白蔹桔梗　半夏　柏子仁　前胡　麦门冬各六两

上十三味，七月曲十斤，秫米一斛，如酝酒法，㕮咀药，以绢袋盛之，沉于瓮底，酒熟去糟，还取药滓，以青布袋盛，沉着酒底，泥头，秋七日，夏五日，冬十日，空腹服一合，日三，以知为度。药有毒，故以青布盛之。服勿中止，二十日大有病出，其状如漆，五十日病悉愈。

有妇人年五十，被病连年，腹中积聚，冷热不调，时时切痛，绕脐绞急，上气胸满，二十余年，服药二七日，所下三四升，即愈。又有女人病偏枯绝产，服二十日，吐黑物大如刀带，长三尺许，即愈，其年生子。又有女人小得癞病，服十八日，出血二升半，愈。有人被杖，崩血内瘀，卧着九年，服药十三日，出黑血二三升，愈。有人耳聋十七年，服药三十五日，鼻中出血三升，耳中出黄水五升，便愈。古方云：熹平二年北地太守臣光上。然此偏主蛊毒，有人中蛊毒者，服无不愈。极难瘥者，不过二七日，所有效莫不备出。曾有一女人，年四十余，偏枯羸瘦，不能起，长卧床枕，耳聋一无所闻，两手不收，已经三年，余为合之，遂得平复如旧。有人中蛊毒而先患风，眼茵芋酒伤多，吐出蛊数十枚，遂愈。何况此酒而不下蛊也。嘉其功效有异常方，故具述焉。

胡臭漏腋第五论　方

论曰：有天生胡臭，有为人所染臭者。天生臭者难治，为人所染者易治。然须三年醋傅矾石散勿止，并服五香丸，乃可得瘥，勿言一度傅药即瘥，止一傅药时暂得一瘥耳。五香丸见前第六卷中。凡胡臭人，通忌食芸苔五辛，治之终身不瘥。

石灰散　治胡臭方。

石灰一升　枫香一作沉香　丁香　薰陆香　青木香各二两　矾
石四两　橘皮　阳起石各三两

上八味治下筛，以绵作篆子粗如指，长四寸，展取药，使着篆
上，以绢袋盛，着腋下，先以布揩令痛，然后挟之。

又方　三年苦醋石灰傅之。

治胡臭方

辛夷　芎藭　细辛　杜蘅　藁本各二两

上五味㕮咀，以醇苦酒渍一宿，煎取汁，傅之。欲傅取临卧时，
以瘥为度。

又方　青木香　附子　白灰各二两　矾石半两

上四味为散，着粉中，常粉之。

又方　赤铜屑以醋和，银器中炒极热，以布裹，熨腋下，冷复易。

又方　槲叶切三升，以水五升煮取一升，用洗腋下，即以白苦
瓠烧令烟出，熏之，数数作用。

又方　辛夷　细辛　芎藭　青木香四分

上四味治下筛，熏竟，粉之。

又方　马齿菜一束捣碎，以蜜和作团，以绢袋盛之，以泥纸裹，
厚半寸，曝干，以火烧熟，破取，更以少许蜜和，使热勿令冷，先以生
布揩之，夹药腋下，药痛久忍之，不能，然后以手中勒两臂。

又方　牛脂　胡粉各等分

上二味煎令可丸，涂腋下，一宿即愈，不过三剂。

又方　伏龙肝作泥，傅之。

六物散　治漏腋，腋下及足心手掌阴下股里常如汗湿臭者方。

干枸杞根　干蔷薇根《肘后》作蔷根　甘草各半两　商陆根　胡

粉　滑石各一两

上件药治下筛,以苦酒少少和,涂,当微汁出,易衣,复更涂上,

不过三着便愈。或一岁复发,发复涂之。

又方　水银　胡粉《外台》作粉霜

上二味以面脂研和,涂之,良验。

又方　石灰三升　银屑一升,一作铜屑

上二味合和,绢囊盛,汗出粉之,妙。

又方　正旦以尿洗腋下,神妙。

又方　黄矾石烧令汁尽,治为末,绢袋盛,粉之,即瘥。

脱肛第六方　灸法

肛门主肺,肺热应肛门,热则闭塞,大行不通,肿缩生疮,兑通方。

白蜜三升煎令燥,冷水中调可得为丸,长六七寸许,内肛门中,

到身向上,头向下,少时取烊,斯须即通洞泄。

猪肝散　肛门主大肠,大肠寒应肛门,寒则洞泄,肛门滞出。

猪肝一斤,熬令燥　黄连　阿胶　芎䓖各三两　艾叶一两　乌梅

肉五两

上六味治下筛,温清酒一升服方寸匕,半日再。若不能酒,与

清白米饮亦得。

壁土散　治肛门滞出方。

故屋东壁土一升,碎　皂荚三挺,各长一尺二寸

上二味,先捣土为散,挹粉肛头出处,取皂荚炙暖,更递熨,取

入则止。

又方　炙故麻履底，按令入，频按令入，永瘥。

又方　鳖头　故败麻履底各一枚

上二味，烧鳖头，捣为散，傅肛门滞出头，次将履底按入，即不出矣。

又方　磁石四两　桂心一尺　猬皮一枚

上三味治下筛，饮服方寸匕，日一服，即缩。慎举动及急带衣，断房室周年，乃佳。《肘后方》云：治女人阴脱出外，用鳖头一枚，为四味。

又方　女萎一升，以器中烧，坐上熏之，即入。

治脱肛方。

蒲黄二两，以猪脂和，傅肛上，内之，二三度，愈。治肠随肛出，转广不可入方。

生栝楼根为粉，以猪脂膏，温涂，随手抑按，自得缩入。

治积冷利脱肛方。

枳实一枚，石上磨令滑泽，钻安柄，蜜涂，炙令暖，熨之，冷更易，取缩入止。

又方　铁精粉内上，按令入，即愈。

治脱肛历年不愈方。

生铁三斤，以水一斗煮取五升，出铁，以汁洗，日再。

又方　死鳖头一枚，烧令烟绝，治作屑，以傅肛门上，进以手按之。

灸法

病寒冷脱肛出　灸脐中，随年壮。

脱肛历年不愈　灸横骨百壮。

又　灸龟尾七壮龟尾即后穷骨是也。

瘿瘤第七方十三首　证一条　灸法十一首

治石瘿、气瘿、劳瘿、土瘿、忧瘿等方。

海藻　龙胆　海蛤　通草　昆布　礜石一作矾石　松萝各三分
麦曲四分　半夏二分

上九味治下筛,酒服方寸匕,日三。禁食鱼猪肉五辛生菜诸难消之物。十日知,二十日愈。

小麦面一升　海藻一斤　特生礜石十两

上三味,以三年米醋渍小麦面,曝干,各捣为散,合和,服一方寸匕,日四五服,药含极乃咽之。禁姜五辛猪鱼生菜大吹大读诵大叫语等。

又方　昆布　松萝　海藻各三两　桂心　海蛤　通草　白蔹
各二两

上七味治下筛,酒服方寸匕,日三。

又方　海藻　海蛤各三两　昆布　半夏　土瓜根　松萝各一两
通草　白蔹　龙胆各二两

上十味治下筛,酒服方寸匕,日再。不得作重用力。

又方　昆布二两洗,切如指大,醋渍,含咽,汁尽愈。

又方　海藻一斤,《小品》三两　小麦曲一升

上二味,以三年醋一升搜面末,曝干,往反醋尽,合捣为散,酒服方寸匕,日三服。忌努力。《崔氏》云:疗三十年瘿瘤。

五瘿丸方

菖蒲　海蛤　白蔹　续断　海藻　松萝　桂心　蜀椒　到挂
草　半夏各一两　神曲二两　羊靥百枚

上十二味治下筛,以牛羊髓脂为丸如梧子,日服三丸。

又方 取鹿靥,以佳酒浸令没,炙干,内酒中,更炙令香,含咽汁,味尽更易,尽十具愈。

灸法

瘿恶气,灸天府五十壮。《千金翼》云:又灸胸堂百壮。

瘿上气短气,灸肺腧百壮。

瘿上气胸满,灸云门五十壮。

瘿劳气,灸冲阳,随年壮。

瘿气面肿,灸通天五十壮。

瘿,灸天瞿三百壮,横三间寸灸之。

又灸中封,随年壮。在两足趺上曲尺宛宛中。

诸瘿,灸肩髃左右相对宛宛处,男左十八壮,右十七壮,女右十八壮,左十七壮,或再三,取瘥止。

又 灸风池百壮,侠项两边。

又 灸两耳后发际一百壮。

又 灸头冲—作颈。头冲在伸两手直向前,令臂着头,对鼻所注处灸之,各随年壮。《千金翼》云:一名臂臑。

凡肉瘤勿治,治则杀人,慎之。《肘后方》云:不得针灸。

陷肿散 治二三十年瘿瘤,及骨瘤脂瘤,石瘤肉瘤,脓瘤血瘤,或其内大如杯杆升斗,十年不瘥,致有漏溃,令人骨消肉尽,或坚或软或溃,令人惊悸,寤寐不安,身体瘦缩,愈而复发方。

乌贼骨 石硫黄各一分 白石英 紫石英 钟乳各二分 丹参三分 琥珀 附子 胡燕屎 大黄 干姜各四分

上十一味治下筛,以韦囊盛,勿泄气,若疮湿即傅,若疮干猪脂和傅,日三四,以干为度。若汁不尽者,至五剂十剂止药,令人不痛。若不消,加芒硝二两佳。

治瘿瘤方

昆布　桂心　逆流水柳须各一两　海藻　干姜各二两　羊靥七
枚,阴干

上六味为末,蜜丸如小弹子大,含一丸咽津。

又方　矾石　芎䓖　当归　大黄　黄连　黄芩　白蔹　芍药
各二分　吴茱萸一分

上九味治下筛,鸡子黄和,涂故细布上,随瘤大小厚薄帖之,干
则易。着药熟当作脓脂,细细从孔中出,须探脓血尽,着生肉膏。
若脓不尽,复起如故。

生肉膏　治痈瘤溃漏及金疮百疮方。

当归　附子　甘草　白芷　芎䓖各一两　薤白二两　生地黄
三两

上七味吹咀,以猪脂三升半煎白芷黄,去滓,稍以傅之,日三。

又方　以狗屎皶鸡子傅之,去脓水如前方说,傅生肉膏,取瘥。
方见前二十一卷。

阴癞第八论　方　灸法

论曰:癞有四种,有肠癞、卵胀、气癞、水癞。肠癞、卵胀难瘥,气
癞、水癞针灸易治。

治癞丸方

桃仁　蜘蛛各五十枚　桂心　蒺藜子　地肤子　泽泻　防风
五味子　橘皮　茯苓　防葵　芍药各二两　牡丹皮　细辛　海
藻各一两　狐阴一具

上十六味为末,蜜和丸如梧子服十丸,稍加至三十丸。

方角处一丸,令顿上,两爪角各令半丸,上爪指灸,七壮愈。

阴癩　灸足大趾下理中十壮,随肿边灸之。《肘后方》云:灸足跌趾第二节下横文正中央五壮。姚氏云:足跌指本三壮。

男儿癩,先将儿至碓头,祝之曰:坐汝令儿某甲阴囊癩,故灸汝三七二十一枚。灸讫,便牵小儿令碓头下向着囊缝,当阴头灸缝上七壮,即消,已验。艾炷猏簪头许。

大凡男癩,当骑碓轴,以茎伸置轴上,齐阴茎头前灸轴木上,随年壮。

论曰:有人自少至长,阴下常有干癣者,宜依癣方主之。有五劳七伤而得阴下痒湿,搔之黄汁出者,宜用补丸散主之,仍须傅药治之。亦有患妒精疮者,以妒精方治之。夫妒精疮者,男子在阴头节下,妇人在玉门内,并似甘疮,作曰齐食之大痛,疳即不痛也。

蒺藜子汤　治虚热石热,当露卧冷湿伤肌,热聚在里,变成热,及水病肿满,腹大气急,大小便不利,肿如皮纸盛水,晃晃如老蚕色,阴茎坚肿,为疮水出,此皆肾热虚损,强取风阴,湿伤脾胃故也。治之法,内宜依方服诸利小便药,外以此汤洗四肢竟,以葱白膏傅之,别以猪蹄汤洗茎上。

蒺藜子汤方

蒺藜子　葱心青皮　赤小豆各一升　菘菜子二升　蒴藋五升
巴豆一枚,合皮壳

上六味咬咀,以水二斗煮取八升,以淋洗肿处。

猪蹄汤　治服石发热,因劳损热盛,当风露卧,卧茎肿方。

猪蹄一只　蒴藋三升　蒺藜子一升,碎　葶苈子五合　黄柏五两
上五味咬咀,以水一斗煮取三升,冷浴阴茎,日三。

葱白膏方

葱白　松菜子　葶苈子　蒴藋根　蒺藜子　丹参各半升　猪

膏五升

上七味㕮咀，煎如煎膏法，去滓用之。

治男子阴肿大如升斗，核痛，人所不能疗者方。

雄黄一两，研　矾石二两，研　甘草一尺，切

上三味，以水五升煮减半，洗肿痛处。《集验方》无矾石，只二味。

治阴肿皮痒方。

熬桃人令香，为末，酒服方寸匕，日三。

有人阴冷，冷气渐入阴囊，肿满恐死，日夜疼闷《外台》作夜即痛闷，不得眠方。

取生椒择令净，以布帛裹着丸囊，今厚半寸，须臾热气通，日再易，取消瘥止。

又方　捣苋菜根，傅之。

又方　釜月下土鸡子白和，傅。

又方　醋和热灰熨之。

又方　车前子为末，饮服之。

又方　醋和面，熨。

又方　煮大蓟根汁，服一升，日三，不过三剂，愈。

治阴肿痛方。

灸大敦三壮。

治卒阴痛如刺，汗出如雨方。

小蒜　韭根　杨柳根各一斤

上三味合烧，以酒灌之，及热以气蒸之，即愈。

治阴痛方。

甘草　石蜜

上二味等分，为末，和乳涂之。

治妒精疮方。

用银钗绵裹,以腊月猪脂熏黄,火上暖,以钗烙疮上令熟,取干槐枝烧沥,涂之。

又方　麝香　黄矾　青矾各等分

上三味为末,小便后傅上,不过三度。

治阴蚀疮方。

蒲黄一升　水银一两

上二味研成粉,小便后即傅之,瘥止。

又方　以肥猪肉五斤,水三斗煮令极烂,去肉,以汤令极热,便以渍疮中,冷即愈。

又方　狼牙两把切,以水五升煮取一升,温洗之,日五度。

治阴蚀生疮或痒方。

雄黄　矾石各二分　麝香半分

上三味治下筛,为粉,粉疮上,即瘥。

治阴恶疮方。

蜜煎甘草末,涂之。《葛氏》云:比见有人患头肿攻下疮,欲断者,以猪肉汤渍洗之,并黄柏、黄连末涂之。

治男女阴疮方。

石硫黄为末,以傅疮上。

治男女阴痒生疮方。

嚼胡麻,傅之,佳。

治阴下生疮,洗汤方。

地榆　黄柏各八两

上二味㕮咀,以水一斗五升煮取六升,去滓,适冷暖,便洗疮,日再。或只煮黄柏汁洗,亦佳。

卷之七十五　备急方

卒死第一方　灸法

治卒死无脉，无他形候，阴阳俱竭故也，治之方。

牵牛临鼻上二百息，牛舐必瘥。牛不肯舐，着盐汁涂面上，牛即肯舐。

又方　牛马屎绞取汁，饮之。无新者，水和干者亦得。《肘后方》云：干者以人溺解之。此扁鹊法。

又方　灸熨斗，熨两胁下。《备急方》云：又治尸厥。

针灸法　针间使各百余息。又灸鼻下人中。一名鬼客厅。《肘后方》云：又治尸厥。

治魇死不自觉者方。

慎灯火，勿令人手动，牵牛临其上，即觉。若卒不能语，取东门上鸡头为末，以酒服之。

治卒魇死方。

捣韭汁，灌鼻孔中。剧者灌两耳。张仲景云：灌口中。

治鬼魇不悟方。

伏龙肝为末，吹鼻中。

又方　皂荚为末如大豆许，吹鼻中，嚏则气通，起死回生。《集验方》云：治中恶。

辟魇方。

雄黄如枣大，系左腋下，令人终身不魇。张文仲云：男左女右。

又方　灸两足大趾丛毛中各二七壮。《肘后方》云：华佗法。又救卒死中恶。

治中恶方。

葱心黄刺鼻孔中，血出，愈。《肘后方》云：入七八寸无苦，使目中血出，佳。崔氏云：男左女右。

又方　大豆二七粒为末，鸡子黄并酒相和，顿服。

又方　使人尿其面上，可愈。《肘后方》云：此扁鹊法。

又方　灸胃脘五十壮，愈。

治中恶并蛊毒方。

冷水和伏龙肝如鸡子大，服之必吐。

女方　温二升猪脂，顿服之。

又方　车轭脂如鸡子大，酒服之。

治卒忤方。此病即今人所谓中恶者，与卒死鬼击亦相类，为治皆参取而用之。盐八合，以水三升煮取一升半，分二服，得吐即愈。《备急方》云：治鬼击。若小便不通，笔头七枚烧作灰末，水和服之，即通。

又方　牸子屎半盏，酒三升煮服之。亦治霍乱。《肘后方》云：治鬼击。大牛亦可用。

又方　书墨为末，水服一钱匕。

又方　腊月野狐肠烧末，以水服方寸匕。死鼠灰亦佳。

灸法

治卒忤死，灸手十指爪下各三壮。余治同上方。《备急方》云：治卒死而张日及折者。又灸人中三壮。又灸肩井百壮。又灸间使七壮。又灸巨阙百壮。

还魂汤　治卒感忤,鬼击飞尸,诸奄忽气绝,无复觉,或已死,咬口口噤不开,去齿下汤,汤入口不下者,分病人发左右,足踏肩引之,药下复增,取尽一升,须臾立苏方。

麻黄三两　桂心二两　甘草一两　杏仁七十粒

上四味㕮咀,以水八升煮取三升,分三服。《肘后方》云:《张仲景方》云桂,不用。

治卒中鬼击及刀兵所伤,血漏腹中不出,烦满欲绝方。

雄黄粉酒服一刀圭,日三,血化为水。

治鬼击之病。鬼击之病,得之无渐,卒着人,如刀刺状,胸胁腹内绞急切痛,不可抑按,或即吐血,或鼻口血出,或下血,一名鬼排。

鸡屎白如枣大　青花麻一把

上二味,以酒七升煮取三升,热服,须臾发汗。若不汗,熨斗盛火炙两胁下,使热汗出,愈。

又方　艾如鸡子大三枚,以水五升煮取二升,顿服。

又方　吹醋少许鼻中。

灸法

灸人中一壮,立愈,不瘥更灸。

又灸脐上一寸七壮,及两踵白肉际,取瘥。又灸脐下一寸三壮。

治五绝方　夫五绝者,一曰自缢,二曰墙壁压连,三曰溺水,四曰魇寐,五曰产乳绝。

取半夏一两,细下筛,吹一大豆许内鼻中,即活。心下温者,一日亦可治。

治自缢死方。

凡救自缢死者,极须按定其心,勿截绳,手抱起徐徐解之。心下尚温者,以氈毲覆口鼻,两人吹其两耳。

又方 强卧,以物塞两耳,竹筒内口中,使两人痛吹之,塞口傍无令气得出,半日死人即噫噫,即勿吹也。

又方 捣皂荚细辛屑如胡豆大,吹两鼻中。

又方 刺鸡冠血出,滴着口中,即活。男雌女雄。

又方 鸡屎白如枣大,酒半盏和,灌口及鼻中,佳。

又方 皂荚为末,以葱叶吹入两鼻中,逆出更吹。

又方 梁上尘如大豆许,各内一小竹筒中,四人各捉一筒,同时吹两耳两鼻,即活。

又方 尿鼻口眼耳中,并捉头发一撮如笔管大掣之,立活。

又方 鸡血涂喉下。

又方 蓝青汁灌之。

又方 灸四肢大节陷大指本文,名曰地神,名七壮。

治热暍方。

取道上热尘土,以壅心上,少冷即易,气通止。

又方 令暍人仰卧,以热土壅脐上,令人尿之,脐中温即愈。

又方 可饮热汤,亦可内少干姜、橘皮、甘草煮饮之,稍稍咽,勿顿使饱,但以热土及熬灰土壅脐上,佳。

又方 浓煮蓼,取汁三升,饮之,即愈,不瘥更灌。

又方 张死人口令通,以暖汤徐徐灌口中,小举死人头,令汤入腹,须臾即苏。

又方 使人嘘其心令暖,易人为之。

又方 抱狗子若鸡着心上,熨之。

又方 屋上南畔瓦热熨心,冷易之。

又方　灌地浆一盏,即愈。

又方　地黄汁一盏服之。

又方　水半升和面一大抄,服之。

治落水死方。

以灶中灰布地,令厚五寸,以甊侧着灰上,令死者伏于甊上,使头小垂下,抄盐二方寸匕,内竹管中,吹下孔中,即当吐水,水下因去甊,下死人着灰中壅身,使出鼻口,即活。

又方　掘地作坑,熬数斛灰,内坑中,下死人,覆灰,湿彻即易,勿令大热博人,灰冷更易,半日即活。

又方　取大甊倾之,死人伏其上,令死人口临甊中,然苇火二七把烧甊中,当死人心下,令烟出,小入死人鼻口中,鼻口中水出尽则活,火尽复益之。常以手候死人身及甊,勿令其热,当令火气能使死人心下足得暖。卒无甊者,于岸侧削地如甊,空下如灶,烧令暖,以死人着上。亦可用车毂为之,勿令隐其腹,令死人低头,水得出。并炒灰数斛令暖,以粉身,湿,更易温者。

又方　但埋死人暖灰中,头足俱殁,唯开七孔。

又方　倒悬死人,以好酒灌鼻中,又灌下部。又醋灌鼻亦得。

又方　绵裹皂荚,内下部中,须臾出水。

又方　裹石灰,内下部中,水出尽则活。

又方　倒悬,解去衣,去脐中垢,极吹两耳,起乃止。

又方　熬沙,覆死人,面上下有沙,但出鼻口耳,沙冷湿即易。

又方　灶中灰二石埋死人,从头至足,出七孔,即活。

又方　屈两脚,着生人两肩上,死人背向生人背,即负持走行,吐出水,便活。

又方　解死人衣,灸脐中。凡落水经一宿,犹可活。

治冬月落水,冻四肢直,口噤,尚有微气者方。

以大器中熬灰使暖,盛以囊,薄其心上,冷即易。心暖气通,目得转,口乃开,可温尿粥稍稍吞之,即活。若不先温其心,便持火灸身,冷气与火争,即死。

治冻烂疮方。

猪后悬蹄以夜半时烧,研细,筛,以猪脂和,傅。亦治小儿。

治入水手足肿痛方　捣生胡麻,傅之。

治酒醉中酒,恐烂五脏方。

以汤着槽中,渍之,冷复易。夏亦用汤。

又方　捣葑根汁,饮三升。

又方　凡醉不得安卧不动,必须使人摇转不住,特忌当风席地及水洗饮水交接。

治饮酒头痛方。

竹茹五两,以水八升煮取五升,去滓,令冷,内破鸡子五枚,搅匀,更煮二沸,饮二升使尽,瘥。

治饮酒腹满不消方。

煮盐汤,以竹筒灌大孔中。

治饮酒中毒方。

煮大豆三沸,饮汁三升。

又方　酒渍干椹汁,服之。

治酒病方

葱白各一升　豉

上二味,以水四升煮取二升,顿服。

治饮酒房劳虚受热,积日不食,四月中热饮酒不已,酒入百脉,心气虚,令人错谬失常方。

芍药　人参　白薇　栝楼根　枳实　知母各二两　甘草一两
生地黄八两　酸枣仁半升　茯神三两,《外台》作茯苓

上十味吹咀,以水一斗煮取三升,分三服。

治连月饮酒,咽喉烂,舌上生疮方。

大麻仁一升　黄芩二两,《肘后》用黄柏

上二味为末,蜜和丸,含之。《千金翼》用黄柏二两。

治酒醉不醒方。

饮葛根汁一斗二升,取醒止。《肘后方》云:治大醉连日,烦毒不堪。

饮酒令人不醉方。

柏子仁　麻子仁各二两

上二味治下筛,为一服,进酒三倍。

又方　葛花　小豆花各等分

上二味合为末,服三方寸匕,饮时仍进葛根汁芹汁及枇杷叶饮,并能倍酒。

又方　九月九日菊花为末,临饮服方寸匕。

又方　小豆花叶阴干百日,为末,服之。

又方　五月五日取井中倒生草枝,阴干为末,酒服之。

饮酒令无酒气方。

干蔓菁根二七枚,三遍蒸为末,取两钱许,酒后水服。

治恶酒健嗔方。

空井中倒生草烧灰,服之。勿令知。

又方　取其人床上尘,和酒饮之。

断酒方

柳花　腊月鼠头灰

上二味等分,为末,黄昏时酒服一杯。

又方　酒七升着瓶中,熟朱砂半两,着酒中,急塞瓶口,安着猪圈中,任猪摇动,经七日,取酒尽饮。

又方　正月一日酒五升淋碓头,捣一下,取饮之。

又方　故毡中菓耳子七枚烧作灰,黄昏时暖一杯酒,咒言:与病狂人饮也。勿令知之。后不喜饮酒也。

又方　白猪乳汁一升饮之,永不饮酒。

又方　鸬鹚屎烧灰水服方寸匕,永断。

又方　取毛鹰一过吐毛水煮,去毛,顿服。

又方　自死蛴螬干捣末,和酒与饮,永世闻酒名即呕,神验。

又方　酒客吐中肉七枚阴干,烧末,服之。

又方　酒渍汗靴替一宿,平旦空腹与,饮即吐,不喜见酒。

又方　刮马汗和酒,与饮,终身不饮。

又方　虎屎中骨烧末,和酒与饮。

又方　白狗乳汁酒服之。

又方　故纺车弦烧灰,和酒与服。

又方　腊月马脑和酒,服之。

又方　驴驹衣烧灰,酒饮方寸匕。

卷之七十六　备急方

蛇虫等毒第二论　方　灸法

治因热逐凉睡熟,有蛇入口中,挽不出方。

以刀破蛇尾,内生椒三两枚,裹着,须臾即出。《肘后方》云:艾灸蛇尾,即出。若无火,以刀周匝割蛇尾,截令皮断,乃捋皮倒脱,即出。

治蛇入人口并七孔中者方。

割母猪尾头,滴血,着口中,即出。

又方　以患人手中指等截三岁大猪尾,以器盛血,傍蛇泻血口中,拔出之。

治卒为蛇绕不解方。

以热汤淋之。无汤,令人尿之。

治蛇蝎螫方。

服小蒜汁,滓薄上《肘后方》云:治蝮蛇螫。

又方　熟捣葵,取汁服之。

治蛇啮方。

人屎厚涂,帛裹,即消。

治蛇毒方。

消蜡,注疮上。不瘥,更消注之。

又方　以母猪耳中垢傅之《肘后方》云:牛耳中垢亦可用。

治蝮蛇毒方。

令妇人骑度三过,又令坐上。

又方　以射罔涂肿上,血出即愈。

又方　生麻楮叶合捣,以水绞,去滓,渍之。

又方　令妇人尿疮上。

又方　末姜,薄之,干复易。

治诸蛇毒方。

雄黄　干姜各等分

上二味为末,和射罔,着竹筒中带行,有急用之。

又方　鸡屎二七枚烧作灰,投酒中服之。

又方　以面围上,令童男尿着中,烧铁令赤,投中,冷复烧着,二三度瘥。

又方　雄黄为末,傅上,日一易。

又方　盐四两,水一斗煮十沸,沸定,以汤浸,冷易之。

又方　捣紫苋取汁,饮一升,以滓封疮上,以少水灌之。

又方　梳中垢如指大,长一寸,尿和,傅之。

又方　取合口椒,葫荽苗等分捣,傅之,无不瘥。

又方　男子阴间毛二七枚含之,有汁即咽却,秘方也。

又方　用铜青傅疮上。

又方　捣大蒜,和胡粉,傅之。

又方　口嚼大豆叶,涂之,良。

又方　猪脂和鹿角灰,涂之。

又方　炙梳汗出,熨之。

入山草辟众蛇方。

干姜　麝香　雄黄各等分

上三味捣为粗散，以小绛袋盛，带之，男左女右。蛇毒，涂疮。《集验方》云：如无麝香，以射罔和，带之。《救急方》云：以蜜和为膏，傅螫处，良。

又方　常烧羖羊角使烟出，蛇则去矣。

治蛇螫人，疮已愈，余毒在肉中，淫淫痛痒方。

大蒜　小蒜各一升

上二味合捣，以热汤淋，以汁灌疮，大良。

治蛇骨刺人毒痛方。

铁精如大豆许内管中，吹内疮中，良。

又方　烧死鼠为末，傅之。

治众蛇螫方。

灸上三七壮。无艾，以火头称疮孔大小热之。

治虎咬疮方。

浓煮葛根汁洗十数遍。及捣为散，以葛根汁服方寸匕，日五，甚者夜二。

又方　青布急卷为绳，止一物，烧一头燃，内竹筒中，注疮口薰之，妙。

又方　煮铁令浓，洗疮。

又方　嚼栗子，涂之，良。

辟虎法　凡入山，烧水牛羖羊角，虎狼蛇皆走。

论曰：凡见一切毒螫之物，必不得起恶心向之，亦不得杀之。若辄杀之，于后必遭螫，毒治亦难瘥，慎之慎之。

治蝎毒方。

凡蝎有雌雄，雄者痛止在一处，雌者痛牵诸处。若是雄者，用井底泥涂之,温则易。雌者,用当瓦屋沟下泥傅之。若值无雨,可用新汲水从屋上临下,取泥。

又方 取齿中残饭傅之。又猪脂封之。又射罔封之。又硇砂和水,涂上,立愈。

治蝎螫方。

若着手足,以冷水渍之,水微暖则易之。着余处者,冷水浸故布搨之,小暖则易。

又方 生乌头为末,唾和,傅之。

治蜂螫毒方。

取瓦子摩其上,唾二七遍,置瓦子故处。

治蜂螫方

猪脂 蜜各五合 蜡二两

上三味和煎如膏,候冷以涂之。

又方 烧蜂房为末,膏和,涂之。《肘后方》云:先煮蜂房,洗之,又烧涂之。

又方 酥脂涂之,立愈。

又方 烧牛屎灰苦酒和涂之。

又方 齿垢涂之。

又方 淳醋沃地,取泥,涂之。

又方 嚼盐涂之。

又方 以人尿新者洗之。

又方 尿泥涂之。

又方 反手捻地上土,傅之。

论曰:凡蠮螉虫尿人影着处,便令人病疮。其状身中忽有处是痛如芒刺,亦如刺虫所螫后,起细瘩瘟,作聚如茱萸子状,四边赤,中央有白脓如黍粟,亦令人皮肉急,举身恶寒壮热,剧者连起,竟腰胁胸。治之法,初得之,摩犀角涂上,止其毒,治如火丹法。余以武德中六月得此疾,经五六日,觉心闷不佳,以他法治,不愈,又有人教画地作蠼螋形,以刀子细细尽蠼螋腹中取土,就中以唾和成泥,涂之,再涂即愈。将知天下万物相感,莫晓其由矣。

治蠼螋尿方。

羖羊髭烧灰,腊月猪脂和,封之。

又方　捣豉,封之。

又方　醋和胡粉,涂之。

治蠼螋尿疮方。

烧鹿角为末,以苦酒和,傅疮上。已有汁者,烧道傍弊蒲席,傅之。

又方　槐白皮半斤切,以苦酒二升渍半日,刮去疮处以洗,日五六遍,仍以赤小豆为末,以苦酒和,傅之,燥复易。小儿以水和。

又方　嚼大麦,以傅之,日三。

又方　燕窠中土以猪脂和傅。

又方　熟嚼梨叶,以水和,涂,燥复易之。

又方　烂捣马鞭草,以傅上,燥则易之。

又方　取吴茱萸东行根下土,醋和,涂之。

治三种射工虫毒方。

论曰:江南有射工毒虫,一名短弧,一名蜮。其虫形如甲虫《外台》云:正黑,状如大飞生,有一长角在口前如弩,檐临其角,端曲如上弩。以气为矢,因水势以射人,人或闻其在水中铋铋作声,要须得水没其口,便射人。此虫畏鹅,鹅能食之。其初始证候,先恶寒噤疭,寒热筋急,仍似伤寒,亦如中尸,便不能语,朝旦小苏,晡夕辄剧,寒热闷乱,是其证。始得三四日,当即治之,治之稍迟者,七日皆死。初未有疮,但恶寒噤疭。及成疮,似蟅螋尿,亦似瘭疽疮。射工中疮有五种:其一种疮正黑如黛子,皮周边悉赤,或衣犯之,如有芒刺痛;其一种作疮久久穿,或晡间寒热;其一种如火灼燻起,似此者最急,数日杀人。《备急方》云:有四种,突一种突起如痛。

治射工中人,寒热,或发疮在一处,有异于常者方。

取鬼臼叶一把,清苦酒中熟捣,绞取汁,服一升,日三。

又方 取生吴茱萸茎叶一握,断去前后,取握中熟捣,以水二升煮取七合,顿服。

又方 取葫荽切,贴疮,灸七壮。

又方 取蜈蚣大者一枚,火炙,治为末,苦酒和,以傅疮上。

又方 取赤苋菜熟捣挍取汁,每服一升,日四五服。

又方 白鸡屎取白头者三枚,汤和,涂中毒处。

又方 升麻三两 犀角 乌扇根各二两

上三味㕮咀,以水四升煮取一升半,去滓,分再服,相去如一炊顷,尽更作。

治射工中人,已有疮者方。

取芥子烂捣,苦酒和,厚涂疮上,半日痛便止。

又方 取狼牙叶,冬取根,捣令熟,薄所中处,又饮四五合汁。

治射工中人三种疮方。

升麻二两 乌扇根三两

上二味㕮咀,以水三升煮取一升,适寒温,尽服,滓薄上。

五香散　治江南毒气恶核，射工中人，暴肿生疮方。

甲香　犀角　鳖甲　升麻　薰陆香　乌翣　丁香　沉香　黄连　青木香　羚羊角　黄芩　甘草　牡蛎各四分　吴茱萸三分　黄柏六分

上十六味治下筛，中射工毒及诸毒，皆水服方寸匕，日二升。以水和，少许洗之，仍以鸡子白和涂，肿上干则易。

野葛膏　治射工恶核，卒中恶毒方。

野葛一升　巴豆　乌头　蜀椒各五合　茵芋　踯躅　附子　丹砂各一两　雄黄　大黄各七两

上十味治下筛，以不中水猪膏三斤煎，三上三下，去滓，内丹砂、雄黄末，搅至凝，以枣核大摩痛上。勿近眼。凡合名膏，皆无令产妇女人小儿鸡犬六畜见之，惟宜清净。

治沙虱毒方。

斑蝥二枚，一枚熬为末服一大枚烧令烟绝，为末，着疮中。

又方　大蒜十枚，止一物，合皮安热灰中炮令热，去皮，刀断蒜头，取热柱所着毒处。

又方　麝香　大蒜

上二味合捣，以羊脂和，着小筒中带，欲用取傅疮上。

又方　雄黄　朱砂　恒山各等分

上三味，取五月五日中时令童子合之，用傅疮上。

治石蛭方山水中阴湿草木上石蛭着人，则穿啮人肌肤，行人肉中，浸淫坟起，如虫行道之状。

凡行山路草木中，常以腊月猪膏和盐，涂脚胫及足趾间跌上，及着鞋袜，蛭不得着人也。已着者，灸断其道，即愈。

治水毒方。

论曰：凡山水有毒虫，人涉水，中人射工而无物。其诊法，初得之恶寒，微似头痛，目匡疼，心中烦懊，四肢振焮，腰背百节皆强，两膝痛，或翕翕而热，但欲睡，旦醒暮剧，手足逆冷至肘膝，二三日腹中生虫，食人下部，肛中有疮，不痛不痒，令人不觉。不急治，过六七日，下部出脓溃，虫上食人五脏，热盛毒烦，下利不禁，八九日，虽良医不能治矣。觉得之，急早视其下部，若有疮正赤如截肉者，阳毒最急，若疮如鲤鱼齿者，为阴毒，犹小缓，要皆杀人，不过二十日也。欲知是中水与非者，当作五六升汤，以小蒜五升咬咀，投汤中，消息，勿令大热，去滓，以浴之，是水毒身体当发赤斑，无异者非也，当以他病治之。

治人忽中水毒，手足指冷，或至肘膝者方。

吴茱萸一升　生姜切，一升半　犀角　升麻　橘皮各二两　乌梅十四枚

上六味咬咀，以水七升煮取二升，分二服。

又方　浮萍草曝干，为末，酒服方寸匕。

又方　取梅叶桃叶，捣绞取汁三升许，或干，以少水绞取汁，饮之。小儿不能饮，以汁傅乳头饮之。

又方　捣苍耳汁，服一升，又以绵裹杖，沾汁，导下部，日三瘥。

又方　捣蓼一把，以酒和，绞取汁一升，饮之，不过三服瘥。外台》《肘后》作梨叶。

又方　捣蓝一把，水解，以涂浴面目身体令遍。

又方　捣蛇莓根为末，水饮之，并导下部。生者用汁。凡夏月行，常多赍此药屑，入水，以方寸匕投水上流，无所畏，又辟射工。

凡洗浴,以少许投水盆中,即无毒。

治猫鬼野道病,歌哭不自由方。

五月五日自死赤蛇烧作灰,以井花水服方寸匕,日一。针灸方见别卷中。

又方　腊月死猫儿头烧灰,水服一钱匕,日二。

治猫鬼,眼见猫狸及耳杂有所闻方。

相思子　萆麻子　巴豆各一枚　朱砂末二铢　蜡各四铢

上五味合捣,为丸,先取麻子许大含之,即以灰围患人,前头着一斗灰火,吐药火中,沸,即尽火上作十字,其猫鬼并皆死矣。

治蜘蛛咬毒方。

人尿傅。又油淀傅。又炮姜贴之。又猕孙屎傅之。

又方　乌麻油和胡粉如泥,涂上,干则易之。

治马啮人及蹋人作疮,毒肿热痛方。

马鞭梢二寸长　鼠屎二七枚

上二味合烧为末,以猪膏和,涂之,立愈。《外台方》云:治遂成疮烂,经久不愈者。《肘后方》云:用马鞭皮烧末,猪膏和涂。

治马啮人,阴卵脱出方。

推内入,以桑皮细作线缝之,破乌鸡取肝,细剉,以封之,且忍勿小便,即愈。

治牛马啮及马骨刺伤人,及马血入旧疮中方。

取灰汁热渍疮,常令汁器有火,数易汁,勿令烂人肉,三数日渍之。有肿者,灸石熨之,日二,消止。

治马血入疮中方　服人粪如鸡子大,复以粪傅疮上。

又方　取妇人月水傅之,神良。

治剥死马马骨伤人，毒攻欲死方。

便取马肠中屎以涂之，大良。《外台方》云：取其屎烧灰服方寸匕。

治马汗马毛入人疮中，肿痛欲死方。

以水渍疮，数易水，便愈。又以石灰傅之。

又方　饮醇酒取醉，即愈。

又方　烧鸡毛作末，以酒服方寸匕。

又方　以沸汤令得所浸洗之，取瘥。

论曰：凡春末夏初，犬多发狂，必戒小弱持杖以预防之。防而不免者，莫出于灸。百日之中一日不阙者，方得免难。若初见疮瘥痛定，即言平复者，此最可畏，大祸即至，死在旦夕。凡狂犬咬人着讫，即令人狂，精神已别，何以得知？但看灸时，一度火下，即觉心中醒然，惺惺了了，方知咬已即狂，是以深须知此。此病至重，世皆轻之，不以为意，坐是死者，常年有之。吾初学医，未以为业。有人遭此，将以见问，吾了不知报答，是以经吾手而死者不一。自此锐意学之，一解已来，治者皆愈，方知世无良医，枉死者半，此言非虚。故将来学者非止此法，余一方皆须沉思，留心作意，殷勤学之，乃得通晓，莫以初解一两种法，即谓知讫，极自误也。聊因方未申，此一二言不尽意耳。

又曰：凡猘犬咬人，七日辄应一发，三七日不发则脱也，要过百日乃得免耳。每到七日，辄当捣韭汁，饮一二升，又当终身禁食犬肉蚕蛹，食此则发，死不可救矣。疮未愈之间，禁食生鱼及诸肥腻冷食，但于饭下蒸鱼及于肥器中食便发。不宜饮酒，能过一年乃佳。《集验方》云：若重发者，生食蟾蜍鲙，绝良。亦可烧，炙食之，必令其人知。初得啮，毒便为之，则余后不发也。

治猘犬毒方。

头发　猬皮各等分

上二味烧灰,水和饭一杯。口噤者,折齿内药。

又方　捣地榆,绞取汁,涂疮。无生者,可取干者,以水煮汁饮之。亦可为末,服方寸匕,日三,兼傅上,过百日止。

又方　捣韭,绞取汁,饮一升,日三,疮愈止。亦治愈后复发者。

又方　刮虎牙若骨,服方寸匕。《小品方》云:刮狼牙或虎骨末服,已发狂如猘犬者服即愈。

又方　烧虎骨,傅疮及熨。又微熬杏仁,捣研取汁,服之,良。又取灯盏残油,灌疮口。此皆禁酒猪肉鱼生菜。

又方　用韭根故梳二枚,以水二升煮取一升,顿服。

又方　桃东南枝白皮一握,水二升煮取一升,分二服。吐出大子。

又方　取猘犬脑,傅上,后不复发。

双方　虾蟆灰粥饮服之。

又方　服莨菪子七枚,日一。

又方　梅子末,酒服之。

又方　以豆酱清涂之,日三四。

治狂犬啮人方。

蛇脯一枚炙,去头,捣末,服五分匕,日三。

又方　捣莨菪根,和盐敷,日三。

又方　青布浸汁,服三升。

又方　饮驴尿一二升。

治凡犬啮人方。

熬杏仁五合令黑,碎研成膏,傅之。

又方　取灶中热灰,以粉疮中,帛裹系之。

又方　烧自死蛇一枚令焦,为末,内疮孔中。

又方　鼠屎为末,以腊月猪膏和,傅之。《外台方》云:用鼠一枚,猪膏煎,傅之。

又方　饮生姜汁一升《小品方》云:治狂犬咬。韭汁亦佳。《外台方》云:亦治已瘥后复发者。

又方　水洗疮,任血出,勿止之,水洗不住,取血自止,以绵裹之,瘥。

又方　以沸汤和灰,壅疮上。

又方　烧犬尾为末,傅疮,日三。

又方　以头垢少少内疮中。

又方　火炙蜡,以灌疮中。

又方　以热牛屎涂之,佳。

又方　以苦酒和灰,涂疮中。

治小儿狗啮方。

月一日以水一升灌之。勿令狗主打狗。若月尽,日三升水灌之。

灸法

凡猘犬所啮,未尽其恶血毒者。

灸上一百壮,已后当日灸一壮。若不血出,刺出其血,百日灸乃止。禁饮酒及猪犬肉。

治猪啮方。

松脂炼,作饼子,贴上。

又方　屋霤中泥涂。

卷之七十七　备急方

被打及诸伤损第三_{论　方}

论曰,凡被打损,血闷抢心,气绝不能言,可擘开口,尿中,令下咽即醒。又堕车落马,及车碾木打已死者,以死人安着,以手袖掩其口鼻眼上,一食顷活,眼开,与热小便二升。

治被打击,头眼青肿方。

炙肥猪肉令热,搨上。《肘后方》云:治血聚皮肤间不消散者。

又方　墙上朽骨,唾于石上,研磨,涂之,干即易。

又方　炙猪肝,贴之。

又方　新杀羊肉乘热封之。

又方　大豆黄为末,水和,涂之。

治被打伤破,腹中有瘀血方。

蒲黄一升　当归　桂心各二两

上三味治下筛,以酒服方寸匕,日三夜一。

又方　刘寄奴　延胡索　骨碎补各一两

上三味㕮咀,以水二升煎取七合,复内酒及小便各一合,热温顿服。

又方　䗪虫　虻虫　水蛭各三十枚　桃仁五十枚　桂心二两大黄五两

上六味㕮咀,以酒水各五升煮取三升,分五服。

又方　生地黄汁三升,酒一升半,煮取二升七合,分三服。《肘后方》治从高堕下,瘀血张心,面青,短气欲死者。

又方　莨菪子为末,傅疮上。

白马蹄散　治被打腹中瘀血,并治妇人瘀血,化血为水方。

白马蹄烧令烟尽,捣筛,酒服方寸匕,日三夜一。

治被殴击损伤聚血,腹满烦闷方。

豉一升,以水三升煮三沸,分再服,不瘥重作。更取麻子,煮如豉法,不瘥,更煮豉如上法。

治有瘀血者,其人喜忘,不欲闻人声,胸中气塞短气方。

甘草一两　茯苓二两　杏仁五十枚

上三味咬咀,以水二升煮取九合,分二服。

治从高堕下,伤折疼痛,烦躁啼叫,不得卧方。

取鼠屎烧末,以猪膏和,涂痛上,即急裹之。《肘后方》云:又裹骨破碎。

治从高堕下,及为木石所迮,或因落马,凡伤损血瘀凝积,气绝欲死,无不治之方。

取浮土五升蒸令溜,分半,以故布数重裹之,以熨病上。勿令大热,恐破肉,冷则易之,取痛止即已。凡有损伤,皆以吐法治之,神效。已死不能言者亦活,三十年者亦瘥。

治堕车马间,马鞍及诸物隐体肉断方。

以醋和曲,涂之。

当归散　治落马堕车,诸伤腕折,臂脚痛不止方。

当归　桂心　蜀椒　附子各二分　泽兰一分　芎藭六分　甘草五分

上七味并熬令香,治下筛,酒服方寸匕,日三。凡是伤损皆服之,十日愈。小儿亦同。《救急方》云:治坠马落车,被打伤,腕折臂,叫唤痛声不绝,服此散,呼吸之间不复大痛,十三日筋骨相连。

黄芪散　治腕折方。

黄芪　芍药各三两　当归　干地黄　附子　续断　桂心　干姜　通草各二两　大黄一两　蜀椒一合　乌头半两

上十二味治下筛,先食酒服五分匕,日三。《千金翼》无大黄。

治折骨断筋方。

干地黄　当归　羌活　苦参各二分

上四味治下筛,酒服方寸匕,日三。

治腕折骨损,痛不可忍者方。

以大麻根及叶捣取汁,饮一升。无生麻,煮干麻汁服。亦主坠堕挝打瘀血,心腹满,短气。

治被伤筋绝方。

取蟹头中脑及足中髓,熬之,内疮中,筋即续生。

治腕折,四肢骨碎,及筋伤蹉跌方。

生地黄不限多少,熟捣,用薄所损伤处。《肘后方》云:《小品方》烂捣,熬之,以裹伤处,以竹编夹裹令遍,缚令急,勿令转动,一日可十易,三日瘥。若血聚在折处,以刀子破去血。

治四肢骨碎,筋伤蹉跌方。

以水二升渍豉三升,取汁服之。

鹿角散治同前。

酒服方寸匕,日三。

又方　筋骨伤初破时,以热马屎傅之,无瘢。

又方　大豆二升,水五升煮取二升,以淳酒六七升合和豆汁,服之,一日尽,如汤沃雪。《肘后方》云:治堕迮瘀血。无大豆,用小豆佳。

又方　羊脑一两　发灰　胡粉　胡桃脂各半两

上四味捣,和调如膏,傅上,生布裹。

治头破脑出,中风口噤方。

大豆一斗熬去腥,勿使太熟,捣为末,熟蒸气遍,合甑下盆中,以酒一斗淋之,温服一升,覆取汗,傅杏仁膏疮上。

紫汤治　破伤风入四体,角弓反张,口噤不能言,或产妇堕胎凡得此者,大重不过五剂。方见第八卷中。

治丈夫从高堕下,伤五脏,微者唾血,甚者吐血,及金疮伤经崩中,皆主之方

阿胶　艾叶　干姜各二两　芍药三两

上四味㕮咀,以水八升煮取三升,去滓,内胶令消,分二服,羸人分二服。兼治女人产后崩伤,下血过多,虚喘,腹中绞痛。下血不止者,服之悉愈。

大胶艾汤　治男子伤绝,或从高堕下,伤五脏,微者唾血,及金疮伤经者方。

阿胶　艾叶　甘草　当归　芎䓖各一两　干姜一两　芍药　干地黄各三两

上八味㕮咀,以水八升煮取三升,去滓,内胶令烊,分再服,羸人分三服。此汤治妇人产后崩伤,下血过多,虚喘欲死,腹中激痛,下血不止者,神良。

竹皮汤　治为兵杖所加,木石所迮,血在胸背及胁中,痛不得气息方。

青竹刮取茹　乱发各如鸡子大二枚

上二味于炭火上炙令焦燥,合捣下筛,以酒一升煮,三沸止,一服尽之,三服愈。

治堕马落车及树间崩血,腹满短气方。

大豆五升,以水一斗煮取二升,去豆,一服令尽,剧者不过三作。

治堕落马车间,心腹积血,唾吐无数方。

干藕根为末,以酒服方寸匕,日三。如无,取新藕汁服。

桃仁汤　治从高堕下,落大木车马间,胸腹中有血,不得气息方。

桃仁十四枚　大枣二十枚　大黄　硝石　甘草各二两　蒲黄一两半

上六味㕮咀,以水三升煮取一升,绞去滓,适寒温,服尽之。当下,下不止,渍麻汁一杯饮之,即止。

又方　治腹中瘀血,痛在腹中不出,满痛短气,大小便不通。

桃仁　䗪虫各三十枚　荆芥半分　大黄　芎䓖各三两　当归　桂心　甘草各二两　蒲黄五两

上九味㕮咀,以水一斗煮取三升,分三服。

又方　治堕落瘀血方。

桃仁五十枚　水蛭　虻虫各二十枚　甘草　桂心　当归各二两　芒硝三两　大黄四两

上八味㕮咀,以水八升煮取三升,绞去滓,适寒温,服一升,日三服。《深师方》无芒硝。

又方　桃仁五十枚　虻虫　䗪虫　水蛭各三十枚　大黄五两　桂心二两

上六味㕮咀,以酒水各五升合煎得三升,适寒温,饮一升,日三服。

又方　治腕折瘀血方。

桃仁四十枚　乱发一握　大黄如指节大一枚

上三味,以布方广四寸以绕乱发,烧之,㕮咀大黄、桃仁,以酒三升煮取一升,尽服,血尽出。《肘后》云:《仲景方》用大黄三两,绯帛子如手大灰,乱发如鸡子大灰,久用次单布方一尺灰,桃仁四十九枚,败蒲席一握长三寸切,甘草一枚如指大,以童子小便量多少煎,汤成,内酒一大盏,次下大黄,分温为三服,别判败蒲席半领,煎汤以浴,衣被重覆,服药须通利数行,痛楚立瘥。利及浴水赤勿怪,瘀血也。

又方　桃仁六十枚　大黄六两　桂心二两

上三味㕮咀,以酒六升煮取三升,分三服,当下血,瘥。

蒲黄散　治从高堕下,有瘀血方。

蒲黄八两　附子一两

上二味为末,酒服方寸匕,日三,不知增之,以意消息。

又方　治腕折瘀血方。

蒲黄一升　当归二两

上二味治下筛,先食酒服方寸匕,日三。

又方　虻虫二十枚　牡丹一两

上二味治下筛,酒服方寸匕,血化为水。《备急方》云:治久宿血在诸骨节及外不去者,二味等分。

又方　取菴䕡草汁饮之。子亦可服。

又方　凡被打及产后恶血及一切血,皆煮续骨木汁二升,饮之。

治从高堕下,崩中方。

当归　大黄各二分

上二味治下筛,酒服方寸匕,日三。

治杖疮方。

石灰七斤　新猪血一升

上二味和为丸,熟烧之,破更丸,烧三遍止为末,傅上。

又方　釜月下土为细末,以油和,涂讫卧羊皮上。

又方　服小便,良。

治竹木刺在皮中不出方。

羊屎燥者烧作灰,和猪脂,涂刺上。若不出,重涂,乃言不觉刺出时。一云用干羊屎末。

又方　蔷薇灰,水服方寸匕,日三,服十日刺出。

又方　酸枣核烧末,服之。

又方　凿柄烧灰,酒服二寸匕。

又方　头垢涂之即出。

治刺在肉中不出方。

煮山瞿麦汁,饮之,日三,瘥止。

又方　用牛膝根茎生者并捣以薄之,即出,疮已合,犹出也。

又方　白茅根烧末,以膏和,涂之。亦治疮因风致肿者。

又方　鹿角烧末,以水和,涂之,立出,久者不过一夕。

又方　嚼白梅,以涂之。《肘后方》用乌梅。

又方　嚼豉涂之。

又方　温小便渍之。

治久刺不出方。

服王不留行,即出,兼取根为末,贴之。

治恶刺方。

苦瓠开口,内小儿尿,煮两三沸,浸病上。

又方　莨菪根火煮浸之,冷复易,神方也。

又方　李叶枣叶捣,绞取汁,点上,即效。

又方　浓煮大豆汁,渍,取瘥。

治恶刺并狐尿刺方。

以乌父驴尿渍之。

又方　温白马尿渍之。

治因疮肿痛剧者,数日死,或中风寒,或中水,或中狐尿刺,主之方。

烧黍穰若牛马屎若生桑条,取得多烟之物烧熏,汁出愈。

又方 热蜡内疮中。新疮亦善。

又方 以凫公英草摘取根茎白汁,涂之,惟多涂为佳,瘥止。余以贞观五年七月十五日夜,左手中指背触着庭树,至晓遂患病,不可忍,经十日,痛日深,疮日高大,色如熟小豆色。尝闻长者之论有此治方,试复为之,手下则愈,痛亦即除,疮亦即瘥,不过十日,寻得平复。此大神效,故疏之。蜀人名耳瘢菜,关中名苟乳,乳效苟切。

治疮中水肿方。

白灰　胡粉　炭各等分

上三味脂和涂疮孔上,水则痛止。

治手足卒中刺中水毒方。

捣韭及蓝青,置上,以火炙,热彻即愈。

治疮因风致肿方。

栎木根一斤浓煮,内盐一把,渍之。

治破伤风肿方。

厚涂杏仁膏,燃麻烛,遥炙之。

治因疮肿痛者,皆中水及中风寒所作,其肿入腹则杀人方。

温桑灰汁渍,冷复温之,常令热,神秘。

治刺伤中风水方。

服黑牛热尿,一服二升,三服即止。

又方 蜡一两热炙熨,薄裹上,令水出,愈。

又方 鱼目烧灰,傅之。

又方 热煮韭揭之。

又方 刮箭羽下漆,涂之。

治疮犯露肿方。

凡八月九月中刺，手足犯恶露肿，杀人，不可轻方。

生桑枝三枚，内煻灰中，推引令极热，斫断，正以枝头柱疮口上，热尽即易之，尽三枚则疮自烂，仍取薤白捣，绵裹，着热灰中使极热，去绵，取薤白薄疮上，以布帛急裹之。若有肿者，便作。用薤白最佳。

治漆疮方。

生柳叶三斤细切，以水一斗五升煮得七升，适寒温，洗之，日三。《肘后方》云：老柳皮尤妙。

又方　以磨石下滓泥涂之，取瘥止，大验。

又方　浓煮鼠查叶，以洗漆上。亦可捣叶取汁，涂之。

又方　烂捣七姑草，封之。《救急方》云：七姑草和芒硝，涂之。

又方　取猪膏涂之。

又方　贯众为末，以涂上，干，以油和之，即愈。

又方　莲叶燥者一斤，以水一斗煮取五升，洗疮上，日再。

又方　羊乳汁涂之。

又方　矾石着汤中令消，洗之。

又方　芒硝五两汤浸，以洗之。

又方　宜啖猪肉，嚼穄谷，涂之。

卷之七十八　备急方

火疮等病第四_{论　方　咒}

论曰:凡火烧损,慎勿以冷水洗之。火疮得冷,热气更深,转入骨,坏人筋骨,难瘥。初被火烧,急向火更炙,虽大痛,强忍之,一食久即不痛,神验。治火烧闷绝不识人,以新尿冷饮之,及冷水和蜜饮之,口噤,挍开与之,然后以下方治之。

治火疮方。

栀子_{四十枚}　白蔹　黄芩_{各五两}

上三味㕮咀,以水五升、油一升合煎,令水气歇,去滓待冷,以淋之,令溜去火热毒,则肌得宽也,作二日,任意用膏傅汤散治之。

又方　熬油麻为末,和栀子仁,涂之,惟厚为佳。已成疮者,烧白糖灰,粉之即燥,立瘥。

治火烧疮方。

死鼠头一枚,以腊月猪膏煎令消尽,以傅,干即傅之,瘢不作,神效。亦治小儿火疮。

治火疮败坏方。

柏白皮切,以腊月猪膏合淹相得,煮四五沸,色变去滓,傅疮上。《肘后方》云:柳白皮。

又方　柏白皮　蛇衔　生地黄　栀子仁　黄芩　苦竹叶_各等分

上六味㕮咀,以羊髓半升煎,三上三下,去滓,涂上,瘥止。

治火烂疮膏方。

竹叶　甘草_{各二两}　柏白皮_{四两}

上三味㕮咀,以猪脂一斤半煎,三上三下,去滓,冷以傅之。《药验方》用生地黄四两。

又方　榆白皮嚼熟,涂之。

治一切汤火所伤方。

初着,即以女人精汁涂之,瘥。

治汤沃人肉烂坏方。

杏仁　附子_{各二两}　甘草_{一两}　羊脂_{五两}　松脂_{鸡子大}

上五味㕮咀,以不中水猪膏五两煎,涂之。

灸及汤火所损,昼夜啼呼,止痛灭瘢方。

羊脂　松脂_{各二分}　猪膏　蜡_{各一分}

上四味,取松脂破铫中,切脂嚼蜡,着松明上,少顷铫火,令滓渍皆消,以杯承汁,傅之。松明是肥松木节也。

治灸疮方

甘草　当归_{各一两}　胡麻《外台》用胡粉　羊脂_{各六分}

上四味㕮咀,以猪膏五合煎,去滓,傅之。

又方　蜡_{三两}　松脂_{五两}

上二味合煎,涂纸,贴之,日三。

又方　取车轫脂涂上。

又方　凡灸疮不瘥,日别灸上六七壮,自瘥。

又方　石灰一两捣为细末,绢筛,猪脂和令相得,微火上煎数沸,以暖汤先洗疮讫,以布裹灰,熨疮上灸之,又捣薤傅之。

治灸疮肿痛急方　捣灶下黄土,以水和煮令热,渍之。

治灸疮中风冷,肿痛方。

但向火灸之,疮得热则疮发,至痛止,日六七灸,愈。

薤白膏　治灸疮,生肉止痛方。

薤白　当归各二两　白芷一两　羊髓一斤

上四味㕮咀,合煎,以白芷色黄药成,去滓,取傅之,日三。

又方　治灸疮脓坏不瘥方。

薤白一掘　胡粉　石灰各一两　腊月猪脂一升

上四味,先煎薤白令黄,去之,绵裹石灰煎数沸,去之,次入胡粉,内膏中令调,涂故布,贴上,日三。

又方　白蜜一两　乌贼骨二枚,一方作一两

上二味相和,涂之。

治针灸疮血出不止方。

烧人屎灰,傅之。

又方　死蜣螂为末,以猪脂和涂之。

论曰:治金疮者,无大小冬夏,及始初伤血出,便以石灰厚傅裹之,即止痛,又速愈。无石灰,灰亦可用。若疮甚深,未宜速合者,内少滑石,令疮不时合也。凡金疮出血,其人必渴,当忍之,啖燥食并肥腻之物以止渴,慎勿咸食。若多饮粥及浆,犯即血动溢出,杀人。又忌慎怒大言笑,思想阴阳行动作劳,多食酸咸饮酒热羹臛辈,疮瘥后犹尔,出百日半年乃可复常也。

治金疮大散方　五月五日平旦,使四人出四方,各于五里内采一方草木茎叶,每种各半把,勿令漏脱一事。日正午时细切,碓捣并石灰极烂熟,一石草断一斗石灰。先凿木实中桑树,令可受药,取药内孔中,实筑令坚,仍以桑树皮蔽之,以麻捣石灰极密泥之,令不泄气,又以桑皮缠之使牢。至九月九日午时取出,阴干百日,药成捣之,日曝令干,更捣,绢筛贮却。凡一切金疮伤折出血,登时以药封裹,治使牢,勿令动转,不过十日即瘥,不肿不脓,不畏风。若伤后数日始得药,须暖水洗令血出,然后傅之。此药大验,平生无事,宜多合,以备仓卒,金疮之要,无出于此,虽突厥质雄黄末,未能及之。《肘后方》云:用百草心,五月五日作,七月七日出。

又方　烧干梅为炭,捣末傅之,一宿即瘥。亦治打伤。

又方　磁石捣末,傅之,止痛断血。

又方　取桑白汁涂,桑白皮裹之,或石灰封之,妙。

又方　麻叶三斤,以水三升熟煮,取二升半,为一服。

又方　饮麻子汁数升。《小品方》云治毒箭所伤。

又方　蚯蚓屎,以水服方寸匕,日三。

又方　杏仁石灰为细末,以猪脂和,封之。亦主犬马金疮,止痛大良。

治金疮血出不止方。

煮桑根十沸,服一升,即止。

又方　捣车前汁,傅之,血即绝。连根取用亦效。

又方　柳絮封之。

又方　以蜘蛛蟇贴之,血即止。

又方　以人精涂之。

又方　饮人尿三升,愈。

内补散　治金疮出血多,虚竭方。

苁蓉　甘草　芍药各四两　蜀椒三两　干姜三两　当归　芎䓖

桂心　黄芩　吴茱萸　人参　厚朴　黄芪各一两　白芨《古今录
验》作桑白皮

上十四味治下筛,以酒服方寸匕,日三。

又方　当归三两　干姜三分　芍药　辛夷各五分　甘草二分

上五味治下筛,酒服方寸匕,日三夜一。

治金疮内漏血不出方。

牡丹皮为末,水服三指撮,立尿出血。

治金疮内漏方。

还自取疮中血,着杯中,水和服之,愈。

又方　七月七日麻勃一两　蒲黄二两

上二味酒服一钱匕,日三夜二。

二物汤　治金疮腹中瘀血方。

大麻子三升　大葱白二十枚

上使数人各捣令熟,着九升水,煮取一升半,顿服。若血出不
尽,腹中有脓血,更合服,当吐脓血。

内塞散　治金疮方。

黄芪　当归　芎䓖　白芷　干姜　黄芩　芍药　续断各二两
附子半两　细辛一两　鹿茸三两

上十一味治下筛,先食酒服五分匕,日三,稍增至方寸匕。

治金疮烦满方。

赤小豆一升,以苦酒渍之,熬令燥,复渍,满三日,令色黑,服方
寸匕,日三。

治金疮苦痛方。

杨木白皮熬令燥,为末,服方寸匕,日三,又以傅疮,愈。

治金疮苦刺疮,痛不可忍,百治不瘥者方。

葱一把,以水三升煮数沸,取渍洗疮,止痛良。

治金疮烦痛,大便不利方。

大黄　黄芩

上二味为末,蜜和丸,如梧桐子大先食服十丸,日三。

治金疮不止,令唾止痛咒法。

咒曰:某甲今日不良,为某所伤,上告天皇,下告地王,清血莫出,浊血莫扬,良药百裹,不如熟唾。日二七遍唾之,即止。

又法　我按先师本法,男师在左,女师在右,上白东王公,下白西王母,北斗七星,黄姑织女,请制水之法。清旦朗咒,不痕不脓,不疼不痛,罗肺得肺,罗肝得肝,罗肉得肉。不任妪姥依夫,自来小儿。为日不吉不良,某甲为刀斧槊箭熊虎汤火所伤,三唾三呵,平复如故,急急如律令。此法不复须度受,但存念稽,急歆诵之,非止治百毒所伤,亦治痈疽,随所患转后语呼之,良验,一切疮毒并皆用之。

续断散　治金疮中筋骨方。

续断五两　细辛　蛇衔　地榆　干地黄四两　当归　芎䓖　芍药　苁蓉各二两　人参　甘草　附子各二两　干姜　蜀椒　桂心各一两半

上十五味治下筛,酒服一方寸匕,日三。

治金疮肠出方。

磁石　滑石　铁精各三两

上三味为末,粉肠上,后用磁石,末饮服方寸匕,日五夜二,肠即入。

又方　取人屎干为末,以粉肠,即入。

治被伤肠出不断者方。《肘后方》云:治肠出欲燥而草土着肠者

作大麦粥,取汁洗肠,推内之,常研米粥饮之,二十日稍稍作强糜,百日后乃可瘥。

地黄膏　能治金疮火疮灸疮不能瘥者方。

生地黄切,一升,捣绞取汁三合　薰陆香　松脂　杏仁　蜡各二两
羊肾脂五合,煎　乌麻油二升　石盐一两,研如粉

上八味,先下蜡,微火令消,次内羊脂令消,次下油,次下松脂,次下杏仁,次下薰陆,次下地黄汁,次下石盐,以微火煎,令地黄汁水气尽,以绵滤停凝,一切诸疮初伤皆用傅之,日三夜二。慎生冷猪鸡鱼肉。此膏治疮,法先食恶肉,不着痂,先从内瘥,乃至平复,无痂,不畏风,不脓,大大要妙。

治金疮血出不止方。

蒲黄一斤　当归二两

上二味治下筛,酒服方寸匕,日二。

又方　取葱叶炙,取汁,涂疮上,即止。若为妇人所惊者,取妇人中衣,火炙令热,以熨疮上。

又方　取豉三升,热汤渍食顷,绞去滓,内蒲黄三合,顿服。及作紫汤,服之。紫汤方在产妇篇中。

治金疮箭在肉中不出方。

白蔹　半夏各等分

上二味治下筛,酒服方寸匕,日三。浅疮十日出,疮深二十日出,终不住肉中。

治卒中箭不出,或肉中有聚血方。

取女人月经布烧灰屑,酒服之。

治箭镞及诸刀刃在咽喉胸膈诸隐处不出者方。

牡丹皮一分　白盐二分,《肘后》作白蔹

上二味治下筛,以酒服方寸匕,日三,服出。

又方　取栝蒌汁涂箭疮上,即出。

又方　酒服瞿麦方寸匕,日三,瘥。

治毒箭所中方。

捣蓝汁一升,饮之,并以薄疮上。若无蓝,取青布渍,绞汁服之,并淋疮中。镞不出,捣死鼠肝,涂之。

又方　煎地黄汁作丸,服之,百日箭出。

又方　多饮葛根汁。并治一切金疮。

又方　雄黄为末,傅之,当沸汁出,愈。

又方　捣葛根汁,饮之。又葛白屑熬黄,傅疮,止血。

又方　内盐脐中,灸之。

又方　贝齿末,服一钱匕。

又方　煮芦根汁,饮三升。

治中射罔箭方。

蓝子五合　升麻八两　王不留行　甘草各等分

上四味治下筛,冷水服二方寸匕,日三夜二。又以水和,涂疮,干易之。

治针折入肉中方。

刮象牙为末,水和,聚着折针上,即出。

又方　以鼠脑涂之。

又方　磁石吸铁者着上,即出。